围产医学临床模拟实训教程

主　编　应　豪

副主编　赵敏慧　包怡榕

编　者（以姓氏笔画为序）

包怡榕　刘金凤　江　会　许传露　吴　娜

应　豪　张蔚雯　郁　君　金露青　赵敏慧

姚莉莉　徐振东　奚晓红　陶伟民

人民卫生出版社

·北　京·

图书在版编目（CIP）数据

围产医学临床模拟实训教程 / 应豪主编. -- 北京：人民卫生出版社，2025. 6. -- ISBN 978-7-117-37527-6

I. R714. 7

中国国家版本馆 CIP 数据核字第 2025KB5493 号

人卫智网	www.ipmph.com	医学教育、学术、考试、健康，购书智慧智能综合服务平台
人卫官网	www.pmph.com	人卫官方资讯发布平台

围产医学临床模拟实训教程

Weichan Yixue Linchuang Moni Shixun Jiaocheng

主　　编：应　豪
出版发行：人民卫生出版社（中继线 010-59780011）
地　　址：北京市朝阳区潘家园南里 19 号
邮　　编：100021
E - mail：pmph @ pmph.com
购书热线：010-59787592　010-59787584　010-65264830
印　　刷：三河市潮河印业有限公司
经　　销：新华书店
开　　本：787×1092　1/16　　印张：16.5
字　　数：412 千字
版　　次：2025 年 6 月第 1 版
印　　次：2025 年 7 月第 1 次印刷
标准书号：ISBN 978-7-117-37527-6
定　　价：75.00 元

前 言

　　孕产妇和新生儿死亡率是衡量一个国家或地区社会经济文化发展、妇女保健工作质量以及居民健康的指标。近年来，我国孕产妇和新生儿的死亡率已经明显降低，但与发达国家相比，仍有一定差距。随着高龄高危孕产妇不断增多，妊娠合并症和并发症以及高危新生儿发生风险也将增加，保障母婴安全的形势将面临严峻挑战。

　　世界卫生组织资料显示，88%～98% 的孕产妇死亡可以通过现有的产科急救手段预防。建立训练有素的快速反应团队及多学科合作团队，能使危重症者得到及时、准确和有效的救治。模拟演练是一种有针对性的教学策略，通过高仿真地模拟环境、人员以及临床真实场景，复制案例，使被培训人员沉浸式地完成抢救演练，并进行参与式反馈。这是改进危急重症处理过程中的医护人员行为、增强团队沟通与合作的首选培训方式，广泛应用于围产相关医护人员的培训中。

　　我们编写出版本书旨在为从事孕产妇和新生儿救治的医护人员培训提供一个高质量、完整且系统的围产医学临床模拟实训教程，力求反映国内外最新和成熟的诊疗理念和技术，以培养具有临床评判思维能力、技术精湛、训练有素的快速反应医护团队。

　　本书总体上分导论（第一章）、单项技能（第二～五章）和团队模拟实训（第六章）三部分。导论部分主要介绍模拟实训作为一种教学策略如何实施、展开，为导师进行课程设计提供参考。单项技能部分讲解产科、新生儿科和麻醉科的 42 项主要医疗护理技能训练；团队模拟实训部分则重点讲解产科和新生儿科常见急诊抢救情况下产科、儿科、麻醉科医护团队的配合。单项技能训练和团队模拟实训部分根据产前、产时、产后 3 个时段排序，按照模拟实训要求撰写，紧紧围绕学习目标展开，包括背景知识、课程准备和模拟实践三部分。

　　本书凝练了编者们在模拟实训中的经验，将主要精华和难点部分，如情境案例、场景设置、团队演练流程和反馈环节逐一展现给读者，并配有精美的高仿真设备教具图片。相信对于参与围产医学临床模拟实训的导师和学员们来说，这是一本极具价值的教学用书。

　　本书的编写得到了全体编者以及上海市妇产科临床培训与实训中心和上海市妇产科保健与临床基地的大力支持，上海市第一妇婴保健院（同济大学附属妇产科医院）医学模拟实训中心提供了教具支持，在此表示衷心感谢！

　　尽管全体编委们对书稿内容反复琢磨，几经修改，书中仍难免有不妥之处，诚挚希望广大读者给予批评指正，以便我们修订再版时予以纠正和改进。

应 豪

上海市第一妇婴保健院

同济大学附属妇产科医院

2025 年 1 月

目 录

第一章　导论 ……………………………………………………………… 1

　　第一节　背景和定义 …………………………………………………… 1

　　第二节　模拟实训和围产安全 ………………………………………… 2

　　第三节　模拟实训的教学理论基础 …………………………………… 3

　　第四节　模拟实训的主要形式 ………………………………………… 4

　　第五节　模拟实训课程设计、运行、反思和评估 …………………… 9

　　第六节　模拟实训场景创建 …………………………………………… 14

　　第七节　模拟实训的伦理标准 ………………………………………… 16

第二章　围产期单项技能：助产 ………………………………………… 20

　　第一节　阴道检查 ……………………………………………………… 20

　　第二节　非药物镇痛适宜技术 ………………………………………… 23

　　第三节　单胎阴道分娩 ………………………………………………… 26

　　第四节　会阴神经阻滞麻醉 …………………………………………… 33

　　第五节　会阴切开术 …………………………………………………… 36

　　第六节　会阴缝合术 …………………………………………………… 40

　　第七节　阴道分娩产钳助产术 ………………………………………… 44

　　第八节　剖宫产产钳助产术 …………………………………………… 48

　　第九节　胎头吸引术 …………………………………………………… 52

　　第十节　臀位外倒转术 ………………………………………………… 56

　　第十一节　臀位阴道助产术 …………………………………………… 59

　　第十二节　处理肩难产的技术 ………………………………………… 63

　　第十三节　会阴Ⅲ/Ⅳ度裂伤缝合术 ………………………………… 68

　　第十四节　宫腔球囊填塞术（阴道分娩）…………………………… 73

　　第十五节　宫腔球囊填塞术（剖宫产）……………………………… 78

　　第十六节　宫腔纱条填塞术 …………………………………………… 82

　　第十七节　子宫动脉上行支结扎术 …………………………………… 86

　　第十八节　子宫压迫缝合术 …………………………………………… 89

　　第十九节　宫颈环扎术 ………………………………………………… 92

第三章　围产期单项技能：围产护理 ························· **98**

　　第一节　硫酸镁用药观察 ································· 98

　　第二节　产后出血观察和评估 ······················· 100

　　第三节　新生儿延迟断脐 ····························· 102

　　第四节　母婴皮肤接触 ······························· 104

　　第五节　哺乳姿势和含接指导 ······················· 107

　　第六节　手挤奶 ····································· 109

　　第七节　新生儿沐浴 ································· 112

　　第八节　新生儿抚触 ································· 114

第四章　围产期单项技能：围产麻醉 ····················· **118**

　　第一节　产科椎管内阻滞技术 ······················· 118

　　第二节　产科全身麻醉技术 ························· 122

　　第三节　困难气道的处置 ····························· 126

　　第四节　中心静脉穿刺置管技术 ····················· 129

　　第五节　大量输血方案 ······························· 133

　　第六节　孕妇心肺复苏 ······························· 136

第五章　围产期单项技能：新生儿 ····················· **141**

　　第一节　新生儿正压通气 ····························· 141

　　第二节　新生儿胸外心脏按压 ······················· 144

　　第三节　新生儿气管插管 ····························· 147

　　第四节　新生儿脐静脉置管 ························· 152

　　第五节　新生儿胸腔穿刺术 ························· 155

　　第六节　袋鼠式护理 ································· 158

　　第七节　早产儿体位护理 ····························· 161

　　第八节　早产儿母亲哺乳指导 ······················· 165

　　第九节　新生儿蓝光治疗 ····························· 168

第六章　团队模拟实训 ······························· **174**

　　第一节　产前出血 ··································· 174

　　第二节　妊娠糖尿病酮症酸中毒 ····················· 177

　　第三节　产时子痫 ··································· 181

　　第四节　脐带脱垂 ··································· 184

　　第五节　即刻剖宫产 ································· 187

　　第六节　子宫破裂 ··································· 189

第七节　胎儿宫内复苏 ………………………………………………… 193

第八节　双胎阴道分娩 …………………………………………………… 196

第九节　肩难产 …………………………………………………………… 199

第十节　急产 ……………………………………………………………… 202

第十一节　阴道分娩后严重产后出血 ………………………………… 206

第十二节　羊水栓塞 ……………………………………………………… 209

第十三节　孕妇心搏骤停 ………………………………………………… 213

第十四节　产褥期肺动脉栓塞急救 …………………………………… 216

第十五节　新生儿窒息复苏——脐带脱垂 …………………………… 220

第十六节　新生儿复苏（胎盘早剥）…………………………………… 225

第十七节　新生儿复苏（羊水胎粪污染）……………………………… 230

第十八节　新生儿复苏（早产、双胎）………………………………… 235

第十九节　新生儿感染性休克 …………………………………………… 241

附录　模拟实训范例——阴道分娩后产后出血 ……………………………… **249**

第一章 导 论

第一节 背景和定义

一、背景

模拟实训不是一个全新的概念,它在医学领域中的应用已经发展了几个世纪,许多临床教学和技术培训一直以来都是利用"模型"来进行演示和操练与医学实践相关的技能。近几十年来,伴随着社会经济和科学技术的迅速发展,模拟实训的设备、技术和基础设施得以不断改进,从而具备更高的仿真度和能够实现更多的功能。特别是虚拟现实(virtual reality, VR)、增强现实(augmented reality, AR)、模拟器技术等创新工具的出现,为医疗领域提供了高度沉浸式的模拟体验,使学员能够在虚拟环境中更真实地进行实际操作和情境模拟,显著提升了教学效果,因此在现代医学培训中得以快速地推广和应用。

作为一个独特的医学教育平台和现代化教学工具,模拟实训在各类医学人才培养的重要作用也日益凸显,并且对培训模式产生深远的影响。首先,医学模拟可以让医疗专业人员有机会模拟和练习复杂的操作技能与医疗决策,无须将真实患者置于潜在风险之中。其次,医学模拟不仅可以提高医护人员的技术技能,还可以培养他们的危机处理能力,使其面对罕见或者紧急情况时能够冷静应对,这在很大程度上提高了临床学员的自信心和准备程度。更重要的是,医学模拟提供了一种非常安全的学习环境,鼓励医护人员在模拟情境中重复实践和体验。教学过程中,模拟实训始终以学员为中心,导师以互动的方式引导学员主动思考复盘、实时提供反馈,帮助学员及时改正错误直至完全掌握技能。此外,团队情境模拟演练可以让不同专业的医护人员一起持续完善救治流程,同时在共同演练中学会与同事进行有效的沟通、协作和协调,高效提升团队的合作能力。

模拟实训在现代医学教育中的广泛采用,有助于提高医护人员的临床专业水平,提升医疗机构的服务水平和保障患者的医疗安全。它对未来医学教育培训和专业人才培育将产生重要的贡献和深远的影响。

二、定义

根据国际医学模拟协会(Society for Simulation in Healthcare, SSH)的定义,模拟实训(simulation)是"一种教育手段和技术,它通过引导性体验来替代或增强真实经验,以完全互动的方式引发或复制现实世界的重要部分"。模拟实训可用于各个领域,包括医疗卫生、航空航天、军事、教育、工程、制造业、交通运输等。不同领域的模拟技术和工具各异,但都共享相似的教育原则,即通过模拟技术来模仿或重现真实世界的场景、情境、任务或操作,帮助学员沉浸式体验学习任务和聚焦关键技能,从而获得在该领域的实践经验、提高其胜任力。

　　模拟实训能够有效培养和评价医务人员在特定情况下的胜任力，所以受到越来越多的医学院校、医疗机构的重视。根据上述定义，模拟实训不仅是一种临床教学的技术和工具，更是一种现代化的培训方法，代表着一种现代化的教育方式的转变。与传统教育方式相比，医学模拟实训具备更多的优点：第一，模拟实训风险低、机会多，既是对患者的保护，也是对学员自身的保护。它允许学员在受控制的、安全的环境中获得宝贵的经验和技能，最终提高他们在现实世界中的能力。第二，模拟实训可以替代甚至增强真实世界的经验。在某些情况下，医学院或者医疗机构无法提供罕见的病例给学员学习，因为这些病例发病率低，很难在特定的时间内遇到。同时，提供真实经验可能是危险的，会产生不良后果，或者是成本过高的，而模拟实训可以有效地复制这些经验。另一方面，模拟实训也可以通过提供超越真实生活中可实现的学习和实践机会来增强真实体验。第三，模拟实训不仅仅是真实场景的再现，还是有引导的沉浸式体验。课程模块和情境都是有意识地进行设计和建构，并配有统一的、结构化的评估标准，以确保实现特定的学习目标，整个过程都会有导师或引导者来指导参与者完成。然而，模拟实训不必复制现实场景的每一个细节，而是旨在捕捉真实世界的重要元素，更专注于与学习目标相关的关键特征、行为或挑战。特别是模拟实训过程中，导师和学员之间、学员和模拟设备之间是互动的，它允许参与者参与场景并做出决策。这种互动的教育方式能够激发和调动学员的自主意识和内驱力，使其成为学习过程中真正的主体，对于促进积极学习和技能发展至关重要。

　　医学模拟实训根本性地改变医学教育方式，是临床能力培训的关键组成部分，不仅是医学生进入临床实践前的必要手段，也是培训和提高在职医师、专科医师临床胜任力的重要途径。

（金露青　张蔚雯）

第二节　模拟实训和围产安全

　　围产医学迅速发展为一门新兴医学，其发展水平是衡量一个国家或地区人群健康水平的重要标志，也是衡量社会经济发展水平的重要标志。因此，围产质量与安全也越来越受到各国政府的关注和重视。围产质量安全的管理目标是最大限度地提高孕产妇及围产儿的健康水平，预防并减少可能发生的意外和并发症，降低围产期孕产妇及围产儿死亡率，提升国家出生人口的素质。我国一直高度重视妇女儿童健康和全面发展，通过历年的努力，孕产妇死亡率和儿童死亡率显著下降，妇女儿童健康状况明显改善。

　　围产安全的提升可以通过有效的临床管理和团队培训获得。模拟实训是一种常见且非常适合围产医学团队培训的方法，模拟实训可以模拟围产期间各种罕见、紧急和危重的情境，个人和团队可以在一个安全的环境中学习并且反复练习必需的特殊技能和干预手段，增加临床经验，规范医疗行为，同时发现技能不足和流程问题。通过模拟实训，个人可以提升临床技能，团队可以提高沟通效率和协作水平。当在临床工作中真实面临少见、危重且紧急情况的时候，医护人员可以快速反应和从容应对，通过在模拟实训中获得的操作技能和团队合作经验来改善患者的结局。

　　虽然模拟实训在妇女儿童健康保健服务的应用有所增加，但是普及进展相对缓慢。在现阶段围产安全培训中，模拟实训的利用率仍然较低，许多质量和安全问题仍然没有得到妥善解决。事实上，全球即便是在发达国家，在医院治疗期间发生的差错和意外，其中约有一半是可以避免或者预防的。个体的易错性、医学的复杂性、系统的缺陷以及各种阻碍因素都会导致医疗差错的发生，同时，医护人员对危急重症处理不及时或者不恰当也可能导致孕产妇和围产儿不良结局。所以，采取模拟实训等有效的培训措施对于减少围产期不良事件的发生和改善临床结局，以提高围产安全性至关重要。

人类可持续发展的前提是全民健康，实现全民健康需要首先保障妇女儿童的健康。模拟实训专注于提高围产医学的质量和安全性，持续积极地开展模拟实训将会有助于最大限度降低医疗差错和改善围产期的临床结局，为"健康中国"提供坚实的保障。

（金露青　张蔚雯）

第三节　模拟实训的教学理论基础

模拟实训是一种以实际操作和模拟场景为基础的教学方法，旨在通过模拟真实工作环境中的任务和情境，帮助培养医学生、住院医生、主治医生等各级医生实际操作技能、解决问题的能力以及团队协作能力。研究证明，基于模拟的教育方法是有助于提高围产医学的临床培训效果的，尤其是针对少见的、高风险的围产期急症处理能力，并且兼具成本效益。

模拟实训的教学理论基础是体验式学习理论（experiential learning theory，ELT），作为一种独特的教育理念和方法，体验式学习理论通常也可以被狭义地定义为"通过实践学习"，或更广义地认为"通过经验学习"。体验式学习理论强调"经验"在人类学习和发展中起着核心作用。体验式学习理论的六个原则与模拟实训相匹配：

1. 学习侧重于过程（包括努力效果的反馈），而不是结果。

2. 学习都是再学习，学习目的是重新审视、测试信念和观念，并与新的、更精练的观念相适应或者整合。

3. 学习是一个反思、行动、感觉和思考之间交替循环的过程。冲突、差异和分歧是推动学习过程的原因，解决这些问题才是引导学习的关键。

4. 学习是一个整体的过程，涉及整个个体的综合功能，包括思维、感觉、知觉和行为。

5. 学习源于个体与环境之间的相互作用。

6. 学习是创造知识的过程。

体验式学习理论是一种基于建构主义哲学的教学模式。广义上说，建构主义强调学习是一个主动的过程，学习者在先前经验基础上自主建构新的知识，每个人都有一组独特的经验，这些经验构成了他们对信息进行解释的框架。模拟实训就是帮助学习者通过参与真实或类似真实的模拟场景，从实际操作、情境体验和问题解决中构建对新知识的理解和新技能的掌握。

由此可见，体验式学习理论是一种体现"以学员为中心"的教学方式，它更关注与学习者和学习情境相关的具体问题，在模拟实训中的应用具有很多的优点。第一是仿真情境，即通过模拟真实场景（图 1-3-1），使学习更具有情境性，学习者在此类环境中学到的知识和技能更易于迁移到实际工作中。第二是任务驱动，侧重于任务和问题导向的学习，学习者通过完成具体任务来实现学习目标，有助于培养学习者在提高实际操作技能的同时，提升

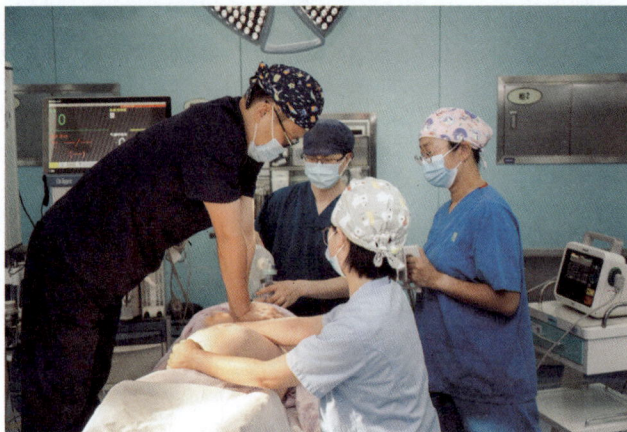

图 1-3-1　模拟场景

其解决实际问题的能力。第三是身心结合,注重学习者的认知过程,强调学习者在解决问题和应对挑战时的思考和学习。第四是引导交互,培训涉及团队合作和社交互动,导师引导学习者通过与他人协作、分享经验和知识,从而加深对所学内容的理解。第五是培训转化,强调学习者通过反复练习和积极的反馈来强化学习效果。

模拟实训能够提供一种全方位的学习体验,促使学习者在知识、技能、认知和情感等多个层面上的综合发展,这也非常符合现代围产医学在高质量的医学人才培养中对核心胜任力的要求。

（金露青　张蔚雯）

第四节　模拟实训的主要形式

随着计算机模拟技术和人工智能信息技术在工业和军事等领域的迅速发展,通过模拟进行医学教育培训方面也取得很大进展。在围产医学领域,虽然这一方法仍未标准化,但是模拟实训仍普遍认为是培养医学生和医护专业人员实际操作技能、患者管理能力、临床决策能力、有效沟通技巧和团队合作能力等综合临床胜任能力的关键教学方法之一。目前,在医学院和医疗机构模拟实训的主要教学形式包括但不限于仿真模型模拟、计算机模拟、标准化病人和角色扮演模拟、情境模拟和原位模拟等。

一、仿真模型模拟

1. **高仿真(high-fidelity)模型**　是具有逼真的解剖结构和生理驱动功能的人体模型,适用于围产医学模拟实训,有高仿真全身模拟人(图 1-4-1)、高仿真新生儿模拟人(图 1-4-2)。常由计算机及模拟人、模拟监护仪组成。计算机内有模拟人自带病例软件系统,也可以自行编辑病例。通过编辑,可以产生一系列生理信号(心率、呼吸、血氧、血压,心电图、有创血压参数等)。这些数据、波形可以选择性地显示在模拟监护上。此外,全身人体模型可实施静脉输液、气管插管和通气、胸外按压和除颤等操作,可用于产科手术技能和阴道分娩助产技能培训、围产期检查和产程监测培训、孕产妇和新生儿护理技能培训、产科危急重症团队演练等。高仿真模型通常还会配备实时反馈系统,可以记录学员的操作,并提供即时

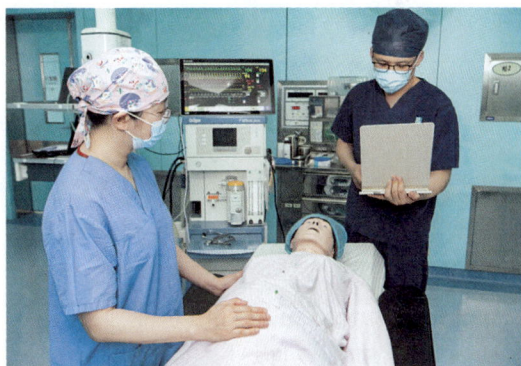

图 1-4-1 高仿真全身模拟孕妇

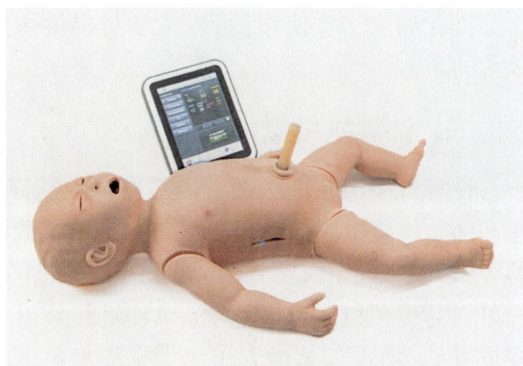

图 1-4-2 高仿真新生儿模拟人

的评估和指导。这对于学员标准化的练习、及时纠正错误、实时改进技能非常有帮助。高仿真模型在围产医学模拟实训中的应用可以提供更真实可及的学习体验，然而，由于其产品成本较高，并非每个医院或培训中心都能够配备。因此，在实际应用中各家机构也可以根据实际情况，选择能够实现培训目标且达到预期效果的其他模型。

2. **任务训练模型** 包括半身模型（图 1-4-3）、肢体模型、可穿戴模型（图 1-4-4）、技能训练模型（图 1-4-5）等。此类模型适用于医学、护理、急救等领域的实际操作技能培训，有助于医学专业人员通过重复、标准化练习，掌握统一、规范化操作技能和流程。任务训练模型

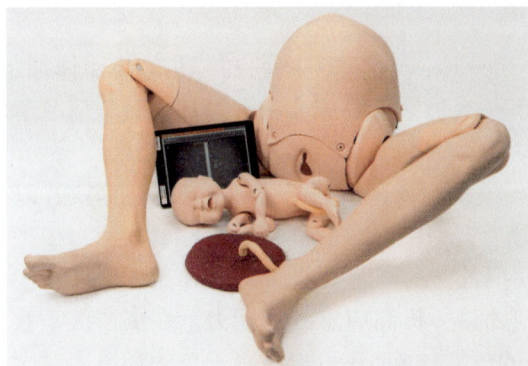

图 1-4-3 半身分娩模型及反馈器

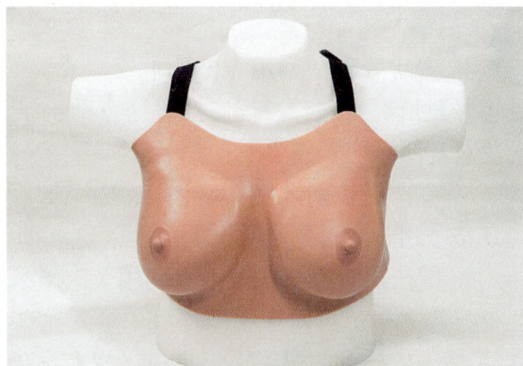

图 1-4-4 穿戴式模型（乳房模型）

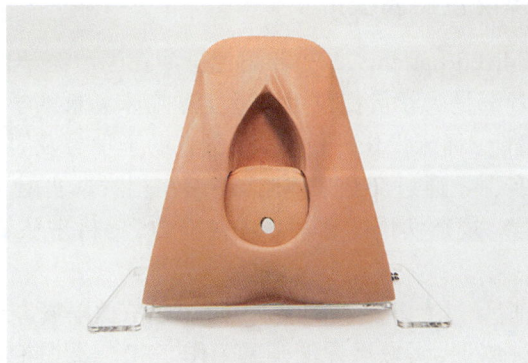

图 1-4-5 技能训练模型（会阴模型）

与标准化病人结合使用,可以为学员提供仿真的临床场景,对技能和沟通技巧的培训都有很大的帮助。

二、计算机模拟

计算机模拟在围产医学模拟实训中有许多潜在应用,如 VR 技术、AR 技术。VR 是创建和体验虚拟世界的计算机系统。通常需要特殊的头戴式显示器或头盔,或控制器或传感器等,以实现完全沉浸式的体验。VR 提供的交互通常是基于虚拟环境内的物体和场景,用户可以与虚拟世界进行互动。AR 是计算机生成的虚拟信息叠加到真实世界中,实现对现实世界的"增强",从而为用户带来更加丰富和多样的交互体验。可以通过智能手机、平板电脑、智能眼镜等设备实现。利用 VR 技术创建的虚拟医学场景,使学员能够在模拟的场景中进行实际操作和互动,为医学生和专业医护人员提供了更为沉浸式、安全且实用的学习体验。在围产医学模拟实训中,VR 技术应用于以下模拟演练中:

1. **产科手术模拟** 使用 VR 技术模拟产科手术过程,如剖宫产或阴道分娩。学员可通过 VR 设备进行手术操作的模拟,练习正确的技能和步骤,以规范和提高手术技能和围产期管理水平。

2. **分娩模拟** VR 技术应用于模拟分娩过程,包括宫缩、胎儿位置变化等。学员可通过 VR 设备观察和参与这些过程,提高对正常和高风险分娩的理解。

3. **围产期护理技能** VR 技术可用于模拟孕产妇和新生儿护理技能,如产前检查、产后护理、母乳喂养等。学员可以通过 VR 设备与虚拟的孕产妇和婴儿进行互动,学习正确的护理流程。

4. **产房管理** 利用 VR 技术模拟真实的产房环境,包括监测产妇和婴儿的生命体征、处理紧急情况及进行产程监控。这有助于培养医护人员掌握临床流程和提高在紧急情况下的决策和团队协作能力。

5. **围产医护团队协作培训** 利用 VR 平台,模拟产科团队成员之间的协作和沟通,以提高整个团队应对紧急情况的效率。这有助于减少人为错误,提高团队协作默契度。

6. **围产期紧急情况培训** 利用 VR 技术,模拟各种围产期紧急情况,如产后出血、新生儿窒息等。学员可以在虚拟环境中应对这些紧急情况,提高应急处理能力。在围产医学教学领域,VR 技术的应用不仅提供了更实际逼真的模拟体验,还可以在更安全的环境中对学员进行高效的培训,帮助学员更好地准备和应对在现实临床工作中的各种挑战。

三、标准化病人和角色扮演模拟

标准化病人(standardized patients,SP)和角色扮演在围产医学模拟实训中是一种常见而有效的教学方法。两者都是为学员提供更贴近实际临床场景的学习体验,可以提供实时反馈,包括对学员沟通技能、临床操作评价等,非常有助于学员及时了解自己表现,并及时进行改进。学员在模拟实训中通过交互式体验,能够在相对真实但又安全的环境中练习和应用临床综合技能,增强对复杂病情的理解和应对能力,为将来从容面对真实临床场景做好心理建设和技能储备。

1. **标准化病人** 是指受过专业培训的演员,可以是有医学背景的人员,也可以是病人或健康人。SP 通过招募、培训、考核后才能开展工作。SP 需要具有相关医学专业、表演能力、沟通能力,最重要是对医学模拟教学有责任心,愿意付出时间和精力。SP 在模拟实训中可以担任患者、评估者和教学指导三重角色。他们可以模拟真实患者的各种生理和心理状况，通过说话、动作、表情、交流、肢体语言、声音等表演形式，通过模拟真实情境来培养学员的患者管理能力、有效沟通技巧、临床决策能力、领导力和解决问题能力等。SP 可以用于询问病史和体格检查培训、情境模拟和案例分析、医患沟通技能的培训、患者教育和健康宣教培训等。例如在围产医学模拟实训中，SP 可以与模型组合，模拟孕妇进行产前检查，学员可以通过互动，学习正确的检查流程、询问病史和有效的沟通技巧。模拟不同的病历情境，学员可以在实际场景中进行诊断、制订治疗计划并学习沟通技能，包括告知不好消息、与家属交流、与医疗团队成员进行有效沟通等，这些均有助于培养学员的沟通和情感支持技能，培养学员如何处理敏感情境、与家属谈话并且遵循医学伦理标准。模拟患者教育和健康宣教情境，包括模拟患者提问和对给出的建议实时做出回应，帮助学员学习向患者传达医学知识、提供健康宣教和建议。SP 与模型、穿戴模型的组合，创造贴近使用高仿真模拟人的效果。这是一个新的体验，需要导师和 SP 不断去磨合优化。SP 项目进入中国已超过 30 年，已经有完整的教学体系，但是作为管理者，还需要考虑招募、定期培训、报酬等情况，以确保 SP 的质量。

2. **角色扮演**　是通过学员自己扮演特定角色，如医生、护士或患者等，参与模拟情境。相较于 SP，角色扮演成本低、更容易实施。但是缺点在于学员扮演患者时，不是标准化、同质化的 SP，可能会打破对话的结构，导致实训有差异性。

四、情境模拟

情境模拟也是一种常见且有效的模拟实训教学方法，通过模拟真实的医学场景，使学员能够在受控的环境中练习和提高临床操作技能、团队合作能力、沟通和决策能力。情境模拟可以人工再现各种罕见或者复杂的病情案例场景、各种临床操作和手术场景，与患者和医护互动沟通的场景，涉及医学伦理和困难谈话的场景，各种急救和危重情况的场景，多学科团队合作的场景等。与此同时，情境模拟也可以实时观察和评估学员的现场表现，并且给予及时反馈和指导。总之，情境模拟是对现实世界医疗事件的人工再现，通过体验式学习实现围产医学教育目标，以培养学员的临床操作技能、患者管理能力、决策能力、沟通技巧及多学科团队合作能力等。创建一个接近临床的情境，有以下几点因素。

1. **设备**　包括医疗设备和模拟设备。医疗设备如产床、转运床、气体设备、呼吸机、麻醉机、除颤仪、胎心监护仪、手术台、治疗车等；模拟设备一般是高仿真模拟人配套的软件系统，通过电脑显示生命监护数据（心率、呼吸、血氧、血压，心电图，有创压力，胎心参数等），适合与 SP 一起使用（图 1-4-6）。

2. **物品及耗材**　如脉搏血氧仪探头、插管物品、一次性输液、输血物品、计时器等。有些可以通过医院耗材领用平台申请，除购买方式之外，也会使用过期不影响使用的物品及耗材，但是必须严格遵守本院医疗设备和物品耗材的使用管理制度。

3. **道具**　在许多情况下，需要自制道具增强情境的现实感知，提供真实和有用的

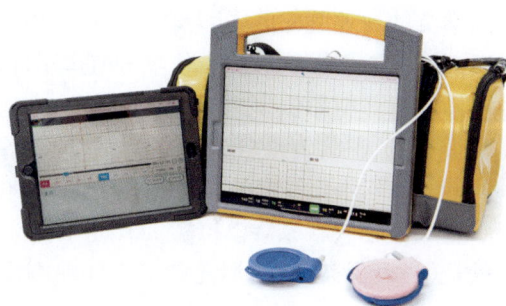

图 1-4-6　模拟设备（胎心监护仪）

可视外观。如果一个道具能说服参与者相信它是真实的，且在临床中出现，那么就是成功的。如模拟血液、血液制品和体液，作为模拟人的消耗品，需要考虑成本。所以可以用食用色素制作，不会对模拟人造成染色的风险。尤其在产后出血模拟实训中，可自制 500mL、1 000mL 等计量的出血护理垫备用，既能增加效果，同时对出血量评估也是一个客观评估工具（图 1-4-7）。药物使用也起着很大的作用。考虑成本，一般使用医院药房捐赠的过期或使用过的空药瓶再改造，

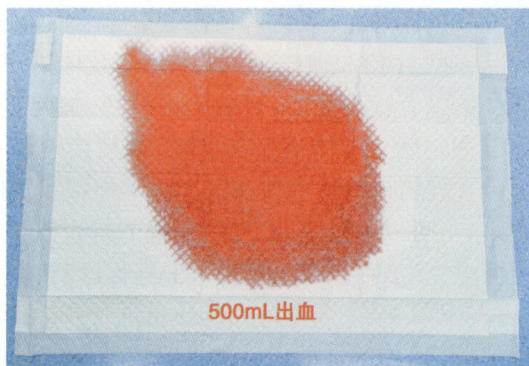

图 1-4-7　自制出血护理垫

药片可以找大小、颜色接近的糖果，但是须严格遵守本院药品使用的规章制度。

4. **音视频系统**　是模拟培训中心的一个重要组成部分，在模拟实训中发生的所有活动通过系统被保存，可以进行汇报或后续分析，具备直播、录制、回放、事件标注跟踪等功能。良好的视频图像和音频清晰度是至关重要的，通常模拟室内会安装高清云台摄像头、拾音器、音响系统、视频传输器等以传送视频和音频信号，发送到远程目的地，如讨论室供观摩学员观看。有些高仿真模拟人公司会提供整套的音视频系统的解决方案，减少组装的工作麻烦和可能产生的兼容问题。但是，如果需要考虑成本预算，也有简单的移动方案，如使用普通的摄像机、麦克风，甚至是智能手机等进行录制。在完全没有条件的情况下，这些也不是必需的。

随着模拟场景多样性不断扩大，这也增加了对设备、物品的需求。虽然购买新的设备可能是必要的，但这通常会增加预算、需要审核流程、周期耗时长，不是最经济的方法。一些设备还需要考虑持续的维护成本。这些都需要考虑适当的预算。所以有些低成本、简单的方法也被用到模拟场景中。例如，声音处理、背景声音也可以帮助创建一个现实的环境，如宝宝的哭声、急诊室警报声、环境背景噪声等，这是非常容易做到的，可以预录相关的声音，或者到网络上下载。如何创建一个仿真又低成本的情境，需要导师有取舍，始终围绕课程的教学目的去发展。

五、原位模拟

原位模拟（in situ simulation）是一种基于多学科团队的模拟教学方法，通常是在学员实际工作的临床环境中，而不是在专门的实训中心，使用模拟场景来进行临床实践培训，旨在提高学员的专业胜任能力和跨学科实践水平。近年来，原位模拟越来越多地应用于医学教育、系统评估和质量安全改进，特别是培训和提升医护人员的临床专业技能、护理水平和团队协作能力。将原位模拟应用于围产医学模拟实训中，能够帮助围产医学团队成员熟悉实际工作环境、掌握专业技能、提高团队对紧急状况的应变能力以及提升沟通技巧和合作水平。同时，相对于在模拟实训中心培训，原位模拟更易于发现并解决实际的系统流程问题和质量安全隐患。原位模拟实训有助于提高整个临床医疗团队的综合素质，持续加强安全质量管理，确保孕产妇、胎儿和新生儿在围产期间得到高质量的医疗护理，以及系统性的安全保障。

围产医学模拟实训形式多样，可以单独或者联合应用于专业医护人员的临床技能培

训、标准病历和案例分析、沟通技能培训、团队合作训练和多学科模拟演练等。这些主要实训形式通过模拟真实患者和工作情境的方式，有效弥补了传统临床教学中实践时间和机会有限等不足，帮助学员在安全、可控的环境中掌握知识、熟练技能，提高实际操作能力和临床实践水平。

（金露青　张蔚雯）

第五节　模拟实训课程设计、运行、反思和评估

围产医学模拟实训课程的设计、运行、反思和评估是一个复杂而关键的过程，旨在培养围产医学专业人员在围产期管理方面的专业知识、技能和不同紧急情况下的团队沟通和多学科合作。很多事件可以驱动模拟实训课程的实施，包括但不限于近期发生的不良安全事件、更新流程和规范、新的临床技术应用，或者是医学教育目标的调整等。

围产医学模拟实训课程无论是旨在改善沟通合作，还是提高技术技能，都有一个共同的目标，就是持续提升临床实践水平和医疗质量安全。不同的课程在具体实施过程中可能会不尽相同，但都是建立在一个基本的实施框架之上，即课程设计、课程运行、反思讨论和课程评估。

一、课程设计

模拟实训课程设计遵循体验式学习理论教育原则，关注学习目标和预期目的，旨在解决临床实际问题，强调场景仿真度以及学员在过程中的主动参与和积极反馈。课程设计重点是学习目标、培训对象、培训内容、培训地点、选择合适的模拟器、设计课程教案和评估/汇报表格等。

首先，课程设计需要确定学习的主要目标，即参加学员在培训中应该掌握的知识、技能和态度。培训内容的难易程度取决于培训对象，同样的产后出血模拟场景对于住院医生、主治医生、主任医生等不同年资医生学习目标的设定和具体培训技能的选择是不一样的。此外，围产医学模拟实训课程的设计通常需要多学科融合，将产科、新生儿科、麻醉学、助产和护理等多学科知识和技能融入课程，以促进跨学科协作，所以一般会同时设置团队沟通合作和个人操作技能两个学习目标，以兼顾围产危急重症管理的教学目的。当然，个人操作技能，如会阴撕裂缝合、宫腔球囊放置等，建议尽可能在团队模拟实训前通过个人技能站来完成教学和培训目标。而在团队模拟实训课程中可以更着重于团队沟通合作的学习目标，从而提高培训的效率。以产后出血模拟实训为例，培训内容不能只关注单项技能，更需要侧重于围产团队对于出血原因和出血量评估、不同止血方式选择、用药及输血方案制订、机体整体评估和治疗等，尤其是团队呼叫、启动、沟通、分工、合作等非技能类的学习目标。

其次，课程设计需要创建合适的场景，即真实且贴近实际围产期情境的模拟场景，确保覆盖不同的临床情境，包括但不限于急诊、待产室、产房、手术室、病房等。编写场景的目的是让学员展示体现教学目标的技能和行为，导师想要观察这些动作的执行，就需要以一种方式写入场景中，这就叫触发事件。学员在场景中不是凭空自由发挥的，有触发事件激发后，导师可以预测学员对每个触发事件的不同反应。一个场景中可以编辑多个触发事件，

可以按时间顺序或逻辑顺序。触发事件有以下几种写法(举例见第三章),一般是"呼叫上级医生""生命体征改变"。

模拟实训在模拟实训中心还是在实际工作地点取决于多种因素。一般情况下,如果是进行单项技能、操作程序或者团队沟通合作培训,可以在培训中心进行,不仅能够通过中心安装的音视频设备更好地回顾培训并协助汇报,而且可以规避实际工作中可能存在的潜在风险。如果需要识别发现系统或者流程问题,更推荐原位模拟,这个演练过程在培训中心无法完全复制,原位模拟设计实施更为复杂,跨部门协作和物流转运等要求更高,培训期间还可能面临很多不可预测事件,特别是在实际临床工作环境中,考虑到要保障患者安全的因素,存在培训和演练可能被现场实时发生的临床救治工作中断培训的风险。

再次,课程设计需要选择教学工具,如仿真设备、VR和SP等教学工具。在决定选择哪一项或哪几项模拟教学工具之前,必须首先确定学习目标,是纯粹操作技能学习,如会阴撕裂伤修复;或多学科团队沟通和合作,如产后出血抢救;还是两者兼而有之,如肩难产处理。制订明确的学习目标有助于选择最合适的教学工具,从而有助于学员获得最佳的学习体验和提高模拟实训的培训效果。

最后,课程设计需要为每次模拟实训课程制作课程教案和评估表,这将有助于规范化、标准化实施模拟实训课程,以及根据统一评估标准进行同质化评分、复盘和反思讨论。课程教案可包括以下内容:课程简介、学习目标,以及使用简单流程图来标明课程如何启动、行进和结束(详见第六章十一节"图6-11-1 阴道分娩后严重产后出血模拟演练流程图"),流程图还可协助所有参与教学的人员按照各个计划的时间或者任务节点来运行模拟实训课程。如果模拟实训引入SP或者角色扮演,那么表格中还会注明扮演角色的身份、标准反应和说话内容,以确保教学人员在场景中针对学员可能提出的常见问题提供的反馈和回答都是标准统一。如果在模拟中添加一名标准化家属,就能更好地接近现实情况。

设计制作综合评估表,制订全面评估标准,覆盖知识、技能、团队合作等方面,评分通常是客观和主观相结合。客观部分通常是对学员是否完成评分项目做简单的"是"或"否"的评判,而主观部分则更适用于衡量学员每个行为的整体表现程度。例如,主观评估可以采用李克特量表(Likert scale),每个评估项目五个等级中选择一个最符合学员行为情况的答案,从而获得该学员在此项目上整体表现的主观态度和量化评价。

二、课程运行

正式实施课程计划前,试运行课程是非常重要的一个步骤,因为在课程设计过程中可能会遗漏或者忽略一些内容,且运行时还可能会出现一些无法预料的问题,从而导致学员在实训过程中偏离设定的学习目标。这需要培训导师、助教、SP、实训中心工作技术人员等共同参与。导师是课程的主要负责人,参与课程设计、运行、评估每个环节,并在模拟实训中主导并推进课程运行,是最主要的教学指导;助教协助导师在模拟场景中,作为观察者、记录者和评估者,可以把偏离教学目标的学员重新带回场景中继续进行;SP可担任患者、评估者和教学指导三重角色;技术人员操控模拟设备,可以是制造商支持人员,也可以是导师本人;工作人员协助后勤保障工作,协助视频直播、回放。

正式运行课程之前,导师和工作技术人员还需要至少提前1天布置好模拟实训场景和提前检查模拟设备类型、数量和状态,准备好培训物品,确保课程顺利运行。此外,导师还需要再次确认工作人员数量、学员数量以及时间限制等。通常每个模拟实训场景参与的学员数量不超过 6 人,所以学员数量的确认和运行安排尤为重要。特别需要注意"参与场景"和"参加培训"学员数量是两个概念,如果参加培训的学员数量是 20 人,不同的运行安排,学习效果是大相径庭的。例如,方案一是课程运行 1 遍,选择 6 名学员参与场景,其余学员观摩,观摩学员通常在讨论室里,通过视频直播观摩,尽可能避免在模拟现场干扰参与场景的学员;方案二是课程运行 4 遍,学员分 4 批,每批 5 名学员参与场景,其余观摩,这两种运行安排对时间的要求和学员最终获得的学习体验及效果是完全不同的。导师需要提前确认和慎重安排。

课程运行当天,导师还要预留足够时间来进行课前介绍(pre-brief),一般控制在 10min 内完成,包括:介绍现场参与培训的导师、助教、工作人员、技术人员、SP 及角色分配;介绍培训场地的环境、布局和规章制度;指导学员掌握模拟设备使用,熟悉模拟设备的功能及局限性,了解音视频系统;带领学员熟悉医疗设备、物品、耗材、器械、道具的放置区域和使用注意事项,告知与临床不同的替代方案;场景中不同角色分配,尽量避免选择与自己职业不匹配的角色模拟,影响培训效果,例如护士充当医生、产科医生充当新生儿医生等类似情况;协助学员进行课前练习和心理安全建设;描述场景的教学目标、强调保密性,创造一个安全的环境、积极的氛围。

在课程运行过程中,导师会引导学员进入模拟场景和诊疗角色,根据学员表现和情境发展灵活调整模拟情境,使其既贴近实际又不偏离设定的学习目标,同时提供实时反馈,并且观察和记录学员和团队表现。具体如何运行将取决于多种因素,例如实训场地和情境设置、需要运行的模拟设备类型和数量、工作人员数量、学员数量以及时间限制等。总之,导师需要贯彻学习目标,严格按照设计的教案运行模拟实训课程和进行打分评估,确保每次课程运行统一规范,评分客观标准,从而达到预期的教学效果和同质化的评估反馈。

三、反思讨论

对于许多围产医学的场景,实际课程运行模拟的部分可能只需要 5~10min,更多的时间需要留给模拟实训之后,导师和学员可以聚集在一起进行反思讨论(debriefing)。一般时长控制在模拟实训场景运行时长的 2~3 倍。

"反思讨论"包含询问反馈,复盘讲解和反思讨论等多层含义,是围产医学模拟实训中至关重要的环节,旨在帮助学员将模拟实训中获得的知识技能转化为真正适应未来临床实践的能力。"反思讨论"通常由导师引导和鼓励学员主动进行反思,并对其表现提供反馈。同时,导师和学员在一起就已经完成的模拟实训各方面情况进行复盘和讨论。它是在模拟实训后的一个结构化回顾过程,作为一个技术术语,是一种特定的积极干预过程,除医学模拟实训,还经常应用于军事、心理等模拟领域。"反思讨论"主要目标是让参与者回顾他们在模拟场景中的行为、决策和团队协作,以便从经验中学习到更多,并提高未来在临床实践中的表现。"反思讨论"通常在模拟实训案例完成后,但还有两种特殊情况:一是应用于案例中的指定时间节点,案例先暂停,"反思讨论"后再继续案例;二是应用于"模拟冻结",即导师观察到学员出现明显不良表现,为避免进一步恶化脱离案例,不得已而提前终止案例,进行"反思讨论"。以上两种情况都相对少见,导师可以根据教学情况自行选择。如果出现"模拟冻结"情况,建议导师首先反思课程设计是否有所欠缺(图 1-5-1)。

高质量"反思讨论"可以激发参与者在复盘结束后继续反思。高质量"反思讨论"需要掌握一定的方法和技巧,关键是要确保整个过程富有成效和建设性,而不是惩罚性地说教和批评,因为后者会对整个课程学习和未来的临床实践产生反作用。虽然不同导师

```
┌─────────────────────┐
│        显示屏        │
└─────────────────────┘
┌───────┐
│ 写字板 │         导师
└───────┘
        ╭─────────────────╮
       (                   )
        ╰─────────────────╯
              参与学员
┌─────────────────────┐
│        观摩学员       │
└─────────────────────┘
┌─────────────────────┐
│         时钟         │
└─────────────────────┘
```

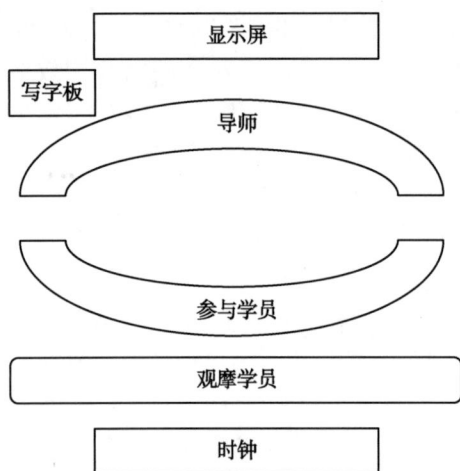

图 1-5-1 "反思讨论"座位

在"反思讨论"过程中可以采用不同的模型，但这些汇报工具都具备三段式汇报的基本架构，即描述（description）、分析（analysis）和应用（application）。比较常用工具有三维学习模型（three-dimensional learning model, 3D model），钻石式复盘（diamond debrief），良好判断力的复盘（debriefing with good judgment）和"目标-行动-策略"模型（goal-action-strategy model, GAS model）等。

第一阶段"描述"，是整个课程反思讨论的开始阶段，导师首先需要确定发生了什么，引导所有参与模拟实训的学员在这个阶段描述、回顾和进一步探索他们在培训中的反应、情绪和总的体验影响。该阶段由导师启动，导师需要不断向学员提出问题，例如"你觉得怎么样？刚才发生了什么？"等，直到确信所有参与者都充分如实表达了他们对实训情况的理解。该阶段的重点是确定模拟实训对每个学员的影响，导师深入了解到在整个模拟实训过程中对每个参与者而言感觉重要的事情，并建立一个共享心理模型。就导师而言，从学员那里获取有关课程进展情况的反馈对于确保实现本次课程的学习目标，并且对于未来培训需要时持续改进课程设计都非常重要。就学员而言，也可以释放在模拟场景中可能积累的紧张情绪，以便能够更全面地反思和汇报。

第二阶段"分析"，该阶段是一个发现的过程，重点关注的是学员在模拟实训中的行为表现、底层逻辑和形成架构。这是一个对场景中实际发生的事情及其原因进行反思的过程。在此阶段，导师通常会问"我注意到……，能具体说说吗？刚才发生……，当时你是怎么想的？"等，通过此类问题，导师可以发现其观察记录到的学员行为表现背后的决策过程。由此可见，学员行为表现是分析阶段的关键组成部分。然而，导师向学员提出关于其行为表现的问题通常是具有挑战的，因为无论是批评还是建设性的反馈都会给学员带来负面情绪。为了最大程度在此阶段减少学员的负面体验，很多学者都推荐使用倡导-询问（advocacy-inquiry, AI）提问框架。

AI 提问框架是将倡导（advocacy；包括主张、观察或陈述）与询问（inquiry；即问题）进行逐一配对，旨在同时引出导师和学员的心理框架或图式（即头脑中已有的知识和经验的网络）。导师通过这种方式提出问题，可以使学员更好地了解到其通过提问所要表达的个人观点（即导师的主张、观察或陈述）。当导师打算对模拟场景中观察到的学员行为表现做出判断时，建议使用 AI 提问框架，因为 AI 提问方法可以避免提问时出现判断语气，而是提供具体的、建设性的反馈，强调学员的优点，并指出改进的机会。

在使用 AI 提问框架之前，可以先使用一种更为简单且易于实施的"优点/变化"（Plus/Delta）汇报工具开启"分析"过程。它是一种以学员为主，通过导师或者学员自己，引导个人和团队识别需要改进的地方进行快速有效的评估和反馈的方法。这种方法通常只需要一块可以书写的白板，采用头脑风暴形式，有效地生成 Plus/Delta 两个行为列表，一列"优点"（Plus，通常用符号"+"标记），书写学员认为进展顺利的方面；另一列"变化"（Delta，通常用符号"Δ"标记），书写学员认为可以改进的方面。这个汇报工具可以营造开放、舒适和诚实的交流氛围,始终以学员驱动为主,鼓励学员自我评估,导师通过提问确定预期目标和现实发生之间的区别。然而,在以往的培训中,经常发现学员总是列出自己认为做得不好的方面,往往不善于表达自己做得好的方面,所以导师需要不断鼓励学员,引导他们自我肯定,获得一种责任感,从而激励他们解决实训中所发现的问题。总之,使用 Plus/Delta 汇报工具有助于识别主要问题,通常可以应用于"分析"阶段的开局。但它也有其局限性,一是可能无法挖掘出导致问题的根本原因;二是头脑风暴的形式,导师不容易控制和引导,学员可能会不按顺序发言,可能会展开私下讨论,还可能会错过反馈意见;三是容易脱离学习目标,浮于表面问题,而忽略内在原因。所以一旦导师确定了主要问题,还是建议使用推荐的 AI 提问框架继续"反思讨论"过程。

还有一种指令性反馈(direct feedback)汇报模式,虽然能快速发现和解决问题,但是因为缺乏与学员的沟通讨论,难以挖掘问题的底层逻辑和根本原因,通常只适用于知识和技术层面问题,和应用于年资低、缺乏临床经验的学员。

总之,分析阶段通常会占用"反思讨论"的大半时长,所以需要导师尝试使用不同的评估和反馈工具来引导学员进行反思、讨论和分析。

第三阶段"应用",也称"总结",是三段式汇报基本框架的最后一个阶段。在此阶段,导师希望学员能将此次模拟实训中获得的新知识、技能和见解,整合进临床实践和重构思维过程。所以,总结的内容不总是重申整个模拟实训和反思讨论过程中的教学要点,而是重点强调此次培训对于参与者产生的最大影响。导师和学员都可以进行总结,学员主要的任务是汇总对他们最有价值的内容,而导师侧重于总结此次培训的学习重点。表 1-5-1 是根

表 1-5-1 "反思讨论"三段式汇报的基本架构

阶段	表现
介绍	致谢学员(永远要做!)
描述	对第一个情境案例的复盘主要包括: ● 提醒每个人注意复盘的目标 ● 与学员再次确认安全性与保密性 ● 展示复盘的结构 ● 如果情境案例结束的时间点不太自然,解释原因
反应(情感)	先询问最年轻、经验最欠缺的学员"你感觉如何",然后再询问其他所有学员
分析	描述:"这个病人发生了什么?"(对组长) 成功:"什么做得很成功?" 困难:"你面对哪些困难?" 选择合适的技巧:指令性反馈模式,Plus/Delta 汇报工具,AI 提问框架(针对主要问题) 让学员认识到并纠正不足表现 重新陈述,概括归纳,询问解决方案 验证反馈
总结	询问"我们今天讨论了什么?" 让学员总结所有重要结论"你们还有什么问题吗?"
结束语/结论	提供工具箱:(推荐的)学术文章或与特定技能相关的特定指南 感谢所有学员在复盘期间的真诚 提醒保密 希望大家能受益

据"反思讨论"三段式汇报的基本架构列出的一个范例,谨供参考。

围产医学模拟实训中,反思讨论是至关重要的组成部分,也是最为困难的实施部分之一。这不仅要求导师储备大量的专业知识,而且还需要具备耐心、共情能力和丰富的实践经验。当整个过程面临各种困难和挑战时,比如学员过于安静沉默、心不在焉、语言带有攻击性、表现过于情绪化等,导师始终推行最佳实践,即创造并维持安全的学习环境,做到真正地聆听,专注于体验式的学习过程,而不是学员的错误行为或者结果;尽可能采用开放式的提问,邀请学员参加讨论,引导学员自我评估和反馈;创建激励规则,引发和保持学员的学习兴趣。围产医学模拟实训反思讨论的目的就是通过找出问题、找出原因并提高医疗团队的知识、技能和态度来保障围产安全。

四、课程评估

完成模拟实训课程之后,从参与者获取有关培训情况的反馈对确保教学的有效性非常有帮助。设计并制作标准的课程评估和反馈表格,将有助于进行信息收集、汇总和分析,同时确保课程设计者提出的感兴趣的问题能够获得解答,从而持续改进和优化未来培训课程的设计。

通过精心设计、有效运行、深入反思和全面评估,围产医学模拟实训课程可以更好地达到培养专业人员的目的,提高其在围产期管理中的综合胜任能力,以预防和减少围产期不良事件的发生。

(金露青　张蔚雯)

第六节　模拟实训场景创建

一、目的和意义

在医学模拟实训中,场景创建不仅是为了模拟真实的医疗情境,更是为了实现多重教育目标。

首先,通过在仿真环境中重现真实的医学场景,医学专业人员能够在无风险的环境中练习和巩固他们的临床技能。这种实践有助于缩小理论知识与实际应用之间的鸿沟,提高学员在紧急、复杂情境下的应对能力。其次,模拟实训场景的创建有助于培养团队协作和沟通技能。医疗工作往往需要多专业团队协同工作,因此在模拟实训中模拟真实的协作环境,可以帮助医学专业人员学会有效地与团队成员合作,共同应对患者状况。再次,通过创建各种场景,可以满足不同培训阶段和专业领域的学员的需求。场景设计可以根据学员的水平和经验进行调整,从简单的基础技能训练到复杂的临床案例,以实现渐进式学习。最后,医学模拟实训场景的创建有助于提供实时、个性化的反馈。通过模拟场景,教育者可以观察学员的表现,并及时给予反馈,帮助他们发现潜在问题、改进技能,并促使深刻的反思。这种反馈机制对于学员的职业发展至关重要,有助于他们不断提高临床实践水平。

因此,医学模拟实训场景的创建不仅是一种教学方法,更是一种有针对性、全面性的培训手段,旨在为医学专业人员提供安全、高效、个性化的学习机会,以应对现代医疗环境中的各种挑战。

二、场景创建的步骤

1. 通过需求分析选择临床主题 在模拟实训场景设计之初，首要任务是进行需求分析，以明确培训目的，包括对目标受众的认知，了解他们专业背景、经验水平和培训需求。通过深入了解参与者，能够更好地定位培训的关键方向，确保培训内容切实贴合学员的需求。一旦完成需求分析，下一步是选择适合的临床主题。这个决策是基于需求分析的结果和培训的目标，应考虑实际需求，确保培训内容对学员有实质性价值。同时，要确保选定的主题既能够挑战学员，又能够与他们的专业领域密切相关。紧迫性也是一个关键考量因素。挑选那些在围产医学实践中具有紧急性和重要性的主题，有助于提高学员应对紧急情况的能力，培养他们在真实医学环境中的冷静和应对能力。医疗团队合作也是一个潜在的方向，强调团队协作和沟通的重要性，因为这在医学实践中占据着重要地位。

2. 建立预期结果和学习目标 在模拟实训场景的创建中，场景的结果是导师期望在学员身上看到的知识、技能或行为，这些也是参与模拟的目标。创作故事情境时必须充分考虑学员在结果中的关键作用，使之成为一种互动的、以学员为中心的体验。在制订场景结果时，首要任务是确保结果能够适应学员的水平。围产医学作为一个复杂的领域，场景设计必须考虑到学员的专业水平，可能涉及不同年级的医学生、实习生和专业医生。因此，场景需要灵活地调整，以满足不同水平的学习需求。有效的围产医学场景应该解决与孕妇、新生儿和围产医疗团队协作相关的学习领域的问题。目标应与学习者的水平相匹配，从基础的急救技能到高级的团队协作和危机管理。场景的结果应该紧密对齐预期的学习成果，包括但不限于如下内容。

（1）急救技能：学习者可能需要展示迅速而准确的产科急救技能，如胎儿窘迫的处理、产程监测等。

（2）团队协作：考虑到围产医学通常是多专业协同工作的情境，学员可能需要展示有效的团队领导、沟通和协作能力。

（3）情境处理：模拟场景可能需要学员面对紧急情况，如孕产妇突发并发症，他们需要展示合适的危机管理和决策能力。

（4）患者交流：学员可能需要展示与孕妇及其家属进行有效和支持性的沟通，提供信息和情感支持。

期望的结果取决于学员水平、模拟时间、参与人员、可用空间，以及对最紧迫的围产医学教育需求的评估。在整个过程中，关注学习者的个体差异，将他们置于场景设计的核心，以创造出一个既具有挑战性又能够提供支持和引导的学习环境。这样的场景将更有可能实现学员在围产医学领域的发展目标。

3. 场景设定和组织 故事的环境赋予了情境真实感，而学员对于背景的熟悉将在未来类似情境中起到关键作用。场景的展开可能发生在设施完备的模拟中心、未被使用的临床单元、空置的产房或手术室中，确保学员置身于各种可能的医疗场景。详细的设备、物资和人员清单是确保模拟实训成功的关键因素，这一清单需要反映出所期望的学习结果。例如，模拟产科出血在实际的产房环境中更具实际价值，因为它有助于工作人员了解在本地环境中哪里可以找到紧急救助药物或设备。若期望结果涉及演示剖宫产、子宫全切术的手术操作技术和技能，那么拥有高仿真的模拟人的模拟中心可能更为合适。

构建场景故事的基本要素，即临床主题、结果、学习目标和背景将共同指导场景的发展,要确保与学员的互动能够深刻且有针对性。将模拟划分为开始、中间和结束 3 个阶段有助于更好地组织场景的发展。每个阶段都应包含对患者评估结果、环境以及预期学员行为的描述和说明。明确定义清晰的触发点，例如患者状况的突然变化或时间的推移，将有助于流畅地过渡到下一阶段。

在开始阶段，学员融入情境故事，了解并获取必要信息，以有效地扮演和进入他们的角色。这一阶段是情境设定的关键，学员通过其他参与者提供的床旁交接等方式获得关键信息。这段时间的紧张氛围使学员开始沉浸于虚拟情境中，适应环境并着手解决问题。

中间阶段为学员提供解决问题的机会，要确保问题不过于明显，挑战学员的批判性思维和决策能力。触发点的引入标志着情境发生了变化，这可能表现为患者生命体征的变化、另一位医护人员提出的关切、同行或家庭成员引发的争论等，向学员传达了初始情境已经发生变化，需要采取行动和做出相应的决策。提供一系列一致的信息以传达待解决问题的统一信息，难度水平一直保持与学员的经验水平相匹配、相关联。

结束阶段发生在学员已经达到或展示了无法达到学习目标的情况下，此时导师宣布模拟场景结束。学员通过总结或反思得到机会，反思其行动后果。总结应该是每个模拟场景的一部分，确保总结环节旨在促进学员对模拟实训经历的深刻理解，以及为未来实际工作中的应对情境提供有益的经验。

三、总结

有效的围产医学模拟实训应根植于关键的临床主题，这些主题可能是基于新的证据、法规的变化、培训需求，或者最近发生的不良事件。在设计模拟场景时，学员应被置于情境故事的核心，确保内容的时效性和具体性，同时考虑学员的经验水平。场景和角色应当反映学员最为熟悉的实际情境，以促使他们更容易投入模拟情境中。

模拟场景的关键结果将决定学习目标，这些目标应以实际行动为导向。学习目标的清晰定义构成了导师评分表的基础，有助于评估学员的表现。而对于成功的模拟体验，反思或总结则显得至关重要。通过这一过程，能够深入了解学员在模拟实训中的体验，从而为其提供更有针对性的反馈和进一步的学习机会。

综上所述，一个有影响力的围产医学模拟实训应当紧密围绕恰当的临床主题展开，以学员为中心，明确的学习目标和有效的反思过程将共同促进学员在模拟实训中的全面成长和专业发展。

（金露青　张蔚雯）

第七节　模拟实训的伦理标准

伦理标准在医学模拟实训中的引入，不仅是对参与者权益的一种有力保障，更是对医学专业人才培养的质量和社会责任的重要体现。

首先，医学模拟实训伦理标准的重要性体现在对参与者的尊重和保护。参与者在实训中可能面临身体和心理层面的挑战，伦理标准确保他们的知情权得到尊重，能够充分了解实训目的、过程及可能的风险和收益。这样的透明度有助于建立信任，使参与者更加愿意积极参与实训，同时也降低不适当实践可能引发的负面影响。其次，模拟实训伦理标准有助于确保实训的内容和情境符合伦理和专业的原则。通过设定合理、道德的实训场景,参与者能够在安全的环境中学习和实践医学技能,而不涉及不适当或有悖伦理的情境。这有助于培养医学专业人才在实际工作中遵循道德规范,提高整体的职业素养。此外,医学模拟实训伦理标准强调安全和保密的原则。在实训中,参与者可能会涉及患者的敏感信息,伦理标准要求对这些信息进行妥善处理,确保隐私得到充分保护。同时,安全措施的制订和执行,包括实验设备和场地的安全,有助于降低参与者可能面临的身体风险,确保实训过程的安全。以下是一些适用于围产医学模拟实训的具体伦理标准。

1. **知情同意** 在进行模拟实训前,确保参与者充分了解实训目的、内容、可能的风险和益处。他们应当自愿参与,明确知道自己可以随时退出实训,并且知晓可能的后果。

2. **隐私保护** 对于涉及患者病例或个人敏感信息的实训场景,强调参与者对信息的保密责任。确保患者身份得到匿名化处理,避免在实训中泄露敏感信息。

3. **尊重尊严** 在模拟实训中,避免使用侮辱性语言或行为。确保参与者在实训中受到尊重,鼓励积极的学术和职业交流,建立互相尊重的学习环境。

4. **安全保障** 确保实训环境和使用的模拟设备是安全的,最大限度地减少参与者受到身体伤害的风险;提供必要的安全培训,并在实训过程中监测和处理任何潜在的安全问题。

5. **专业责任** 实训应该在有经验的医学专业人员的监督下进行,以确保实训的过程和结果符合医学伦理和专业标准。参与者应当被鼓励遵循医学职业的伦理准则和法规。

6. **反馈机制** 提供有效的反馈机制,确保参与者了解自己的表现,并提供有针对性的建议。反馈应当以建设性的方式进行,帮助参与者不断改进技能和知识。

7. **内容的伦理性** 确保模拟实训的内容是符合医学伦理原则的,不应包含可能引发伦理纠纷或造成不适的情境,确保实训场景的设置是合理和可接受的。

8. **结果透明** 记录和报告模拟实训的结果,以便于监督和评估实训的有效性。透明度有助于建立信任,同时也能够为参与者提供学习和发展的机会。

9. **持续改进** 伦理标准和实训程序应当是动态的,需要不断审查和改进,及时根据医学行业的发展和新的伦理挑战更新标准,以确保实训的质量和道德水平。

总体而言,围产医学模拟实训伦理标准不仅有效地保护参与者的权益,也显著提高医学专业人才的道德素养和职业水平。医学模拟实训的实际意义不局限于技能的培养,更在于通过伦理标准的引导为未来的医疗实践打下坚实的道德基础。通过持续遵循和推崇这些伦理准则,我们能够确保医学模拟实训在培养具备卓越医学实践技能和高度职业道德水准的医学专业人才方面持续发挥积极的作用。这样的实训环境不仅有助于个体的全面成长,同时也在社会层面上构筑了更加安全、尊重和秉持伦理观念的医疗服务体系。

(金露青)

参考文献

[1] 刘瀚旻. 胎儿医学:妇幼医学的前景和寄望[J]. 中华妇幼临床医学杂志(电子版),2021,17(3):249-250.

[2] DEERING S, AUGUSTE T C, GOFFMAN D.Comprehensive healthcare simulation: obstetrics and gynecology[M]. Switzerland:Springer International Publishing AG, 2019.

[3] LIOCE L. Healthcare simulation dictionary[M]. 2nd ed. Rockville:Agency for Healthcare Research and

Quality, 2020.

［4］CHENG A, EPPICH W, GRANT V, et al. Debriefing for technology-enhanced simulation: a systematic review and meta-analysis[J]. Med Educ, 2014, 48(7): 657-666.

［5］JOHANNSSON H, AYIDA G, SADLER C. Faking it? Simulation in the training of obstetricians and gynaecologists[J]. Curr Opin Obstet Gynecol, 2005, 17(6): 557-561.

［6］MACEDONIA C R, GHERMAN R B, SATIN A J. Simulation laboratories for training in obstetrics and gynecology[J]. Obstet Gynecol, 2003, 102(2): 388-392.

［7］DANIELS K, LIPMAN S, HARNEY K, et al. Use of simulation based team training for obstetric crises in resident education[J]. Simul Healthc, 2008, 3(3): 154-160.

［8］KOHN LT, CORRIGAN J M, DONALDSON M S. To err is human: building a safer health system[M]. Washington(DC): National Academies Press, 2000.

［9］FISHER N, BERNSTEIN P S, SATIN A, et al. Resident training for eclampsia and magnesium toxicity management: simulation or traditional lecture? [J]. Am J Obstet Gynecol, 2010, 203(4): 379.e1-5.

［10］BRUNO C J, GLASS K M. Cost-effective and low-technology options for simulation and training in neonatology[J]. Semin Perinatol, 2016, 40(7): 473-479.

［11］FANNING R M, GABA D M. The role of debriefing in simulation-based learning[J]. Simul Healthc, 2007, 2(2): 115-125.

［12］KOLB A Y, KOLB DA. Learning styles and learning spaces: enhancing experiential learning in higher education[J]. Acad Manag Learn Edu, 2005, 4(2): 193-212.

［13］FOSNOT C T. Constructivism: theory, perspectives, and practice[M]. 2nd ed. New York: Teachers College Press, 2005.

［14］DEERING S, AUGUSTE T, LOCKROW E. Obstetric simulation for medical student, resident, and fellow education[J]. Semin Perinatol, 2013, 37(3): 143-145.

［15］RILEY W, DAVIS S, MILLER K M, et al. Detecting breaches in defensive barriers using in situ simulation for obstetric emergencies[J]. Qual Saf Health Care, 2010, 19(Suppl 3): i53-56.

［16］MARTIN A, CROSS S, ATTOE C. The use of in situ simulation in healthcare education: current perspectives[J]. Adv Med Educ Pract, 2020, 27(11): 893-903.

［17］MOTOLA I, DEVINE LA, CHUNG HS, et al. Simulation in healthcare education: a best evidence practical guide. AMEE Guide No. 82[J]. Med Teach, 2013, 35(10): e1511-1530.

［18］GELIS A, CERVELLO S, REY R, et al. Peer Role-play for training communication skills in medical students: a systematic review[J]. Simul Healthc, 2020, 15(2): 106-111.

［19］RAPHAEL B, WILSON J. Psychological debriefing: theory, practice and evidence[M]. Cambridge: Cambridge University Press, 2003.

［20］RILEY R H. Manual of simulation in healthcare[M]. 2nd ed. Oxford: Oxford Academic, 2015.

［21］FANNING R M, GABA D M. The role of debriefing in simulation-based learning[J]. Simul Healthc, 2007, 2(2): 115-125.

［22］LEDERMAN L C. Debriefing: toward a systematic assessment of theory and practice[J]. Simul Gaming, 1992, 23(2): 145-160.

［23］SAWYER T, EPPICH W, BRETT-FLEEGLER M, et al. More than one way to debrief[J]. Simul Healthc, 2016, 11(3): 209-217.

［24］ZIGMONT J J, KAPPUS L J, SUDIKOFF S N. The 3D model of debriefing: defusing, discovering, and deepening[J]. Semin Perinatol, 2011, 35(2): 52-58.

［25］JAYE P, THOMAS L, REEDY G. 'The Diamond': a structure for simulation debrief[J]. Clin Teach, 2015, 12(3): 171-175.

［26］RUDOLPH JW, SIMON R, DUFRESNE RL, et al. There's no such thing as "nonjudgmental" debriefing: a theory and method for debriefing with good judgment[J]. Simul Healthc, 2006, 1(1): 49-55.

[27] PHRAMPUS P E, O'DONNELL J M. Debriefing using a structured and supported approach[M].//The comprehensive textbook of healthcare simulation. New York: Springer-Verlag, 2013.

[28] KOLBE M, WEISS M, GROTE G, et al. TeamGAINS: a tool for structured debriefings for simulation-based team trainings[J]. BMJ Qual Saf, 2013, 22(7): 541-553.

[29] EPPICH W, CHENG A. Promoting excellence and reflective learning in simulation (PEARLS): development and rationale for a blended approach to health care simulation debriefing[J]. Simul Healthc, 2015, 10(2): 106-115.

[30] SAWYER T L, DEERING S. Adaptation of the US Army's after-action review for simulation debriefing in healthcare[J]. Simul Healthc, 2013, 8(6): 388-397.

[31] CHENG A, EPPICH W, EPPS C, et al. Embracing informed learner self-assessment during debriefing: the art of plus-delta[J]. Adv Simul(Lond), 2021, 6(1): 22.

[32] ISSENBERG S B, MCGAGHIE W C, PETRUSA E R, et al. Features and uses of high-fidelity medical simulations that lead to effective learning: a BEME systematic review[J]. Med Teach, 2005, 27(1): 10-28.

[33] SCALESE R J, OBESO V T, ISSENBERG S B. Simulation technology for skills training and competency assessment in medical education[J]. J Gen Intern Med, 2008, 23(Suppl 1): 46-49.

[34] DIECKMANN P, GABA D, RALL M. Deepening the theoretical foundations of patient simulation as social practice[J]. Simul Healthc, 2007, 2(3): 183-193.

[35] MCGAGHIE W C, ISSENBERG S B, PETRUSA E R, et al. Effect of practice on standardised learning outcomes in simulation-based medical education[J]. Med Educ, 2006, 40(8): 792-797.

第二章 围产期单项技能：助产

第一节 阴 道 检 查

一、背景知识

阴道检查（vaginal examination）目的是了解孕妇产前宫口扩张程度，宫颈软硬度和厚薄，胎先露部和先露下降程度以及胎膜是否破裂。临产后宫颈管消失，宫口扩张。初产妇通常是先宫颈管消失，随后宫口扩张。经产妇一般是宫颈管消失与宫口扩张同时进行。子宫颈的渐进性扩张是分娩的明确标志之一。

二、课程准备

（一）学习目标

1. 掌握阴道检查的指征和时机。
2. 掌握阴道检查的内容。

（二）理论知识储备

在正式情境模拟演练之前，对参与模拟演练的学员进行阴道检查相关理论培训，课程包括阴道检查的指征、禁忌证、操作并发症及预防、健康教育、注意事项。

1. 阴道检查指征 ①明确胎先露；②判断胎头是否衔接；③查明羊膜囊是否已破或行人工破膜；④排除脐带脱垂；⑤了解宫口扩张情况、胎先露下降位置。

2. 禁忌证 宫颈环扎术后未拆线、前置胎盘、无性生活史等禁止进行阴道检查的女性。

3. 操作并发症及预防

（1）感染：加强消毒隔离，保持会阴清洁，若产妇外阴有粪便污染，应先擦拭干净再更换手套进行操作。

（2）胎窘：产程中的阴道指检，应在宫缩时进行，检查时应仔细，了解胎先露下降程度，胎膜是否破裂，同时辨别胎先露部位（区分臀、足、肩、手、枕、额、面）。不可上顶胎先露。

（3）出血：掌握阴道检查的适应证及禁忌证，避免不必要的阴道检查。

4. 健康宣教 ①指导孕妇自测胎动 3 次/d，1h/次，每小时胎动数应不少于 3 次，胎动计数 <10 次/2h 或减少 50% 者提示有胎儿缺氧可能；②告知产妇，如有异物落出，及时告知医护人员。

5. 注意事项 ①动作力度适宜，切忌粗暴操作；②保护患者隐私，尊重孕妇，注意保暖；③若产妇外阴有粪便污染，应先擦拭干净再更换手套进行操作；④及时发现脐带先露、脐带脱垂；⑤产程中的阴道检查，应在宫缩时进行。

（三）情境设置

1. 情境

（1）场所：模拟产科病房。

（2）患者情况：产妇，G_1P_0（孕1产0），孕 39^{+6} 周，单胎头位，因不规则宫缩，宫口未开，由急诊收入病房观察，12点开始规律宫缩，予检查宫口扩张情况。观察过程中，产妇主诉一阵阴道排液，并伴有排便感。

2. 教学工具

（1）仿真设备：阴道检查模型（具备阴道检查条件，可探及宫口大小）（图2-1-1）。

（2）物品准备：见表2-1-1。

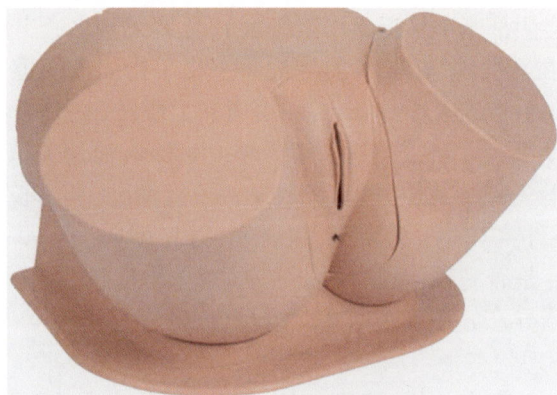

图2-1-1 阴道检查模型

表2-1-1 阴道检查模拟场景物品准备清单

设备	物品及耗材	道具
阴道检查模型、检查床、多普勒胎心仪	无菌手套、碘伏纱布、消毒巾、被子	病史资料

（3）音视频系统：有条件下提供，可录播回放。

3. 人员准备

（1）导师：1名，介绍病例，实训环境，给学员时间来熟悉模拟设备及环境。

（2）助教：1名，备好病例及相关设备。

（3）标准化病人：1名，根据预先设定场景，与学员对话，起到病例引导作用，可与仿真设备结合，或于后台提供声音。

（4）学员角色：充分熟悉模拟环境，融入场景，经过实训，能够掌握阴道检查的学习目标。

三、模拟实践

（一）评估

1. **产妇的评估** 因为是侵入性操作，检查前向孕妇解释，相互沟通，告知阴道检查的必要性，取得同意。了解有无阴道检查的禁忌证。了解宫缩及膀胱情况，嘱产妇排尿后平卧、双腿屈曲。评估过程中注意保暖。

2. **实施者的评估** 洗手,戴口罩,备齐用物,放置合适位置。

3. **环境的评估** 环境安全、温度适宜、保护患者隐私。

（二）实践

1. **操作前准备** 向产妇解释检查步骤,核对信息,测听胎心,孕妇取屈膝仰卧位,脱去对侧裤腿,盖在近侧腿部,对侧腿用盖被遮盖,两腿外展,暴露外阴,臀部垫消毒巾。注意患者保暖,并在过程中询问其有无不适,注意隐私保护。

2. **会阴消毒** 洗手后双手戴无菌手套,取碘伏纱布2块。第一块纱布消毒外阴,顺序为阴阜至阴道口、左侧大阴唇、右侧大阴唇（中—左—右）,丢弃纱球。左手拇指、示指将产妇大阴唇分开并固定,右手用第二块纱布消毒,顺序为阴道口、左侧小阴唇、右侧小阴唇、阴道口（中—左—右—中）,丢弃纱布。

3. **观察** 观察会阴部基本情况,阴道流血情况,有无羊水流出。

4. **操作方法** 在宫缩间歇期,检查者先将一根手指插入阴道,然后再增加一指,紧贴阴道后壁缓缓进入。手指进入3～4cm后,手指向上翻转,评估骨盆、先露、宫颈及胎膜情况。①判断头盆关系:是否入盆,初诊了解骶岬、坐骨棘、骶尾关节、耻骨联合、耻骨弓角度等;②辨识胎先露:胎先露及其位置,宫缩时胎头下降情况、胎方位、胎头是否塑形、是否有产瘤;③了解宫颈条件:宫颈容受情况、软硬度、开口朝向、宫缩时宫口扩张情况、水肿与否;④判断胎膜状态:是否完整,如已破裂则需了解羊水性状、有无脐带脱垂。

5. **健康宣教** 指导产妇正确数胎动;指导产妇观察宫缩强度、间歇时间、持续时间;指导产妇保持良好的心理状态。

6. **操作后处理** 整理床单位、安置患者,整理用物,洗手,记录。

（三）反馈

在情境模拟实践后,及时对演练过程进行反馈。评估在实践过程中,护士的人文关怀、阴道检查情况及操作过程中的应对。通过核查表（表2-1-2）,复盘演练过程中的不足,通过不断演练提升阴道检查操作技能。

表2-1-2 阴道检查模拟实践核查表

反馈要点	完成情况	备注
1. 实施前准确评估产妇、实施者及环境的准备		
2. 实施前充分知情同意		
3. 手卫生及无菌操作		
4. 产妇体位安置正确		
5. 产妇隐私保护到位		
6. 操作前正确会阴消毒		
7. 检查方法规范		
8. 观察、记录		
9. 健康宣教规范		
10. 操作后处理及时		

（吴娜 江会）

第二节　非药物镇痛适宜技术

一、背景知识

分娩疼痛是产妇面对分娩事件时最明显的个体应激表现，可直接对产妇身心造成极大的影响。分娩过程中的疼痛可使产妇产生恐惧、紧张等负性情绪，甚至有部分产妇出现产力异常，进而导致胎儿窘迫，增加了剖宫产率。产时镇痛措施大致分为非药物镇痛和药物镇痛。以椎管内分娩镇痛为代表的药物镇痛旨在消除分娩痛的躯体感觉，其开始实施的时机在不同医疗机构存在差异，大多临床实践倾向于初产妇宫口至少扩张2cm或经产妇宫口扩张1cm后实施。而对于尚未实施药物镇痛、存在药物镇痛禁忌证或拒绝药物镇痛的产妇，非药物分娩镇痛成为缓解分娩疼痛的唯一选择。通过非药物镇痛能缓解分娩疼痛，改善分娩体验。

2020年《正常分娩临床实践指南》指出，鼓励采用非药物镇痛方法减轻分娩疼痛，包括：①对孕妇身体的干预，如分娩球、自由体位、按摩、热敷、冷敷、水疗、经皮电神经刺激、针刺镇痛等；②对孕妇进行心理支持，如呼吸减痛、导乐陪伴、家庭化分娩、催眠分娩等；③营造温馨环境，如柔和的灯光、音乐、芳香疗法等。非药物镇痛方法能缓解分娩不适，减轻分娩疼痛，提高孕妇对分娩过程的积极体验。必要时，根据情况采用药物分娩镇痛。鼓励孕妇采取自觉舒适的任何体位，提供必要的支持工具，如床栏、分娩椅或凳、分娩球、软垫等。因此，本节对自由体位进行重点阐述。

二、课程准备

（一）学习目标

1. 掌握自由体位与分娩球适宜技术。
2. 提高护士对自由体位与分娩球的认知。
3. 提升自由体位与分娩球在临床中的使用。

（二）理论知识储备

在正式情境模拟演练前，对参与模拟演练的学员进行自由体位技术相关理论培训，课程包括自由体位的方法及应用：给予孕妇安静舒适的环境，根据孕妇的需求提供适宜的光线。鼓励产妇活动，促进产程进展，做好心理护理，并解除思想顾虑，建立自然分娩的信心。耐心向产妇及家属解释自由体位的方法，可指导孕妇使用拉玛泽呼吸，倾听音乐等方法缓解孕妇疼痛。产程进入活跃期后可让其进行陪伴分娩，解除其紧张情绪。

（三）情境设置

1. 情境

（1）场所：模拟产房。

（2）患者情况：①产妇 G_1P_0，孕36周，早产临产，1h前开始规律宫缩，现宫缩4~5min持续30s，宫口开1cm，在病房待产；②产妇 G_1P_0，孕40^{+3}周，胎膜已破，8h前开始临产，宫口开2cm时行椎管内麻醉，之后可间断入睡4h，现宫缩2~3min持续40s，宫口开8cm，先露S-0，产妇主诉便意强烈，家属及助产士在分娩室陪产中。

2. 教学工具

（1）仿真设备：可触及宫缩的孕妇模型（图2-2-1）。无条件者可单使用标准化病人。

（2）物品准备：见表2-2-1。

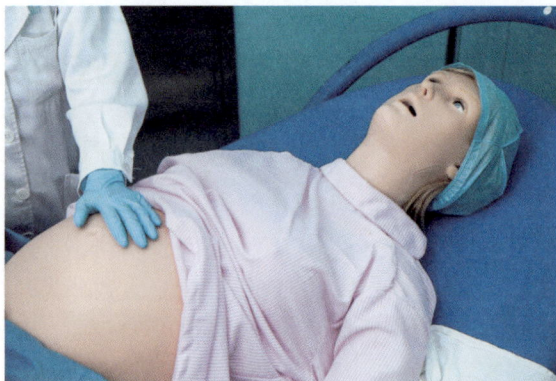

图 2-2-1　可触及宫缩的孕妇模型

表 2-2-1　自由体位技术模拟场景物品准备清单

设备	物品及耗材	道具
可触及宫缩的孕妇模型、多普勒胎心听诊仪	分娩球及支架（图 2-2-2）、花生球（图 2-2-3）	镇痛泵、病史

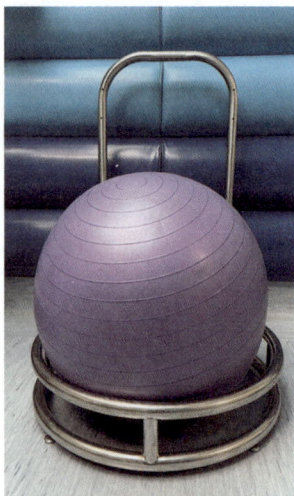

图 2-2-2　分娩球及支架

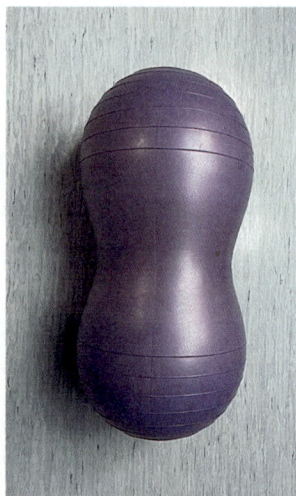

图 2-2-3　花生球

3. 人员准备

（1）导师：1名。

（2）助教：1名，备好病例及相关设备物品。

（3）标准化病人：可触及宫缩，根据预先设定场景，与学员对话，起到病例引导作用，也可于后台提供声音支持。

（4）学员角色：实施者，掌握自由体位技术。

三、模拟实践

（一）评估

1. 产妇的评估　评估产妇健康史、生育史，精神、饮食、配合度等。评估产妇的身心状况：宫缩、宫口、羊水、心理、疼痛评分，以及产妇对自由体位技术的了解。适应证为已进入产程并经医生评估后可下床活动的孕妇。禁忌证：胎位不正（臀位、横位）、胎膜早破胎头高浮者、胎盘异常（前置胎盘、胎盘早剥）、分娩镇痛后肢体肌力欠佳者、产科医师认为不适合下床者。

2. 家属的评估　对自由体位的了解及配合度。

3. 机构的评估　评估实施自由体位相关的物资、设备准备，给予产妇持续的生理、心理支持和生活照顾，并采用适宜技术促进舒适，使其顺利完成分娩过程。

（二）实践

1. 操作前准备　服装、鞋帽整洁，仪表大方，举止端庄，语言柔和恰当，态度和蔼可亲。做好产程的观察，注意膀胱是否充盈；自由体位，根据产妇意愿采取不同体位，防止跌倒坠床；分娩辅助工具，根据产妇意愿使用分娩球、花生球等，注意沟通，做好基础生活护理。

2. 操作方法

（1）自由体位：非平卧位的自由体位，包括各种直立体位和侧卧位，也可选择水中分娩。自由体位接产注意控制好胎头娩出速度，慢慢扩张会阴，娩出胎头，减少会阴裂伤。助产士保护会阴时要轻轻地用手掌接触扶持胎头，不可用手指直接用力挤压和揉捏胎头，防止头皮血肿与损伤。

1）半卧位：产妇坐着，上身与床夹角＞45°，产妇产程进展良好且喜欢采取这种体位时可采取该体位，若胎儿枕后位或胎儿宫内窘迫不宜采取该体位。

2）坐位：产妇上身垂直或上身前倾坐于床上、椅子、分娩球上。

3）蹲位：产妇双足站在地板或床上，双手扶住床栏或陪伴者协助采取低蹲位。

4）跪位：产妇跪于床上，膝下垫上软垫或戴护膝，上身前倾趴在床背或其他支持物上。

5）侧俯卧位：产妇面向一边侧卧，下面的腿尽可能伸直，上面的腿弯曲呈90°，并用一两个枕头垫起来，身体就像一个转轴，不完全地转向前方。

（2）根据孕妇舒适度，可指导孕妇采用不同体位使用分娩球。

1）站姿：分娩球置于产床上，产妇床旁站立，将分娩球置于胸前双臂环绕，头靠球体，身体前倾并摆动身体。

2）坐位：指导孕妇使用前先双手固定分娩球后方可坐下，双腿分开与肩同宽，陪伴者坐在分娩球后方或侧方协助。坐分娩球时，双腿屈曲90°左右，双手应握扶栏或其他支撑物，腰部放松，保持脊柱直立，进行前后左右轻轻摇动、转圈及上下弹坐运动。陪伴者可在孕妇背后按摩腰背部。

3）跪位：双膝跪在垫上，膝盖下垫枕头，上身前倾趴在分娩球上，身体可随意向前后、左右活动，臀部可自由摆动。

4）背靠分娩球：坐在垫上背部靠着分娩球或将分娩球放置于腰背后，靠着墙壁，借助分娩球力量上下滑动。

3. 跌倒的预防及处理　产妇在使用分娩球期间必须有医护人员陪伴，做好相应告知和保护措施，避免跌倒。在使用过程中要注重产妇主诉，如自觉体力不支应及时卧床休息。

若产妇发生跌倒,应及时评估患者,妥善安置回病床或就地抢救,采取有效的防范措施,避免或减轻对患者的损伤或损伤的加重。及时通知医生进行诊疗,通知护士长。

4. **注意事项** ①使用分娩球前要检查充气量,根据产妇身高选择合适大小的分娩球。一般身高160cm以下的建议使用直径55cm的分娩球,身高160~165cm建议使用直径60cm的分娩球,身高165cm以上建议使用直径65cm的分娩球。②固定分娩球,避免球体滚动。③每个体位持续时间以10~15min为宜,以产妇感觉舒适为准。④使用分娩球时要密切监测胎心和宫缩情况。⑤适时指导产妇进食、及时排空大小便。⑥已行分娩镇痛的产妇需由麻醉医师进行肌力评估后再下床活动。

5. **观察记录** 使用过程中评价孕妇的疼痛缓解状况、舒适度及接受程度,正确记录。

6. **健康教育** 指导孕妇根据宫缩情况进行运动,以自身舒适度为宜,疲劳时可以休息。

(三)反馈

在情境模拟实践之后,及时对演练过程进行反馈。评估在实践过程中实施者的反应及应对情况。通过核查表(表2-2-2),复盘演练过程中的不足,通过不断演练提升自由体位在临床中的应用。

表2-2-2 自由体位技术模拟实践核查表

反馈要点	完成情况	备注
1. 人员及物品准备就位		
2. 环境及患者准备完善		
3. 模拟前评估齐全		
4. 操作前准备到位		
5. 操作方法规范		
6. 观察记录全面		
7. 健康教育规范		

(吴娜 江会)

第三节 单胎阴道分娩

一、背景知识

单胎阴道分娩(single birth vaginal delery)是分娩方式的一种。妊娠满28周及以上,胎儿及附属物从临产开始到全部从母体经阴道娩出的过程。妊娠满28周至不满37足周期间分娩,称为早产。妊娠满37周至不满42足周期间分娩,称为足月产;妊娠满42周及以后分娩称为过期产。

妊娠末期的机械性刺激、内分泌变化、神经介质释放等多因素均能促使子宫下段形成及宫颈逐渐软化成熟,子宫下段及成熟宫颈受宫腔内压力而被动扩张,继发前列腺素及缩宫素释放,子宫肌细胞间隙连接形成和子宫肌细胞内钙离子浓度增加,使子宫由妊娠期的稳定状态转变为分娩时的兴奋状态,子宫肌出现规律收缩,形成分娩发动。

二、课程准备

（一）学习目标

1. 掌握分娩机制，单胎阴道分娩并发症预防及处理。
2. 掌握单胎阴道分娩的操作技能。

（二）理论知识储备

在正式情境模拟演练之前，对参与模拟演练的学员进行单胎阴道分娩相关理论培训，课程包括单胎阴道前的评估、照护、并发症预防及处理、注意事项。

1. 单胎阴道前的评估

（1）快速评估：生命体征、胎心、宫缩、阴道流血、急危征象。

（2）专科情况评估：①监测胎心。②监测宫缩持续时间、间隔时间和强度及孕妇自主用力情况。③监测产程进展：观察会阴膨隆程度及胎头拨露情况（图 2-3-1）；阴道流血的量及性状，适时进行阴道检查，确定胎头下降程度及胎方位，胎头与骨盆的适应度。④观察会阴情况：观察会阴体长度、弹性、有无瘢痕或疣，是否有水肿、炎症。⑤心理评估：通过交谈，了解孕妇有无强烈的无助和恐惧感。

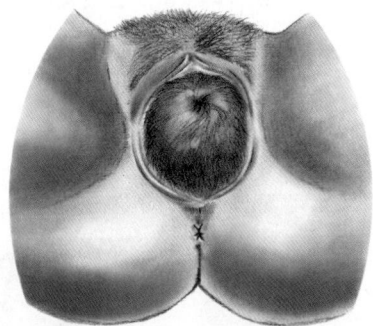

图 2-3-1　胎头着冠

2. 照护

（1）一般照护：必要时监测生命体征；不限制孕妇饮食，鼓励适量摄入流质和半流质食物或液体；指导孕妇及时排空膀胱，必要时可进行导尿；不限制其体位，可提供支持工具，提高舒适度；在孕妇需要休息时，保持环境安静、温暖及私密；不主张第二产程一直躺在产床上；鼓励持续陪伴，不能让孕妇独处一室。

（2）专科照护：每 5～10min 听诊胎心 1 次，在宫缩后听诊，胎心率<110 次/min 或>160 次/min，指导孕妇左侧卧位或变换体位、吸氧，动态监测胎心变化，必要时寻求帮助；密切观察宫缩情况，发现宫缩乏力或过强，及时处理；若宫口开全后 2h 仍未分娩，寻找原因，对症处理；给予鼓励性的话语。

3. 并发症预防及处理

（1）新生儿窒息及产伤：①产前评估有无肩难产等风险，注意产时的胎心监护，如有异常及时呼叫产科及儿科医生到场，组建团队；②新生儿娩出后，注意保暖，予快速评估，确定是否需要进行复苏，并连接心电监护仪进行监测。若出现异常，先呼叫新生儿科医生到场急救处理，及时送至新生儿科观察。

（2）产后出血：①胎儿娩出后立即常规肌内注射缩宫素，判断宫缩强度，必要时遵医嘱使用缩宫素；②正确判断胎盘剥离征象，胎儿娩出后 15min 或阴道流血≥100mL，应请示医生进行处理，胎盘娩出后双人检查胎盘完整性，如有缺损及时请示医生；③检查会阴及阴道是否有损伤，按需进行裂伤缝合，必要时请示医生探查软产道；④正确估计出血量，若产后出血≥400mL，立即启动产后出血预案流程。

（3）产褥感染：指导产妇注意清洁会阴伤口及个人卫生，做好饮食活动、避孕等产后宣教。

4. 注意事项 ①严格执行无菌操作技术；②在产妇及胎儿安全的前提下，选择适合产妇的分娩体位，做好充分的评估；③根据会阴评估表，评估产妇及胎儿情况，掌握侧切指征；④熟练掌握新生儿窒息复苏急救流程；⑤术前术后双人清点敷料、缝线，确保手术安全。

（三）情境设置

1. 情境

（1）场所：模拟产房。

（2）患者情况：①产妇 G_1P_0，孕 37^{+3} 周，单胎，头位，末次超声估计胎儿体重 $2\,850g\pm528g$，现宫缩时胎头拨露 3cm，准备上台接生；②产妇 G_1P_0，孕 40 周，单胎，头位，末次超声估计胎儿体重 $3\,500g\pm528g$，见产妇会阴白斑，弹性较差，现胎头拨露 2cm，准备上台接生。

2. 教学工具

（1）仿真设备：可使用具备自助分娩功能的高仿真设备或半身手动分娩模型（图 2-3-2）。

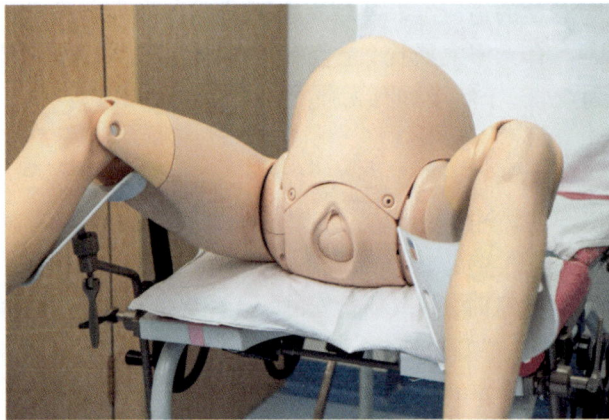

图 2-3-2　半身手动分娩模型

（2）物品准备：单胎阴道分娩模拟场景物品准备清单见表 2-3-1，模拟胎心监护仪和产台物品准备见图 2-3-3。

（3）音视频系统：有条件下提供，可录播回放。

3. 人员准备

（1）导师：1名。

（2）标准化病人：1名，根据预先设定场景，与学员对话，起到病例引导作用，可与仿真

表 2-3-1　单胎阴道分娩模拟场景物品准备清单

设备	物品及耗材	道具
模拟胎心监护仪、治疗车	无菌手术衣、无菌干毛巾、无菌手套、止血钳、断脐剪、脐带夹、持针器、剪刀、集血器、缝针、敷料若干	模拟缩宫素、模拟新生儿复苏药物、病史资料

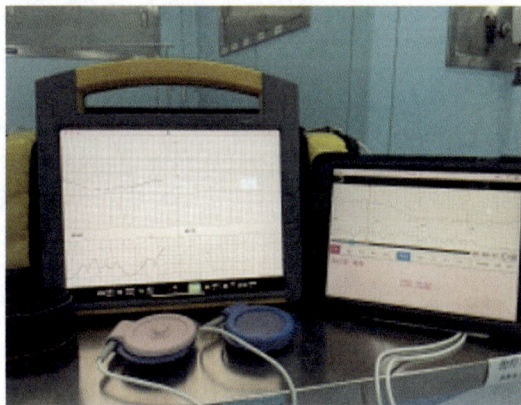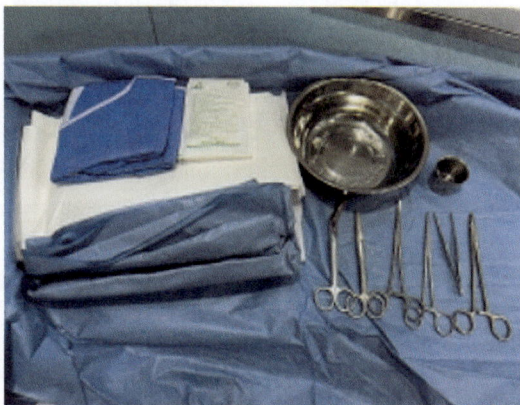

图2-3-3 物品准备
A.模拟胎心监护仪；B.产台物品准备。

设备结合，或于后台提供声音。

（3）学员角色：实施者，能够掌握阴道分娩技能。

三、模拟实践

（一）评估

1. **产妇的评估** 详见本章第五节。

2. **实施者的评估** 接产者按无菌操作常规洗手、戴手套及穿手术衣后，打开产包，铺好产台准备接产。如需要会阴侧切，一般在胎头着冠时切开，可以减少出血。巡回者按需传递接生用品，做好接婴准备及各类抢救准备，必要时预防性组队（产科医生、儿科医生、助产组长）。

3. **机构的评估** 评估环境，检查无菌物品、药品在有效期内以及完好情况。

（二）实践

1. **素质要求** 服装、鞋帽整洁，修剪指甲，仪表大方，举止端庄，语言柔和恰当，态度和蔼可亲。

2. **评估** 核对产妇信息，根据分娩评估表，进行评估，选择合适的分娩体位，正确指导屏气用力。

3. **操作前物品准备** 检查复苏气囊、面罩、吸引及吸氧装置，均处于功能状态。

4. **环境及患者准备** 调节温度适宜，开启新生儿远红外台进行预热。关门或拉起门帘。根据产妇自身情况选择合适的分娩体位（平卧位、侧卧位、半卧位、蹲位、坐位、站位、趴位），两腿屈曲分开，露出外阴部，清洁会阴部：用消毒棉球蘸温水清洗会阴部，顺序是小阴唇、大阴唇、阴阜、大腿内上 1/3、会阴及肛门周围。消毒会阴部：用消毒棉球蘸聚维酮碘溶液消毒会阴部，顺序同上。臀下铺消毒巾。注意保护产妇隐私。鼓励孕妇选择自己感觉舒适的体位分娩，如侧卧、俯卧、半坐卧位、站位、蹲位、坐位等，鼓励家属陪伴分娩。

5. **洗手铺台** 外科洗手，穿手术衣、戴手套，术前核对，根据分娩体位，铺设产台，双人清点敷料及缝线等。

6. **会阴评估、麻醉、切开** 根据分娩评估表的评分，决定是否进行限制性会阴侧切术，告知产妇,取得配合。需会阴侧切者,做好阴部神经阻滞麻醉和会阴局部浸润麻醉,并进行会阴切开(切开时机适宜)。

7. 助产接生 见图2-3-4。

(1)胎头娩出:接生者站在产妇正面,当宫缩来临产妇有便意感时指导产妇屏气用力,并用手控制胎头娩出速度,同时左手轻轻下压胎头枕部,协助胎头俯屈,使胎头双顶径缓慢娩出,适度保护会阴,让胎头以最小径线(枕下前囟径)缓慢通过阴道口,此时若娩出过急则可能撕裂会阴,如有切口,用纱布压迫止血。当胎头枕部在耻骨弓下露出时,让产妇在宫缩间歇时期稍向下屏气,当胎头双顶径到达外口时,稍作停顿,防止过快,最好在子宫收缩间歇期,嘱产妇稍向下屏气,胎头缓慢娩出可减少会阴严重撕裂伤风险。协助胎头娩出,胎头双顶径娩出后,额、鼻、口、颏顺次娩出,不急于娩肩。

(2)肩及躯干娩出:等待下次宫缩时,接生者右手托住会阴,左手将胎儿颈部向下牵拉胎头,使前肩从耻骨弓下顺势娩出,继之托胎颈向上,使后肩从会阴前缘缓慢娩出。双肩娩出后,保护会阴的右手放松,双手协助胎体娩出后,立即置于母亲腹部,同时产妇臀部肌肉注射缩宫素10U,必要时在胎儿前肩娩出后将10~20U缩宫素稀释于250~500mL的0.9%氯化钠注射液中静脉快速滴注(由巡回护士完成)。胎儿娩出后用器皿置于产妇臀下计量阴道失血量。

8. 新生儿处理 评估新生儿是否进行母婴皮肤接触,刺激新生儿啼哭。用提前预热的

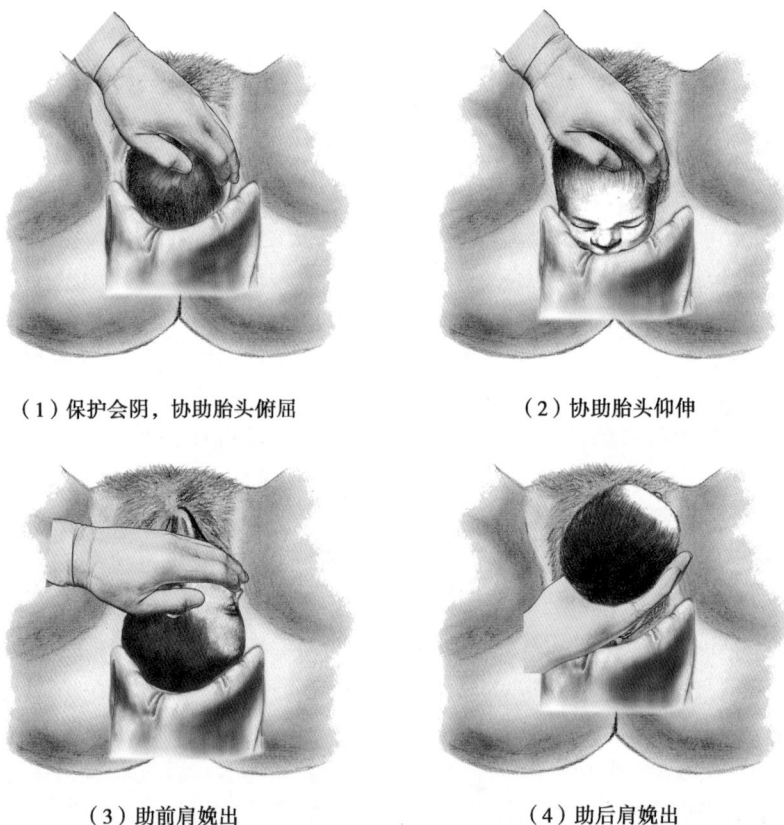

（1）保护会阴，协助胎头俯屈　　　　　　　　（2）协助胎头仰伸

（3）助前肩娩出　　　　　　　　　　　　　（4）助后肩娩出

图2-3-4　接生步骤

干毛巾,彻底、全面擦干新生儿全身(5s 内启动,30s 内完成),移去湿毛巾,新生儿俯卧位,头偏向一侧,盖上干毛巾,行母婴皮肤接触。在新生儿出生至少 60s 后或待脐带血管搏动停止后(出生后 1~3min)更换手套,在距脐带根部 2~5cm 的位置一次断脐并结扎脐带(避免二次断脐),注意无菌操作。推荐对早产儿(<37 周)娩出后延迟脐带结扎至少 60s,有利于胎盘血液转运至新生儿,增加新生儿血容量、血红蛋白含量,有利于维持早产儿循环的稳定性并可减少脑室内出血的风险。与产妇核对婴儿性别,看清婴儿面容。交巡回护士检查新生儿全身有无畸形或胎记。

9. 胎盘娩出

(1)子宫收缩及阴道流血:胎儿娩出后,宫底降至脐平面,产妇自感轻松,评估子宫收缩及阴道流血情况。

(2)胎盘剥离征象:子宫变硬呈球形,宫底升高达脐上;阴道口外露脐带自行延长;阴道少量流血;用手掌尺侧在耻骨联合上方轻压子宫下段,宫体上升,外露脐带不回缩(图 2-3-5)。

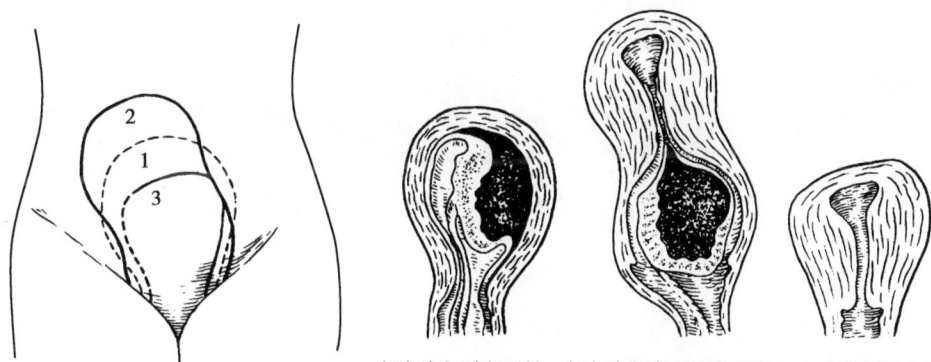

(1)胎盘剥离开始　(2)胎盘降至子宫下段　(3)胎盘娩出后

图 2-3-5　胎盘剥离时子宫的形状

(3)胎盘排出方式

1)胎儿面娩出式:多见,胎盘从中央开始向周围剥离,胎盘胎儿面先娩出,随后见少量阴道流血。

2)母体面娩出式:少见,胎盘从边缘开始剥离,先有较多量阴道流血,随后见到胎盘母体面排出。

(4)协助胎盘娩出:正确处理胎盘娩出可预防产后出血。出现胎盘剥离征象后控制性牵拉脐带,确认胎盘已完全剥离,以左手握住宫底,拇指置于子宫前壁,其余 4 指放于子宫后壁并按压,同时右手轻拉脐带。当胎盘娩至阴道口时,接生者双手捧起胎盘,向一个方向旋转并缓慢向外牵拉,协助胎盘胎膜完整剥离排出。若在胎膜排出过程中,发现胎膜部分断裂,可用血管钳夹住断裂上端的胎膜,再继续向原方向旋转,直至胎膜完全排出(图 2-3-6)。

(5)胎盘胎膜完整性:胎盘娩出后,将娩出的胎盘铺平,双人检查胎盘胎膜是否完整,有无胎盘小叶或胎膜残留,胎盘周围有无断裂的血管残端,判断是否有副胎盘(图 2-3-7)。测量胎盘面积及脐带长度。

10. 伤口缝合　详见本章第六节。

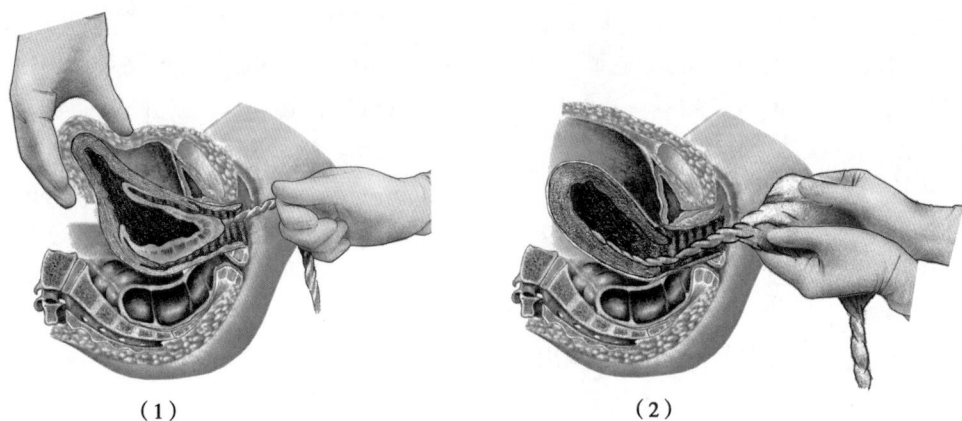

（1）	（2）

图 2-3-6　协助胎盘胎膜娩出

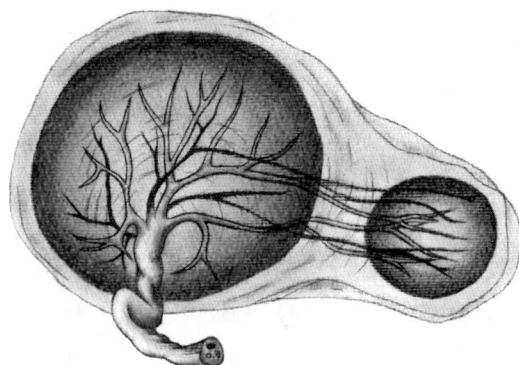

图 2-3-7　副胎盘

11. 正确评估阴道出血量　产前评估产妇孕初期的体重指数（body mass index，BMI）及产前血红蛋白指数，观察生命体征变化：体温（temperature，T）、血压（blood pressure，BP）、脉搏（pulse，P）、呼吸（respiration，R）、经皮血氧饱和度（percutaneous arterial oxygen saturation，SpO_2）、面色神志等。新生儿娩出后，将积血盘或无菌称重床垫放置于产妇臀下，以记录出血量。

常用方法有以下几种。①称重法：失血量（mL）=[接血敷料湿重（g）–接血前敷料干重（g）]/1.05（血液比重 g/mL）。②容积法：使用容器收集血液后放入量杯或使用有刻度的负压吸引装置测量出血量。③血红蛋白估计失血量：血红蛋白每下降 10g/L，失血 400～500mL。④休克指数法：休克指数=脉率/收缩压。正常值<0.5。根据休克指数法估计的失血量见表 2-3-2。

表 2-3-2　休克指数法估计失血量

休克指数	估计失血量/mL	占血容量/%
0.6～0.9	500	<20
1.0～1.5	1 000	20～30
1.5～2.0	1 500	30～50
>2.0	2 500	>50

12. **健康教育** 包括伤口护理、个人卫生、饮食相关、母乳喂养及产后活动等。

13. **清理用物** 清洁会阴部及臀部，更换清洁成人纸尿裤及病衣裤，安置舒适体位、注意保暖。用物按医院感染控制要求进行分类处理。

14. 指导产妇完成第1次母乳喂养。

（三）反馈

在情境模拟实践之后，及时对演练过程进行反馈。通过核查表（表2-3-3），复盘演练过程中的不足，通过不断演练提升会阴切开实施技能。

表2-3-3 单胎阴道分娩模拟实践核查表

反馈要点	完成情况	备注
1. 素质要求达标		
2. 评估全面		
3. 环境及患者准备完善		
4. 洗手铺台大方得体		
5. 会阴评估、麻醉、切开正确		
6. 助产接生符合分娩机制		
7. 新生儿处理正确		
8. 胎盘娩出手法正确		
9. 伤口检查及缝合正确		
10. 观察记录全面		
11. 健康教育及操作后处理到位		

（吴娜 江会）

第四节 会阴神经阻滞麻醉

一、背景知识

会阴神经阻滞麻醉（perineal nerve block anesthesia）是会阴侧切术常用镇痛方法，包括阴部神经阻滞麻醉和会阴局部浸润麻醉。①阴部神经阻滞麻醉：适用于会阴切开术、会阴裂伤修补术及阴道手术助产前，可单独使用，也可与会阴局部浸润麻醉方法联合使用；②会阴局部浸润麻醉：适用于较表浅的会阴裂伤修补术、会阴切开术前或其他麻醉方式效果不佳时的补充麻醉，可减轻分娩过程中由于产道和盆底扩张及手术助产所致的疼痛，使阴道、会阴松弛减少了会阴撕裂伤的机会，患者在缝合会阴伤口时处于比较安静的状态，减轻患者疼痛。

阴部神经阻滞麻醉：将麻醉药注入阴部神经结周围，阻断其冲动向中枢传导，达到镇痛效果。会阴局部浸润麻醉：将麻醉药注入欲行会阴切开部位的皮肤及皮下组织，阻断神经末梢冲动向中枢传导，达到镇痛效果。

二、课程准备

（一）学习目标

1. 掌握阴部神经分布。
2. 掌握会阴神经阻滞麻醉的给药途径及方法。
3. 掌握会阴神经阻滞麻醉的操作并发症。

（二）理论知识储备

在正式情境模拟演练之前，对参与模拟演练的学员进行会阴神经阻滞麻醉方法的相关理论培训，课程包括阴部神经分布、给药途径、常用药物剂量及操作并发症。

1. 阴部神经分布

外生殖器的神经支配主要由阴部神经支配。阴部神经（图 2-4-1）由第 2～4 骶神经分支组成，含感觉和运动神经纤维，其主干在坐骨结节内侧下方分成三支，即会阴神经、阴蒂背神经和肛门神经，分布于会阴、阴唇、阴蒂及肛门周围。阴部神经丰富且有动静脉密切伴行。阻滞阴部神经的重要标志为坐骨棘和骶棘韧带。

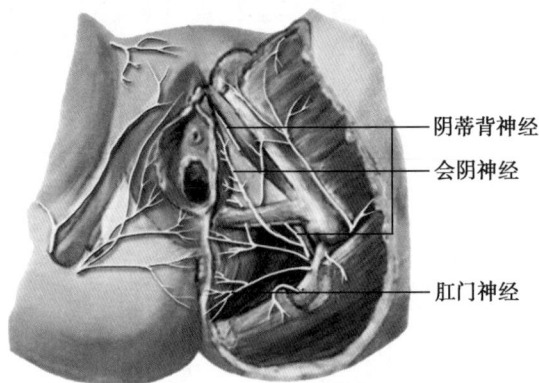

图 2-4-1　女性阴部神经

2. 给药途径

（1）经阴道给药：取膀胱截石位，长 7 号针与含有局部麻醉药液的 20mL 注射器相连接，阻滞左侧时，左手示指和中指伸入阴道扣及坐骨棘区域，针头通过阴道壁直接推进到坐骨棘后方约 1.5cm，针头穿过骶棘韧带时有突破感，其前方即为阴部神经，穿刺成功，抽吸无回血后注入 2% 利多卡因 10mL，对侧同法操作。

（2）经会阴途径：一手中、示指伸入阴道，触及坐骨棘及骶棘韧带，用细长针自坐骨结节及肛门间的中点处进针，向坐骨棘尖端内侧约 1cm 处穿过骶棘韧带，体会到落空感后抽吸无回血注入 2% 利多卡因 10mL，对侧同法操作。

（3）常用药物剂量：2% 利多卡因 10mL 或 0.5% 普鲁卡因 10～20mL、0.9% 氯化钠注射液 10mL。普鲁卡因，最大剂量不超过 1 000mg，利多卡因控制在 500mg 以内为宜。

3. 操作并发症

（1）母体方面：局部麻醉药直接注入血管内，引起药物中毒；阴道和坐骨直肠窝血肿；腰大肌后和臀大肌下脓肿。

（2）胎儿方面：误将药物注入胎儿体内，引起中毒反应等。

（三）情境设置

1. 情境

（1）场所：模拟产房。

（2）患者情况：产妇 G_1P_0，孕 40 周，宫口开全 1h，现胎头着冠，因末次超声提示胎儿 3 900g±400g，会阴长度 2.5cm，准备上台行会阴左侧切开术。实施过程中，产妇不自主屏气用力。

2. 教学工具

（1）仿真设备：可使用具备会阴切开功能的半身分娩模型仿真设备（图2-4-2）。

（2）物品准备：见表2-4-1。

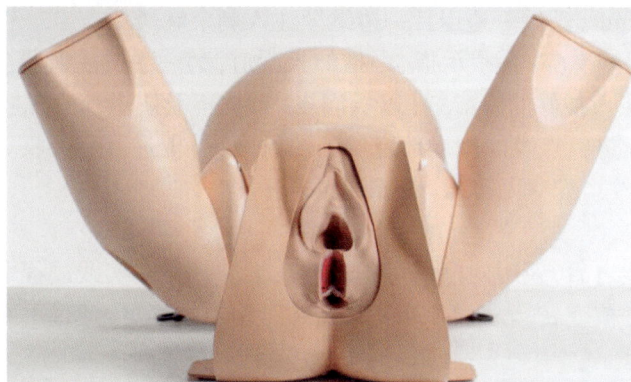

图 2-4-2　会阴切开模型

表 2-4-1　会阴神经阻滞麻醉模拟场景物品准备清单

设备	物品及耗材	道具
具备会阴侧切功能的半身分娩模型	20mL 针筒、长 7 号针、纱布	模拟利多卡因、模拟灭菌注射用水

3. 人员准备

（1）导师：1 名，介绍病例和实训环境，并给予学员时间熟悉模拟环境。

（2）助教：1 名，备好病史资料及相关设备。

（3）标准化病人：1 名，根据预先设定场景，与学员对话，起到病例引导作用，可与仿真设备结合，或于后台提供声音。

（4）学员角色：充分熟悉模拟环境，融入场景，掌握会阴神经阻滞。

三、模拟实践

（一）评估

1. 产妇的评估　实施前，评估产妇及胎儿的情况，包括产妇的身高、合并症（如妊娠糖尿病、双眼高度近视、心功能情况等）、病史（如严重会阴撕裂史）、产妇自控能力、会阴情况（如会阴体长度及组织弹性，会阴部有无炎症、水肿及瘢痕等异常皮肤情况）、药物过敏、胎儿的大小、是否存在胎儿窘迫。

2. 实施者的评估　与产妇沟通，做好解释并取得配合，告知操作中的注意事项，操作前实施外科手消毒，穿手术衣。

3. 机构的评估　评估环境，实施会阴神经阻滞麻醉操作的物品、药品。

（二）模拟实践

1. 评估产妇及胎儿的一般情况，与产妇做好沟通，并取得配合。

2. 产妇取膀胱截石位，常规产科外阴消毒及接生前的无菌准备。选择麻醉药品并按要求配置：取 20mL 注射器抽取 2% 利多卡因 10mL 与 0.9% 氯化钠注射液 10mL 按 1∶1 配置，连接穿刺针,排尽注射器内空气。

3. 会阴神经阻滞麻醉操作

(1)阴部神经阻滞麻醉:一手示指、中指伸入阴道,触及坐骨棘作为指示点,另一手持注射器,取肛门至坐骨结节的连线中点进针,朝向坐骨棘方向,穿刺至坐骨棘内侧,回抽无血后,注入麻醉剂 10mL,然后一边退针一边继续注入剩余麻药。

(2)会阴局部浸润麻醉:一手示指、中指伸入阴道,另一手持注射器在拟切开部位或裂开的伤口周围扇形注入抽好的麻醉剂,以浸润皮内、皮下及阴道前庭黏膜下组织。注射结束用小纱布轻轻按压进针点及周围局部麻醉药注射区域,促进麻药吸收。注药过程中询问产妇有无不适,并关注产妇有无宫缩,做好人文关怀。

(三)反馈

在情境模拟实践之后,及时对演练过程进行反馈。评估在实践过程中进针时机及操作中的应急处理。通过核查表(表 2-4-2),复盘演练过程中的不足,通过不断演练提升会阴神经阻滞麻醉实施技能。

表 2-4-2　会阴神经阻滞麻醉模拟实践核查表

反馈要点	完成情况	备注
1. 实施前掌握产妇基本病情		
2. 环境及物品准备齐全		
3. 实施前充分告知		
4. 产妇及胎儿的充分评估		
5. 阴部神经阻滞麻醉正确		
6. 会阴局部浸润麻醉正确		
7. 操作中有沟通		
8. 并发症处理得当		
9. 无菌原则及人文关怀到位		

(吴娜　江会)

第五节　会阴切开术

一、背景知识

会阴切开术(episiotomy)是产科常用手术之一,会阴切开术是切开会阴组织以扩大外阴口的手术。它可以避免自然分娩或器械助产所引起的严重会阴裂伤。

不应对初产妇常规会阴切开,当出现下列情况时才考虑会阴切开术:会阴过紧或胎儿过大、估计分娩时会阴撕裂不可避免者或母儿有病理情况急需结束分娩者。产钳或胎头负压吸引器助产视母儿情况和手术者经验决定是否需要会阴切开。一般在胎头着冠时切开,可以减少出血,或决定手术助产时切开。

二、课程准备

（一）学习目标

1. 掌握会阴的解剖结构。
2. 掌握会阴切开术的指征及时机。

（二）理论知识储备

在正式情境模拟演练之前，对参与模拟演练的学员进行会阴切开相关理论培训，课程包括会阴切开方式、原则、会阴的评估、禁忌证。

1. **会阴切开术方法** ①会阴正中切开：沿会阴后联合正中垂直切开。切开的组织包括处女膜、会阴中心腱、皮肤及皮下组织、阴道黏膜、球海绵体肌。②会阴侧斜切开：左右均可，临床上以左侧切开多见。自会阴后联合中线向左 45° 切开会阴，如会阴高度膨隆时，切开角度应增大至 60°，长度 3～5cm。切开组织包括处女膜、阴道黏膜及黏膜下组织、皮肤及皮下脂组织、球海绵体肌、会阴浅横肌、会阴深横肌、肛提肌内侧纤维（图 2-5-1）。

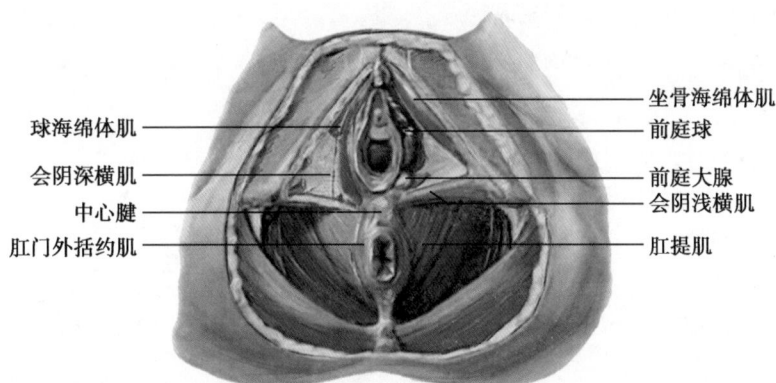

图 2-5-1 骨盆底解剖图

2. **会阴切开的原则** ①充分评估产妇和胎儿情况；②严格把握会阴切开术的指征，除非存在明确的指征，不主张常规应用会阴切开术；③切开的目的只能是减少产妇组织损伤和避免胎儿损伤，不得以方便操作或其他理由手术；④正确选择会阴切开方式、程度和时机。

3. **会阴切开评估**

（1）充分评估产妇及胎儿的情况。①产妇全身状况：生命体征、产科情况、辅助检查等；②产妇会阴状况：会阴体长度、弹性、炎症、水肿、瘢痕等；③产妇自控能力及对于助产士指令的配合度；④骨盆底情况：巴氏腺囊肿、肛管直肠周围脓肿、阴道直肠瘘等；⑤本次是否急需产钳术、胎头吸引术来结束分娩或既往相关手术史等；⑥胎儿情况：孕周、胎儿大小、胎方位、胎儿监护。

（2）以分娩评估表作为是否侧切手术依据。可参考上海市第一妇婴保健研发的分娩评估量表（表 2-5-1），在宫口开全后逐项评估，综合判断。

（3）严格把握会阴切开术的指征，不主张常规应用会阴侧切术。

表 2-5-1　会阴切开术评估表

项目	评分方法	评分内容	得分
会阴弹性	胎头拨露时将示指、中指放入胎头及会阴之间向下向外缓慢牵拉会阴组织	阴道黏膜及处女膜无损伤,皮肤深色	3
		阴道黏膜及处女膜有细微损伤,皮肤紫白色或瘢痕<1cm	2
		阴道黏膜及处女膜有明显损伤,皮肤纯白色或瘢痕>1cm 或合并有阴道炎者、产前会阴血肿者、产前会阴内裂者	1
会阴体长度	胎头拨露 4～5cm 时测量长度,测量上缘为会阴体 6 点处,下缘为肛门 12 点处	会阴体长度 4～6cm	3
		会阴体长度<4cm 或>6cm	2
		会阴体长度<3cm 或>7cm;会阴体较长,胎头拨露前后长度无变化,缺乏延展性	1
产妇自控能力	胎头拨露 4～5cm 宫缩时,评估产妇是否能哈气不使用腹力	完全能配合	3
		基本能配合	2
		完全不能配合或失去控制	1
严重会阴撕裂伤史	根据病史及询问主诉	无家族撕裂伤史	3
		有家族会阴撕裂伤史	2
		有会阴或肛周手术史	1
合并症	根据病情严重程度,产妇体力,屏气效果	无合并症	3
		GDM、妊娠期高血压疾病、双眼高度近视(激光术后)	2
		心功能Ⅰ～Ⅱ级、会阴白斑、皮肤病(免疫系统)、会阴严重静脉曲张	1
胎儿体重	根据孕妇宫高、腹围、超声预测胎儿双顶径、腹围、股骨长等综合评估	双顶径<95mm,体重 2 500～3 500g	3
		双顶径 95～100mm,体重 3 500～3 990g	2
		双顶径>100mm,体重>4 000g 或经产妇有肩难产史	1
胎儿窘迫	根据胎监、胎心、羊水、体温等综合判断,不是胎心单纯下降	Ⅰ类胎监	3
		Ⅱ类胎监	2
		Ⅲ类胎监	1
骨盆条件	根据产妇身高、体重、骨盆外测量径线及胎儿大小综合评估	身高 160～170cm,骨盆出口径线正常	3
		身高 150～159cm,骨盆出口临界性狭窄,坐骨结节间径 7.5cm	2
		身高 150cm 以下骨盆出口相对性狭窄,坐骨结节间径 6.0～7.0cm	1

注:总分为 20～24 分者,不侧切同时可以实施无保护接生;总分为 16～19 分者,考虑不侧切;总分为<16 分或单项分为 1 分者,建议侧切。

GDM:妊娠糖尿病(gestational diabetes mellitus, GDM)

4. 禁忌证　在充分评估母儿情况基础上,死胎分娩及不能经阴道分娩者不做会阴切开。

（三）情境设置

1. 情境

（1）场所：模拟产房。

（2）患者情况：产妇 G_1P_0，孕 40 周，宫口开全 1h，现胎头着冠，因末次超声提示胎儿 3 200g±400g，因产妇 2 年前做肛周手术，准备上台行会阴左侧切开术。当胎头拨露 4cm，宫缩时，产妇无法配合哈气且不使用腹力。

2. 教学工具

（1）仿真设备：可使用具备会阴切开功能的半身分娩模型仿真设备（图 2-5-2）。

（2）物品准备：见表 2-5-2。

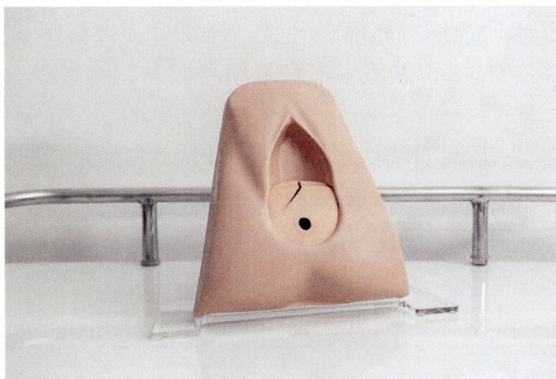

图 2-5-2　会阴切开模型

表 2-5-2　会阴切开术模拟场景物品准备清单

设备	物品及耗材	道具
具备会阴切开功能的半身分娩模型	侧切剪刀、止血钳、20mL 针筒、长 7 号针、纱布	模拟利多卡因、模拟灭菌注射用水

3. 人员准备

（1）导师：1 名。

（2）标准化病人：可用于会阴切开，根据预先设定场景，与学员对话，起到病例引导作用。

（3）学员角色：实施者，掌握会阴切开操作。

三、模拟实践

（一）评估

1. **产妇的评估**　根据会阴切开评估表进行切开评估。

2. **实施者的评估**　与产妇沟通，做好解释并取得配合，告知会阴切开的目的及部位，并告知产妇相关注意事项，操作前实施外科手消毒，穿手术衣。

3. **机构的评估**　评估环境，实施会阴切开的物品、药品。

（二）实践

1. 评估产妇及胎儿的一般情况，与产妇做好解释沟通，并取得配合。

2. 产妇取膀胱截石位,常规产科外阴消毒及接生前的无菌产台准备,给予会阴神经阻滞麻醉。

3. 掌握会阴切开时机,行会阴切开术。

4. **会阴切开方式的步骤**

（1）会阴后 - 侧切开术:多为左侧,术者于宫缩时以左手示、中两指伸入阴道内撑起左侧阴道壁,于胎头拨露后、着冠前、会阴高度扩张变薄时,且于宫缩开始时自会阴后联合中线向左 45° 切开会阴,如会阴高度膨隆时,切开角度应增大至 60°,长度为 3～5cm。

（2）会阴正中切开术:术者于宫缩时沿会阴后联合正中垂直剪开 2cm。于胎头拨露后、着冠前、会阴高度扩张变薄时,且于宫缩开始时沿会阴后联合正中垂直切开。此法优点为剪开组织少、出血量少、术后组织肿胀疼痛轻微。但切口有自然延长撕裂肛门括约肌,甚至直肠的危险,胎儿大或接产技术不熟练者不宜采用。

（三）反馈

在情境模拟实践之后,及时对演练过程进行反馈。评估在实践过程中学员对会阴切开术操作中的解释沟通、评估、方式的掌握、应急处理等。通过核查表（表 2-5-3）,复盘演练过程中的不足,通过不断演练提升会阴切开实施技能。

表 2-5-3　会阴切开术模拟实践核查表

反馈要点	完成情况	备注
1. 实施前了解产妇心理预期		
2. 实施前充分告知并取得配合		
3. 环境及物品准备齐全		
4. 产妇及胎儿全面评估		
5. 切开时机正确		
6. 切开方式正确		
7. 并发症处理得当		
8. 无菌原则及人文关怀		

（吴娜　江会）

第六节　会阴缝合术

一、背景知识

会阴切开是在分娩过程中,为避免分娩时会阴及盆底肌肉严重裂伤,减轻盆底组织对胎头的压迫,缩短第二产程,加速分娩常用的手术。

会阴缝合术（perineal suture）是产科最常用的手术之一。其目的是通过缝合自然分娩和手术助产造成的会阴裂伤,起到彻底止血,恢复解剖结构的目的。会阴切开缝合一般都能一期愈合。

二、课程准备

（一）学习目标

1. 掌握会阴缝合原则。
2. 掌握裂伤程度判断。
3. 掌握会阴切开及裂伤缝合方法。

（二）理论知识储备

在正式情境模拟演练之前，对参与模拟演练的学员进行会阴切开相关理论培训，课程包括对会阴的解剖结构，会阴缝合原则，裂伤程度判断，会阴切开及裂伤缝合方法，缝合材料的选择及会阴组织的特点和愈合时间。

1. 会阴解剖结构　详见本章第五节。

2. 会阴缝合原则　①止血；②逐层缝合，恢复损伤组织解剖关系；③充分暴露，直视下操作；④尽量缩短缝合时间、减少进出针次数及缝线在组织中的留存。

3. 裂伤程度判断

（1）组织损伤的程度，包括切口是否延伸和自然裂伤。

（2）会阴裂伤程度判断：2015年英国皇家妇产科协会（Royal College of Obstetricians and Gynaecologists，RCOG）及国际尿控协会（International Urine Control Society，ICS）采用会阴撕裂新标准，将会阴撕裂分为4度。Ⅰ度裂伤：会阴部皮肤和/或阴道黏膜损伤。Ⅱ度裂伤：伴有会阴部肌肉损伤、但未伤及肛门括约肌。Ⅲ度裂伤：损伤累及肛门括约肌，分3个亚型。Ⅲa：肛门外括约肌裂伤深度≤50%。Ⅲb：肛门外括约肌裂伤深度＞50%。Ⅲc：肛门外括约肌和肛门内括约肌均受损。Ⅳ度裂伤：肛门内外括约肌均受损并累及直肠黏膜。

（3）伤口出血情况。

（4）疼痛情况。

4. 会阴切开及裂伤缝合方法

（1）会阴切开缝合：缝合阴道黏膜及黏膜下组织时充分暴露阴道黏膜，识别切口的顶端，考虑血管回缩，防止血肿形成。缝合会阴肌层及皮下组织：逐层缝合肌层及皮下组织。缝合皮肤：充分对合。

（2）会阴裂伤修复：会阴Ⅰ度裂伤缝合，按解剖层次逐层修复阴道黏膜及处女膜环方法同会阴切开缝合；轻微擦伤，如无解剖结构改变、不出血，可不缝合。会阴Ⅱ度裂伤缝合：充分暴露伤口，辨清解剖关系，逐层修复。缝合方法同会阴切开缝合。

5. 缝合材料的选择

（1）缝合材料不对身体构成伤害，包括过敏、感染和异物留存体内。

（2）材料提供的张力与组织对合修复所需的张力相一致。

（3）材料提供的支撑时间与组织愈合时间相一致。

（4）缝针：三角针，用于皮肤缝合；圆针，用于皮下组织及肌肉缝合；防刺伤针能够最大程度避免针刺伤风险。

6. 会阴组织的特点和愈合时间

（1）皮肤：组织较薄但很致密，其愈合时间为5～7d，对缝线的反应性敏感。

（2）阴道黏膜及黏膜下层：组织较厚且坚韧，血供丰富，其愈合时间为5～7d，如对合不良可形成死腔或局部开放腔隙，易形成肉芽组织。

（3）会阴肌层：位于肌体深层，组织致密且敏感，其愈合时间为7～14d。

（三）情境设置

1. 情境

（1）场所：模拟产房。

（2）患者情况：①产妇 G_1P_0，孕40周，单胎，在会阴Ⅱ度裂伤下自娩一女婴，重3 200g，胎盘自娩，完整，开始缝合伤口；②产妇 G_1P_0，孕40周，单胎，分娩前评估，会阴伴有炎症，弹性较差，行会阴左侧切开术，现胎盘未娩出，出血活跃。

2. 教学工具

（1）仿真设备：牛舌模拟会阴侧切伤口（图2-6-1）。

（2）物品准备：见表2-6-1。

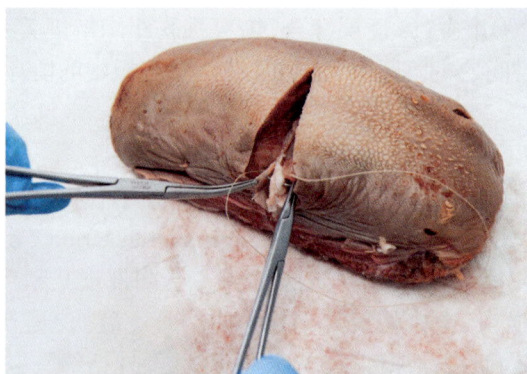

图2-6-1 "牛舌与猪肛门会阴侧切"模型

表2-6-1 会阴缝合术模拟场景物品准备清单

设备	物品及耗材	道具
灯光、手机+支架	持针器、线剪、止血钳、镊子（有齿、无齿各一）、弯盘、治疗巾、可显影有尾纱布、可吸收缝线若干、纱布若干	牛舌模拟会阴侧切伤口、病史资料

（3）音视频系统：可使用手机和支架置于桌旁录拍缝合过程。

3. 人员准备

（1）导师：1名。

（2）助教：1名。

（3）标准化病人：1名，根据预先设定场景，与学员对话，起到病例引导作用，可与仿真设备结合，或于后台提供声音；也可不设置。

（4）学员角色：1名人员进行会阴缝合操作。

三、模拟实践

（一）评估

1. **产妇的评估** 评估组织损伤的程度，包括切口是否延伸和自然裂伤，判断伤口裂伤程度，伤口出血及疼痛情况。

2. **实施者的评估** 着装规范，外科手消毒，穿手术衣、戴无菌手套，铺无菌巾。

3. **机构的评估** 评估环境,实施会阴缝合术的物品及缝线的准备。

（二）实践

1. **解释** 与产妇解释操作目的、意义,知情同意并取得配合,取膀胱截石位,常规产科外阴消毒。

2. **评估** 评估麻醉效果,对已实施硬膜外分娩镇痛的产妇,若麻醉效果不佳,可注入适量麻醉剂以减轻产妇缝合时的疼痛或给予会阴局部浸润麻醉。

3. **操作方法** 胎儿娩出后,纱布压迫切口止血,胎盘娩出后,子宫收缩可,开始检查软产道。①评估组织损伤程度,必要时使用阴道拉钩暴露伤口或行直肠指检帮助诊断裂伤程度;②用可显影有尾纱布填塞阴道,暴露并确定伤口顶端;③用 0.9% 氯化钠注射液冲洗伤口;④根据伤口不同类型进行缝合。

4. 会阴裂伤程度判断。

5. **缝合**

（1）会阴切开缝合:①用 2-0 可吸收缝线在顶端上方 0.5cm 处缝合第一针以结扎回缩的血管,防止阴道壁血肿形成;②用 2-0 可吸收缝线连续或间断缝合阴道黏膜及黏膜下组织至处女膜缘打结;③用 2-0 可吸收缝线连续或间断缝合会阴肌层及皮下组织;④用 3-0 或 4-0 可吸收缝线皮内连续缝合至阴道口打结;⑤以有齿镊对合切口皮肤,并观察有无渗血。

（2）会阴Ⅰ度裂伤修复:①用 2-0 可吸收缝线间断或连续缝合阴道黏膜;如无解剖结构改变、不出血,可不缝合。②用 3-0 或 4-0 可吸收缝线皮内连续缝合皮肤。③以有齿镊对合切口皮肤,并观察有无渗血。

（3）会阴Ⅱ度裂伤缝合:参照会阴切开缝合方法。

6. **检查** 缝合完毕,取出阴道内填塞的可显影有尾纱布,再次检查伤口对合情况,有无渗血及血肿。

（三）反馈

在情境模拟实践之后,及时对演练过程进行反馈。评估在实践过程中学员对会阴缝合术操作中会阴缝合原则,裂伤程度判断,会阴切开及裂伤缝合方法的评估的掌握等。通过核查表(表2-6-2),复盘演练过程中的不足,通过不断演练提升会阴缝合术实施技能。

表 2-6-2　会阴缝合术模拟实践核查表

反馈要点	完成情况	备注
1. 实施前全面评估		
2. 环境及物品准备齐全		
3. 伤口的检查及评估正确		
4. 缝合原则正确		
5. 缝合方法正确		
6. 无菌原则及人文关怀到位		

（吴娜　江会）

第七节　阴道分娩产钳助产术

一、背景知识

阴道分娩产钳助产术（forceps delivery）是指在第二产程使用产钳牵引胎头以加快胎儿阴道分娩的重要手段，是处理难产的重要操作方法。产钳术技术要求高，较难掌握，要求施术者具备一定技术操作经验和技巧，同时要熟悉其所用标准器械的适应性。

二、课程准备

（一）学习目标

1. 掌握阴道分娩产钳助产方法。
2. 掌握阴道分娩产钳助产适应证和禁忌证。
3. 通过模拟培训提高和掌握阴道产钳助产技能。

（二）理论知识储备

在正式情境模拟演练之前，对参与模拟演练的学员进行阴道分娩产钳助产术相关理论培训，包括产钳种类、适应证、禁忌证、产钳术优势、产钳使用方法和技术要点等。

1. 临床常用产钳的种类见图 2-7-1、图 2-7-2。

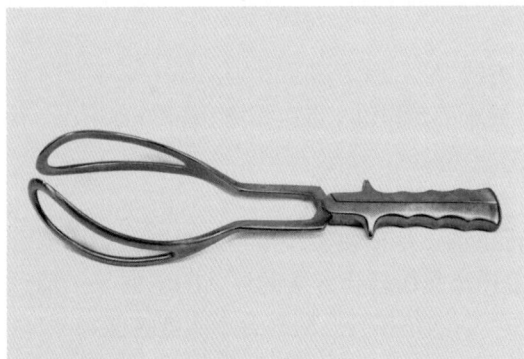

图 2-7-1　阴道产钳（Simpson's 产钳）

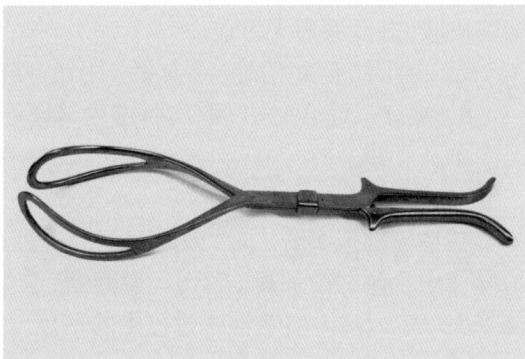

图 2-7-2　阴道产钳（K 氏产钳）

2. **产钳适应证**　第二产程胎儿下降至骨盆底，母儿状况需尽快结束分娩时。常见于胎儿宫内窘迫、孕妇有心脏病、妊娠期高血压等不宜过多用力等情况。

3. **产钳的禁忌证**

（1）相对禁忌证：①胎头方位异常如枕横位、枕后位；②需胎头旋转>45°方能正确放置产钳进行助产。

（2）绝对禁忌证：①胎方位不清楚；②头盆不称；③宫口未开全；④胎头未衔接；⑤胎儿凝血功能障碍可能，如血友病、同种免疫性血小板减少等，但临床上极少见。

4. **产钳助产分类**　根据胎头位置分为出口产钳、低位产钳、中位产钳，且产钳助产难易程度与胎头位置高低密切相关。

5. **母体并发症**　产道损伤；阴道壁血肿，严重者可致阔韧带或腹膜后血肿；尿潴留和尿失禁;感染等。

6. **新生儿并发症** 产钳压痕;颅内出血;颅骨骨折等可能的产伤。

（三）情境设置

1. 情境

（1）场所:模拟产房。

（2）患者情况:初产妇,30岁,孕40周,头位,妊娠糖尿病,孕期产检无殊。第二产程,宫口开全2h,枕前位,先露+2,胎心监护提示胎儿宫内窘迫可能。

2. 教学工具

（1）高仿真设备:阴道分娩产钳助产模型见图2-7-3。

（2）物品准备:见表2-7-1。

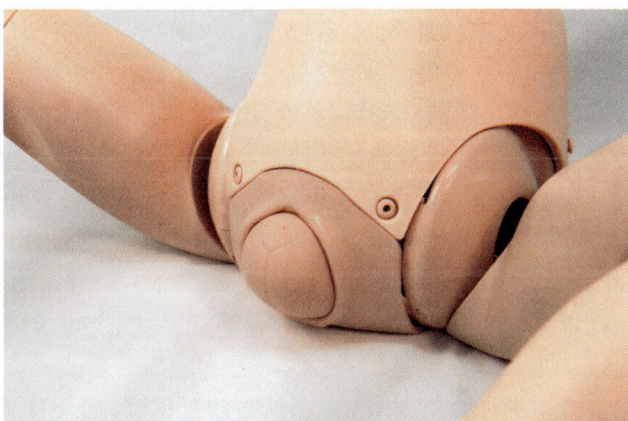

图 2-7-3 阴道分娩产钳助产模型

表 2-7-1 阴道分娩产钳助产术模拟场景物品准备清单

设备	物品及耗材
模拟心电监护仪、模拟胎心多普勒监护仪、模拟胎心监护仪	阴道产钳（Simpson's 产钳和 K 氏产钳）、产包、碘伏、无菌手套、润滑油、知情同意书

（3）音视频系统（可选）:在情境模拟实践之后,可通过回放实践过程,及时对演练过程进行反馈。

3. 人员准备

（1）导师:1名（产科医生）。

（2）助教:2名（巡回护士1名、高年资助产士1名）。

（3）标准化病人:1名,根据预先设定阴道产钳助产场景,与学员对话和沟通。

（4）学员角色:分团队开展实施并练习阴道产钳术操作技能,每团队1名手术实施者,1名助手,在实施过程中增强医患沟通技巧和团队协作能力。

三、模拟实践

（一）评估

1. **患者评估** 详细评估产妇和胎儿各项信息,确定产妇是否具有阴道分娩产钳助产的先决条件。实施阴道分娩产钳助产操作前应与产妇及家属沟通产钳助产流程、风险以及替代方案，签署书面知情同意书，而非口头同意。

2. **实施者的评估**　第二产程产钳助产前，实施者应熟练掌握产钳助产操作技能。指导者提前与实施者沟通，告知产钳助产相关注意事项，指导实施者注意动作规范、轻柔。

3. **机构的评估**　预测产钳助产可能出现的困难及相应预防措施，并制订处理方案。术前评估实施阴道产钳助产相关接产物资、器械、药品、新生儿复苏设备，有经验新生儿复苏医师到场，还需做好产钳助产失败中转剖宫产相关预案等。

（二）实践

1. 阴道产钳助产的步骤

（1）取膀胱截石位。

（2）外阴消毒、导尿排空膀胱。

（3）阴道检查：评估宫口、破膜、胎先露、胎方位、胎头位置、胎头塑形情况、骨盆条件等，是否可行产钳助产。

（4）切开会阴：双侧会阴神经阻滞麻醉后，行会阴左侧切开（详见本章第四、五节）强调剪刀刃与切面垂直，阴道黏膜与皮肤切口长度一致。

（5）放置左叶产钳：阴道检查后术者右手不退出，左手执笔式握左叶产钳沿右手掌心将产钳置于胎头和手掌之间，右手掌慢慢推动产钳，右手拇指托钳匙颈部协助，左手顺势向下，推送产钳，使左钳叶置于胎头左侧耳前颊部（图2-7-4，图2-7-5）并退出右手。

（6）放置右叶产钳：以同样方法，左手伸入胎头和阴道后壁之间指引右钳叶放至胎头右侧耳前颊部，与左钳对应（图2-7-6）。

（7）合拢钳扣：左右产钳锁扣自然对合，说明产钳放置正确，若不能对合，可稍移动钳柄调整位置（图2-7-7）。

（8）检查产钳：检查胎头矢状缝应位于两产钳中间，同时需检查钳叶与胎头之间无宫颈组织嵌入（图2-7-8）。

（9）牵拉：在宫缩时向下、向外牵拉，注意动作缓慢（图2-7-9）。当胎头着冠时，保护会阴；当枕部位于耻骨联合下时，向上牵引协助胎头仰伸。胎头枕部娩出后，松开钳扣，取出产钳，然后娩出整个胎儿。

（10）检查软产道：胎盘娩出后，行软产道探查术。

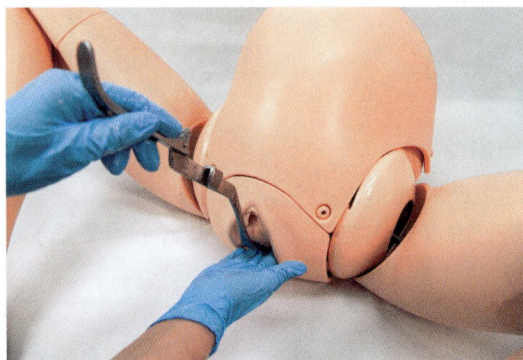

图 2-7-4　放置产钳左叶

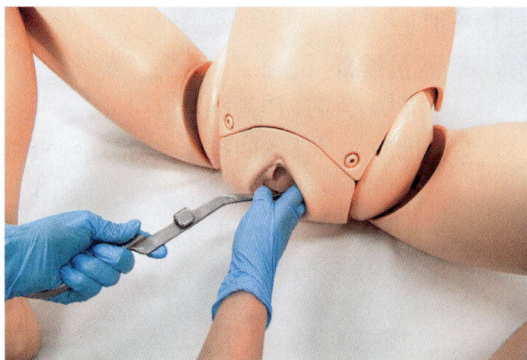

图 2-7-5　固定产钳左叶

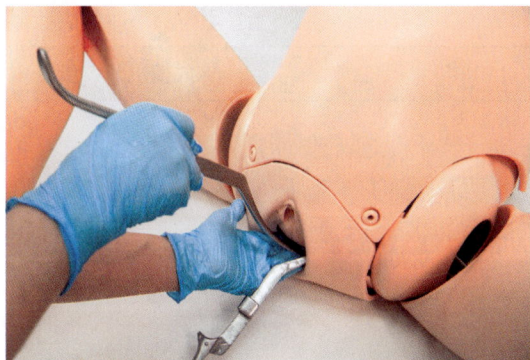

图 2-7-6　放置产钳右叶

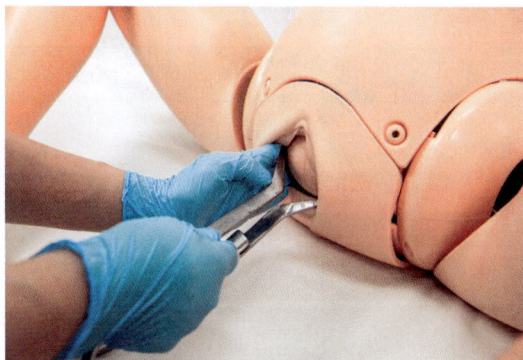

图 2-7-7　合拢钳扣

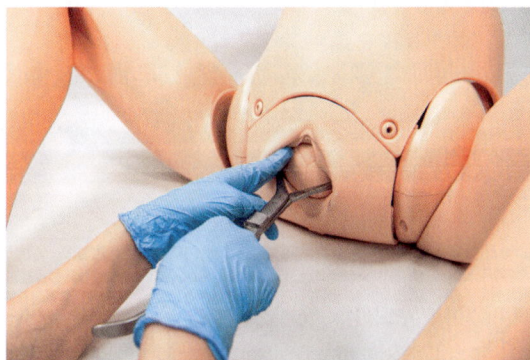

图 2-7-8　检查产钳

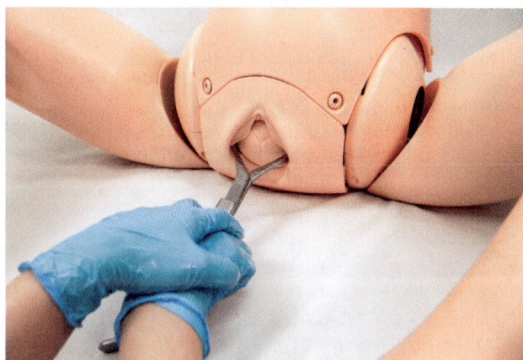

图 2-7-9　牵拉产钳

（11）缝合会阴，肛查。预防性使用抗生素。

2. 阴道产钳助产的注意事项

（1）阴道手术助产推荐常规行会阴切开术。

（2）胎头下降困难时，应立即放弃阴道助产，改剖宫产终止妊娠。

（3）阴道手术助产建议预防性使用抗生素，尤其在Ⅲ～Ⅳ度会阴裂伤时可使用抗生素，预防伤口愈合不良和感染。

（三）反馈

情境模拟之后，及时对演练过程进行反馈。评估在实践过程中产钳助产真实情景时，指导者与实施者的反应及应对情况，评价指导者产钳助产指导的有效性。通过核查表（表2-7-2），复盘演练过程中不足，通过不断演练提升产钳助产实施技能。

表 2-7-2　产钳助产模拟实践核查表

	反馈要点	完成情况	备注
1	术前准备		
	①术前评估（宫口、破膜、胎先露、胎方位、胎头位置、胎头塑形情况，骨盆条件）；适应证及禁忌证		
	②产钳的选择		
	③呼叫新生儿科医师		

	反馈要点	完成情况	备注
	④急诊剖宫产条件		
2	孕妇及家属知情同意		
3	取膀胱截石位		
4	外阴消毒		
5	导尿排空膀胱		
6	阴道检查		
7	会阴切开		
8	放置左叶产钳		
9	放置右叶产钳		
10	合拢钳扣,检查两叶产钳位置,确认没有组织嵌夹		
11	宫缩时向外、向下牵拉		
12	保护会阴		
13	取出产钳:最大径线娩出前,先取右钳叶,再取左钳叶		
14	按自然分娩法牵引胎头使前肩、后肩及躯干娩出		
15	检查软产道		
16	缝合会阴,肛查		
17	必要时使用抗生素		

（许传露　包怡榕）

第八节　剖宫产产钳助产术

一、背景知识

剖宫产术中会发生娩出胎儿困难,导致母亲和新生儿并发症增加,常见娩出胎头困难包括胎头深嵌和胎头高浮,往往需要使用剖宫产产钳辅助娩出胎头。相关内容目前缺乏高质量临床研究,仅来自病例报告、小型病例系列研究、专家意见和临床经验。

二、课程准备

（一）学习目标

1. 掌握剖宫产产钳术的种类和方法。
2. 通过模拟培训提高剖宫产产钳术技能。
3. 掌握剖宫产产钳术使用适应证。

（二）理论知识储备

在正式情境模拟演练之前，先进行剖宫产产钳助产相关理论培训，课程包括剖宫产产钳种类、适应证和剖宫产术前准备和产钳助产技术要点等。

1. 剖宫产产钳种类　剖宫产产钳常用单叶产钳（图 2-8-1）和双叶产钳（图 2-8-2）两种。单叶产钳不是阴道助产的双叶产钳，更不能用双叶产钳一叶代替。剖宫产所用双叶产钳因柄短，钳叶仅有胎头弯曲，现主要用于横切口、子宫切口较低、胎头高浮者。

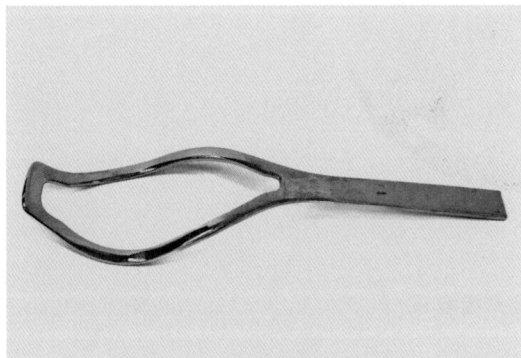

图 2-8-1　剖宫产单叶产钳

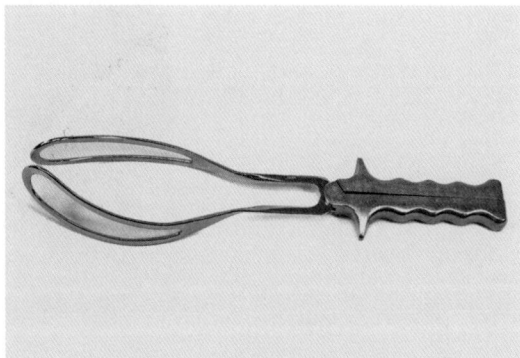

图 2-8-2　剖宫产双叶产钳

2. 剖宫产产钳适应证　通常，医生将手置于耻骨联合和胎头之间中线处，以将胎头退入腹腔便于娩出，但这在胎头嵌顿过紧时往往无法完成。胎头深嵌时可选用单叶产钳，单叶产钳的作用类似于鞋拔，与手相比，产钳所占用空间更小，更容易到达紧嵌胎头周围。当胎头浮于子宫切口水平以上时，子宫压力不会将胎头推向切口。对宫底施压并不合适，反而可能将胎头推向侧面而不是朝向子宫切口。这种情况可用双叶产钳，向下向外牵拉胎头，协助胎儿通过剖宫产切口娩出。

3. 剖宫产产钳操作注意点

（1）切忌子宫切口位置过低并误伤阴道，修复难度较大。

（2）切忌动作过于草率和粗暴。即使出现急性胎儿心动过缓，也要评估解剖结构并轻柔操作，减少胎儿损伤。对于胎心良好的足月胎儿，5min 娩出胎头并不会增加窒息风险。

4. 剖宫产术前准备　预测胎儿娩出时可能出现的困难，采取相应预防措施并制订处理方案，包括术前对手术者及器械合理的资源配置。需要充分切开腹壁和皮下脂肪组织。

（三）情境设置

1. 情境

（1）场所：模拟手术室。

（2）患者情况

患者情况 1：初产妇，30 岁，孕 40 周，头位，妊娠糖尿病，巨大胎儿可能行择期剖宫产，胎盘位置正常，羊水量正常，胎头高浮，术中徒手取胎头困难。

患者情况 2：初产妇，30 岁，孕 40 周，头位，胎盘位置正常，羊水量正常，宫口开全 2h，先露 +1，因"胎儿宫内窘迫可能"急诊剖宫产，胎头深嵌，术中徒手取胎头困难。

2. 教学工具

（1）高仿真设备：剖宫产模型（图2-8-3）。

（2）物品准备：见表2-8-1。

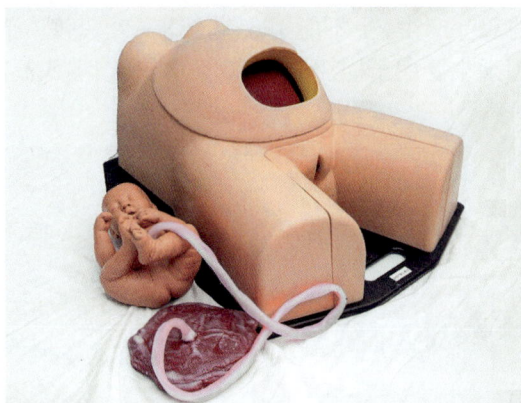

图2-8-3　剖宫产模型

表2-8-1　剖宫产产钳术模拟场景物品准备清单

设备	物品及耗材
模拟心电监护仪、模拟胎心多普勒监护仪	剖宫产产钳（单叶和双叶产钳）、剖宫产包、碘伏、无菌手套、润滑油、知情同意书

（3）音视频系统（可选）：在情境模拟实践之后，可通过回放实践过程，及时对演练过程进行反馈。

3. 人员准备

（1）导师：1名（产科医生）。

（2）助教：3名（产科医生1名，器械护士1名、巡回护士1名）。

（3）标准化病人：1名，根据预先设定剖宫产产钳助产场景，与学员对话和沟通）。

（4）学员角色：分团队开展实施并练习剖宫产产钳术操作技能，每团队1名实施者，1名助手，在实施过程中增强医患沟通技巧和团队协作能力。

三、模拟实践

（一）评估

1. **孕妇的评估**　决定对疑似胎头深嵌或者胎头高浮实施剖宫产时，充分告知剖宫产术中相关风险和成功率，签署书面知情同意书而非口头同意。

2. **实施者的评估**　开展剖宫产术中产钳助产前，实施者应熟练掌握剖宫产产钳助产操作，指导实施者注意动作规范、轻柔。

3. **机构的评估**　预测胎儿娩出时可能出现的困难，采取相应预防措施，并制订处理方案，包括在术前对人员及器械进行合理的资源配置，评估实施剖宫产产钳助产相关的接产物资、器械、药品、新生儿复苏设备准备、经验丰富的新生儿复苏医生到场等。

（二）实践

1. **剖宫产单叶产钳手术步骤** 应用单叶产钳时，都需把圆形光滑边缘小心地滑入胎头与子宫前壁下段之间的空隙，并轻柔地置于胎头下方（图2-8-4）。握住手柄，然后小心地将胎头撬出子宫切口，之后按常规方式娩出胎儿（图2-8-5）。必须小心将手柄垂直或向产妇头侧撬起，而不能向产妇尾侧施力（像鞋拔），以避免损伤产妇膀胱及尽量减少切口延伸。

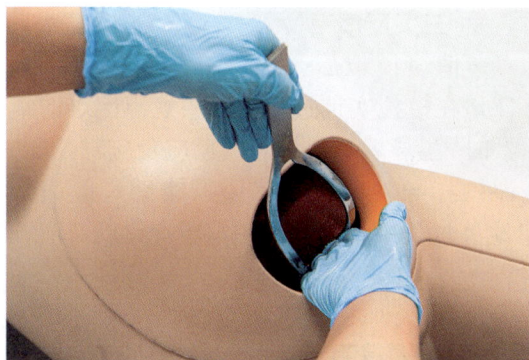

图2-8-4　放置单叶产钳

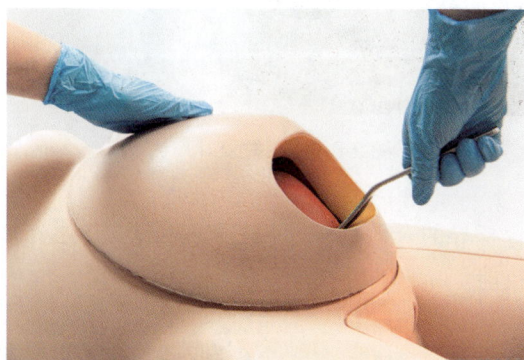

图2-8-5　牵拉单叶产钳

2. **剖宫产双叶产钳手术步骤**

（1）再次检查确定胎头方位。

（2）放置左叶产钳：右手四指伸入胎头与剖宫产切口之间，以左手握左叶产钳沿右手掌心向胎头左侧滑行，将左钳叶置于胎头左侧耳前颊部（图2-8-6）。

（3）放置右叶产钳：以同样方法，左手伸入胎头和剖宫产切口之间指引右钳放至胎头右侧耳前颊部，与左钳叶对应（图2-8-7）。

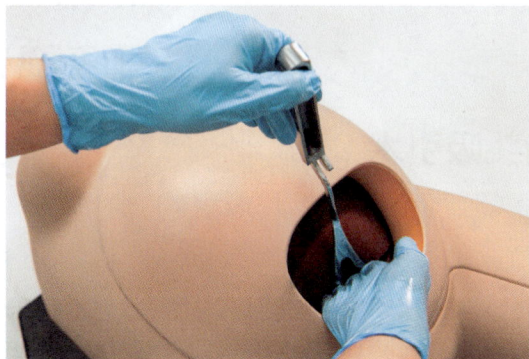

图2-8-6　放置双叶产钳左叶

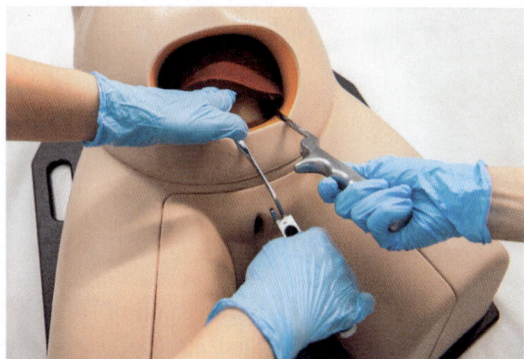

图2-8-7　放置双叶产钳右叶

（4）合拢钳扣：如无法合拢，可适当调整产钳位置。

（5）检查产钳：检查钳叶与胎头之间无组织嵌入。

（6）牵拉：助手按压宫底时向上向外牵拉，协助胎头娩出（图2-8-8）。

3. **剖宫产产钳注意事项** 对于胎头高浮，切开子宫前提前预估，适当把子宫下段切口位置取高一些，可减少多数胎头高浮的发生。切开子宫后尽可能等待羊水流净，助手应先

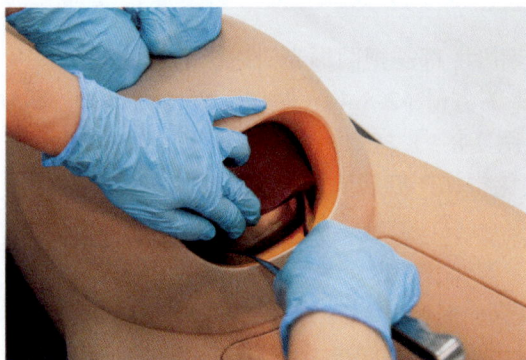

图 2-8-8　牵拉双叶产钳

在宫底施加一定的持续性推力,使胎头下降至切口下方后,充分利用杠杆原理,多可顺利娩出胎头。对于胎儿过大和/或孕妇肥胖,胎头高浮者用上述方法无法娩出胎儿时可采用双叶产钳协助。使用双叶产钳助娩时动作缓慢以免造成子宫切口撕裂。

（三）反馈

情境模拟后,对演练过程进行反馈。评估在模拟实训过程中胎头娩出困难的情景时,指导者与实施者的反应及应对情况,评价指导者剖宫产术中产钳助产健康教育指导的有效性。通过核查表（表 2-8-2）,复盘演练过程中不足提升剖宫产产钳助产实施技能。

表 2-8-2　剖宫产产钳助产术模拟实践核查表

反馈要点	完成情况	备注
1. 实施前准确评估孕妇、胎儿及机构的准备度		
2. 实施前充分知情同意		
3. 剖宫产术前评估胎儿娩出时可能出现的困难和预案		
4. 剖宫产产钳助产操作步骤和手法是否规范熟练		
5. 仔细检查子宫切口情况		
6. 详细记录术中产钳助产情况,并向产妇和家属进行知情告知		
7. 剖宫产产钳适应证的掌握		

（许传露　包怡榕）

第九节　胎头吸引术

一、背景知识

胎头吸引术（vacuum extraction）可在不接触母体软组织的情况下牵引胎头,利用负压吸引的原理,协助娩出胎头的助产方式。胎头吸引助产术适应证和禁忌证与产钳助产术基本相同。产科医师应结合自身的经验和熟练程度,合理选择助产器械。

二、课程准备

（一）学习目标

1. 掌握胎头吸引术的方法。
2. 掌握胎头吸引术的适应证和禁忌证。
3. 通过模拟培训提升胎头吸引术技能。

（二）理论知识储备

在正式情境模拟演练之前，对参与模拟演练的学员进行胎头吸引术相关理论培训，包括胎头吸引器的认识、适应证、禁忌证、并发症及其处理等。

1. 胎头吸引器种类　目前，胎头吸引器常见类型主要有金属牛角形、金属锥形、金属扁圆形、硅胶喇叭型等。但是金属杯吸引器的金属质地比较硬，容易对胎儿造成不利影响。软硅胶胎头吸引器具有质地柔韧、吸力牢、不漏气等优势，因此头皮损伤率更小，放置更加容易，适用范围更广。

2. 胎头吸引术的适应证　第二产程胎儿下降至骨盆底，母儿状况需尽快结束分娩。常见于胎儿宫内窘迫，孕妇有心脏病、妊娠期高血压等不宜过多用力等情况。

3. 胎头吸引术的禁忌证

（1）胎方位不正，如颜面位、额位等胎位。

（2）相对头盆不称，胎儿双顶径未达坐骨棘水平以下者。

（3）宫口未开全。

（4）孕周<34周早产儿。

4. 并发症及其处理

（1）产妇：①产道裂伤，包括外阴、阴道及宫颈裂伤；②阴道血肿。

（2）新生儿：①新生儿头皮破损或水疱形成；②头皮血肿；③颅内出血。

（三）情境设置

1. 情境

（1）场所：模拟产房。

（2）患者情况：初产妇，30岁，孕40周，头位，妊娠糖尿病，孕期产检无殊。第二产程，宫口开全，枕前位，先露+2，胎心监护提示胎儿宫内窘迫可能。

2. 教学工具

（1）高仿真设备：阴道分娩模型见图2-9-1。

（2）物品准备：见表2-9-1。

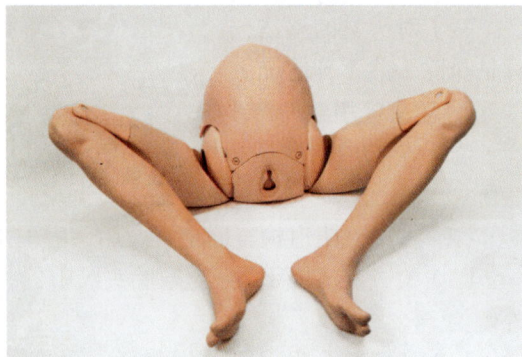

图2-9-1　阴道分娩模型

表2-9-1　胎头吸引术模拟场景物品准备清单

设备	物品及耗材
模拟心电监护仪、模拟胎心多普勒监护仪、模拟胎心监护仪	胎头吸引器、产包、碘伏、无菌手套、润滑油、知情同意书、缝线

（3）音视频系统（可选）：在情境模拟实践之后，可通过回放实践过程，及时对演练过程进行反馈。

3. 人员准备

（1）导师：1名（产科医生）。

（2）助教：2名（巡回护士1名、高年资助产士1名）。

（3）标准化病人：1名，根据预先设定胎头吸引术场景，与学员对话和沟通。

（4）学员角色：分团队开展实施并练习胎头吸引术操作技能，增强医患沟通技巧和团队协作能力。

三、模拟实践

（一）评估

1. 患者的评估　详细评估产妇和胎儿各项信息，确定产妇是否具有阴道手术助产的先决条件。实施胎头吸引术助产操作前应与产妇及家属沟通胎头吸引术助产流程、风险以及替代方案，签署书面知情同意书而非口头同意。

2. 实施者的评估　在开展第二产程胎头吸引术助产前，实施者应熟练掌握胎头吸引术助产的操作，注意动作规范、轻柔。指导者提前与实施者沟通，告知胎头吸引术助产相关注意事项。

3. 机构的评估　预测胎儿取出时可能出现的困难，采取相应预防措施，并制订处理方案。包括评估实施胎头吸引术相关的接产物资、器械、药品，新生儿复苏设备准备和具备新生儿复苏技能的医师到场，做好胎头吸引术失败后急诊剖宫产预案等。

（二）实践

1. 胎头吸引器助产前评估

（1）对产妇的评估，详细掌握产妇合并症、并发症、产程进展，适当给予麻醉、缩宫素等措施可降低对母儿的损伤风险。

（2）对头盆的评估，先行阴道检查了解胎方位、胎先露位置、胎头颅骨塑形程度等仔细评估排除头盆不称情况。

2. 胎头吸引器助产步骤

（1）孕妇取膀胱截石位，外阴消毒铺巾，必要时双侧会阴部神经阻滞麻醉，导尿排空膀胱。

（2）再次做阴道检查确定符合胎头吸引术的先决条件。

（3）检查胎头吸引器：先取胎头吸引器，检查是否漏气，润滑油润滑胎头吸引器顶端及外侧。

（4）放置胎头吸引器：必要时可行左侧会阴切开术后，以左手拇指、示指掌侧撑开阴道壁，把吸杯放在胎头俯屈点，左手固定，右手检查周围有无阴道壁及宫颈组织夹于胎头吸引器及胎头间（图2-9-2）。

（5）手动真空加压（图2-9-3），压力一般40~66kPa，不宜太高，试牵感觉负压形成。

（6）牵引：待宫缩屏气时，顺骨盆轴方向牵引，协助胎头俯屈。当胎头仰伸时，释放负压，吸引器成正压后自然脱落，不要强行拔下，并保护会阴。

（7）协助胎儿娩出：按正常分娩机转娩出胎儿。

3. 胎头吸引器助产注意事项

（1）杯体准确放置，杯体应置于胎头俯屈点，缩小娩出径线。

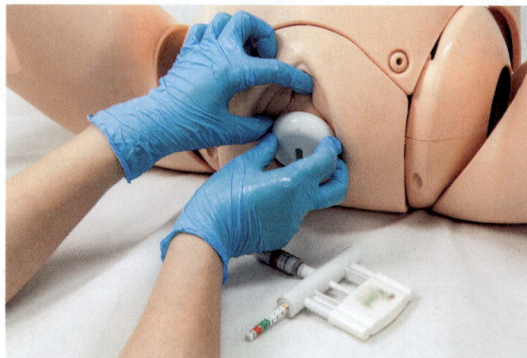

图2-9-2　放置胎头吸引器

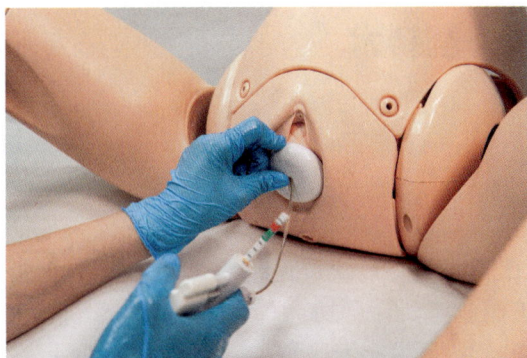

图 2-9-3 胎头吸引器手动加负压

（2）杯体吸附胎头的时间不宜过长，牵引困难者，应及时改变分娩方式。

（3）牵拉用力方向应沿骨盆轴，且要配合宫缩频率及强度。

（三）反馈

情境模拟后，及时对演练过程进行反馈。评估在实践过程中胎头吸引助产术真实情景时，指导者与实施者的反应及应对情况，评价指导者胎头吸引术教育指导的有效性。通过核查表（表 2-9-2），复盘演练过程中的不足，通过不断演练提升胎头吸引助产实施技能。

表 2-9-2　胎头吸引助产模拟实践核查表

	反馈要点	完成情况	备注
1	术前准备		
	①术前评估（宫口、破膜、胎先露、胎方位、胎头位置、胎头塑形情况，骨盆条件）；适应证及禁忌证		
	②负压吸引器的选择		
	③呼叫新生儿科医师		
	④急诊剖宫产条件		
2	孕妇及家属知情同意		
3	取膀胱截石位		
4	外阴消毒		
5	导尿排空膀胱		
6	阴道检查		
7	必要时会阴切开		
8	放置胎头吸引器		
9	抽吸负压至所需程度		
10	待宫缩屏气时，顺骨盆轴方向牵引		
11	协助胎儿娩出		
12	保护会阴		
13	检查软产道		
14	缝合会阴，肛查		
15	必要时使用抗生素		

（许传露　包怡榕）

第十节 臀位外倒转术

一、背景知识

外倒转术（external cephalic version，ECV）是指通过在孕妇腹部施加旋转压力，使胎儿自臀位以顺时针或逆时针方向转为头位，从而增加阴道分娩机会，降低以臀位为指征的剖宫产率。ECV 曾经一度"濒临失传"，但在当前全球广泛呼吁降低剖宫产率的背景下，ECV 又再次吸引了妇产科医师的关注。美国妇产科医师协会（American College of Obstetricians and Gynecologists，ACOG）于 2020 年 5 月发布新版臀位外倒转术指南，旨在规范临床实践。

二、课程准备

（一）学习目标
1. 掌握外倒转术的方法，提升外倒转术技能。
2. 掌握外倒转的风险和益处。

（二）理论知识储备
在正式情境模拟演练之前，对参与模拟演练的学员进行 ECV 相关理论培训，课程包括影响 ECV 成功的因素、提高 ECV 的成功率及其并发症等。

1. 影响 ECV 成功的因素　胎次是影响 ECV 成功的主要因素，初产妇成功率约为 1/3，经产妇成功率约 2/3 或更高。羊水量、孕妇体重和身高、胎儿体重、孕周、是否入盆等因素会影响成功率，目前暂无有效的预测方法。

2. 提高 ECV 成功率的技术　推荐使用宫缩抑制剂和麻醉来提高成功率。宫缩抑制剂增加成功率［平均相对危险度（relative risk，RR）=1.38，95% 可信区间（confidence interval，CI）为 1.03～1.85］，区域镇痛联合宫缩抑制剂比单独应用宫缩抑制剂成功率更高（通过 ECV 失败率评估，平均 RR=0.67，95%CI 为 0.51～0.89）。

3. 并发症　臀位外倒转胎位的孕妇 5.7% 会出现一过性胎心率异常，约 3‰ 发生持续胎心监护异常；胎盘早剥罕见，发生率为 1‰。ECV 分娩的围产儿死亡率为 1.6‰，与正常妊娠孕 37～40 周的围产儿死亡率相当。成功 ECV 孕妇的剖宫产率增加 1 倍，阴道助产风险也可能增加。故 ECV 前应该充分告知接受 ECV 的孕妇。

（三）情境设置

1. 情境
（1）场所：模拟病房或手术室。
（2）患者情况：初产妇，28 岁，孕 37 周，臀位，产检无殊，胎盘位置正常，羊水量正常。拟行 ECV 术。

2. 教学工具
（1）高仿真设备：臀位外倒转模型（可用腹部触诊模型）（图 2-10-1）。
（2）物品准备：见表 2-10-1。
（3）音视频系统（可选）：在情境模拟实践之后，可以通过回放实践过程，及时对演练过程进行反馈。

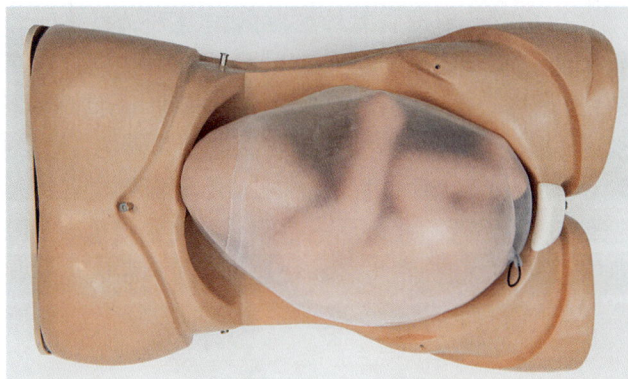

图 2-10-1 臀位外倒转模型

表 2-10-1 臀位外倒转胎位术模拟场景物品准备清单

设备	物品及耗材	道具
模拟胎心监护仪、模拟心电监护仪、模拟胎心多普勒监护仪	监护带、润滑油、无菌手套、时钟或计时器、知情同意书	宫缩抑制剂

3. 人员准备

（1）导师：1名（产科医生）。

（2）助教：2名（产科医生1名，巡回护士1名）。

（3）标准化病人：1名，根据预先设定臀位外倒转胎位术场景，与学员对话和沟通。

（4）学员角色：分团队开展实施并练习臀位外倒转胎位术操作技能，每团队1名实施者，1名助手，在实施过程中增强医患沟通技巧和团队协作能力。

三、模拟实践

（一）评估

1. 孕妇的评估 确认孕妇孕周和胎位，充分告知孕妇 ECV 流程、相关风险和成功率。术前应行胎心监护且正常。超声检查应由接受过培训的医生进行，应确定以下内容：胎方位、羊水量、排除头部仰伸、排除脐带绕颈。产科超声排除胎儿宫内生长受限和巨大胎儿。实施 ECV 前与孕妇及家属签署知情同意书。

2. 实施者的评估 开展 ECV 前，实施者应充分掌握 ECV 术具体操作步骤和实施风险。指导者提前与实施者沟通，告知 ECV 相关注意事项，指导实施者动作轻柔。

3. 机构的评估 评估实施 ECV 相关的物资、药品、设备等准备。虽然 EVC 严重并发症很罕见，但应确保 ECV 孕妇能够立即进入产科手术室开展剖宫产手术，并确保麻醉师和新生儿复苏的医生随叫随到。

（二）实践

1. 术前准备 术前应给予宫缩抑制剂。如果没有 β_2 肾上腺素能受体激动药使用禁忌证，可通过皮下注射特布他林 250μg，需注意其潜在的不良反应。如有必要，使用折叠的枕头或楔子使其侧卧位。是否使用滑石粉或各种润滑油，取决于个人偏好，无证据表明使用这些方法会影响成功率或舒适度。

2. **ECV 操作** 首先促进胎儿臀部脱离骨盆,可通过多种方法来实现。大多数医生使用双手手指的掌面逐渐拉起臀部,有些则通过 Pawlik 手握法来抬高臀部。一只手抬高胎儿臀部,而另一只手则专注于俯屈头部并进行旋转(图 2-10-2)。一旦臀部脱离盆腔,再将其慢慢地向上拉或推向胎背的侧面。进一步操作旨在促进胎儿俯屈。多数医生在臀部完全脱出骨盆后,保持臀部向侧面屈曲,然后让胎儿做一个"前滚翻",也有些人则用一只手推动胎臀,另一只手按压枕骨和颈后保持胎儿俯屈。手跟着胎儿进行旋转,其主要目的是使胎儿转成横位。操作到这个位置时,胎头常可轻易快速移动,不需要进一步努力就可轻易进入骨盆。

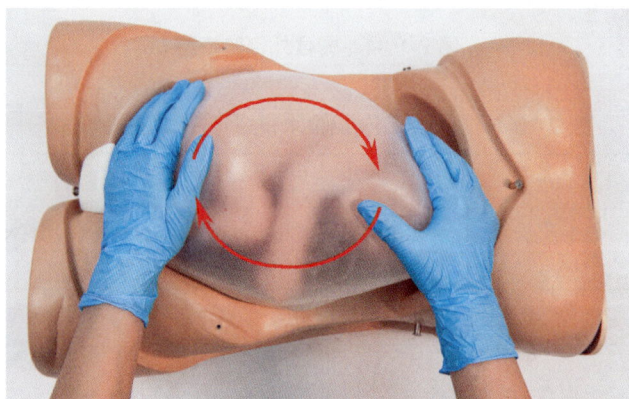

图 2-10-2 臀位外倒转操作

3. **ECV 操作时间** 手术时间不应该过长,产科医生和孕妇应该有持续的交流反馈,让孕妇了解进展。应进行间歇性胎心监护或超声扫描观察,特别是当 ECV 操作需要 2~3min 以上才能完成时。ECV 最多尝试三次。"前滚翻"通常是最好的目标方向,但如果要进行第三次尝试,则可以考虑尝试"后滚翻"。每次尝试应注意观察或听诊胎心率。

4. **ECV 术后流程** 试行 ECV 后,不论成功与否,均应立即进行母胎监护并评估,持续至少 20min。对于 Rh 阴性血孕妇,如果预计未来 72h 内不会分娩,则应予孕妇施用抗 D 免疫球蛋白(除非已知胎儿亦为 Rh 阴性血)。ECV 成功后若没有出血、胎膜早破或胎动减少等情况,建议等待自然临产。如果 ECV 不成功,则应该分析原因。

(三)反馈

在情境模拟实践之后,及时对演练过程进行反馈。评估在实践过程中,指导者与实施者的反应及交流情况,评价指导者 ECV 模拟实训指导的有效性。通过核查表(表 2-10-2),复盘演练过程中的不足,通过不断演练提升 ECV 实施技能。

表 2-10-2 EVC 模拟实践核查表

要点	完成情况	备注
1. 实施前准确评估孕妇及胎儿宫内情况		
2. 实施前准确评估机构的准备度		
3. 实施前充分知情同意并签字		

要点	完成情况	备注
4. 术前应给予宫缩抑制剂		
5. EVC 体位是否正确		
6. EVC 手法的规范运用		
7. EVC 实训模拟时间和尝试次数		
8. 试行 ECV 后是否立即母胎监护并评估		
9. 提问 ECV 后对于 Rh 阴性血的孕妇处理		
10. 提问 EVC 成功或不成功的后续处理		

（许传露　包怡榕）

第十一节　臀位阴道助产术

一、背景知识

与头位相比，臀位胎儿经阴道分娩时，胎头或胎肩娩出过程中，有压迫脐带、新生儿窒息等风险，提高臀位阴道分娩的助产技能非常有必要。

二、课程准备

（一）学习目标

1. 掌握臀位阴道助产方法。
2. 通过模拟培训提高臀位阴道助产技能。
3. 掌握阴道臀位分娩的风险和益处。

（二）理论知识储备

在正式情境模拟演练之前，对参与模拟演练的学员进行臀位阴道助产术相关理论培训，课程包括超声检查的时机、臀位阴道试产适应证和禁忌证、产程管理、助产技术要点等。

1. **何时进行超声检查**　对于臀位孕妇，应于近足月、分娩前或分娩初始时行超声检查，评估臀先露胎方位、胎头俯屈状态及胎儿生长发育情况。若无法超声检查且无近期超声检查结果，建议选择剖宫产。

2. **臀位阴道试产适应证**　①死胎；②孕周孕龄≥34 周、单臀或完全臀位、胎儿体重估计 2 000～3 500g（尤适合于经产妇）、胎头无仰伸、骨产道及软产道无异常、无其他剖宫产指征；③孕妇及其家属要求臀位分娩者。

3. **臀位阴道试产禁忌证**　①脐带位于胎先露下方（亦有称脐带先露）；②胎儿生长受限；③可疑巨大胎儿；④足先露；⑤临床判断先露与骨盆不相称；⑥胎儿畸形妨碍阴道分娩；⑦胎头过度仰伸。

4. **产程管理要点**　①入待产室后，应行超声检查再次评估胎位。②臀位阴道试产时，临产后应持续电子胎心监护。胎膜破裂后应立即行阴道检查，除外脐带脱垂。③宫缩乏力时可应用缩宫素催产。有效宫缩下产程进展不理想，建议行剖宫产术。④臀位阴道试产应在有剖宫产条件的医院进行。⑤第二产程主动屏气用力时，麻醉科、儿科及手术室应处于待命状态，以备随时行快速剖宫产之需。

（三）情境设置

1. 情境

（1）场所：模拟产房。

（2）患者情况：经产妇，30岁，孕38周，臀位，产检无殊，胎盘位置正常，羊水量正常，宫口开全，胎心监护正常，拟行臀位阴道助产术。

2. 教学工具

（1）高仿真设备：臀位阴道助产模型见图2-11-1。

（2）物品准备：见表2-11-1。

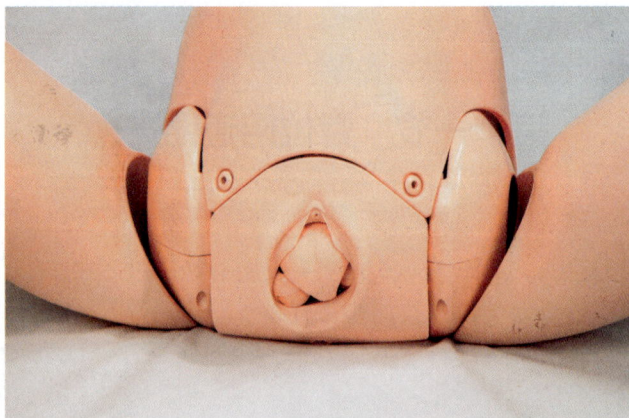

图2-11-1　臀位阴道助产模型

表2-11-1　臀位阴道助产术物品准备清单

设备	物品及耗材	道具
模拟胎心监护仪、模拟心电监护仪、模拟胎心多普勒监护仪	产包、碘伏、无菌手套、润滑油、监护带、时钟或计时器、注射用全套物品、知情同意书	

（3）音视频系统（可选）：情境模拟实践之后，可通过回放实践过程，及时对演练过程进行反馈。

3. 人员准备

（1）导师：1名（产科医生）。

（2）助教：2名（巡回护士1名、高年资助产士1名）。

（3）标准化病人：1名，根据预先设定臀位阴道助产场景，与学员对话和沟通。

（4）学员角色：分团队开展实施并练习臀位阴道助产操作技能，每团队1名实施者，1名助手，在实施过程中增强医患沟通技巧和团队协作能力。

三、模拟实践

（一）评估

1. 孕妇的评估　充分告知孕妇臀位阴道助产流程、相关风险和成功率。术前常规胎心监护，且胎心监护正常。超声检查应由接受过适当培训，应确定以下内容：胎方位、羊水量、排除头部仰伸、足先露、胎儿畸形妨碍阴道分娩等，排除胎儿宫内生长受限和巨大胎儿。实施臀位阴道助产前与家属签署知情同意书，并开具臀位阴道助产医嘱。

2. 实施者的评估　在开展臀位阴道助产前，实施者应掌握臀位阴道助产相关理论知识和操作步骤，指导者需指导实施者严格注意孕妇及胎儿的状态，告知臀位阴道助产相关注意事项。指导实施者动作规范、轻柔。

3. 机构的评估　评估实施臀位阴道助产相关的接产物资、急诊剖宫产相关药品、新生儿复苏设备准备等。操作医生应确保臀位阴道助产孕妇能够立即开展剖宫产手术，且麻醉医生和具备新生儿复苏技能的医师在院。

（二）实践

1. 术前准备　临产后必须严密监测产程进展。一旦破膜，立即听胎心，行阴道检查，排除脐带脱垂；若无脐带脱垂，则继续严密观察胎心及产程进展。

宫缩时若在阴道外见胎足，不应判断为宫口开全，此时宫颈口往往仅扩张至 4～5cm。消毒外阴后，宫缩时以手掌堵住阴道口，使胎儿屈髋屈膝，促使臀部下降，充分扩张宫颈和阴道，同时持续胎心监测。接产前应导尿，并行会阴后-侧切开术。

2. 具体臀位助产手术步骤

（1）"堵"臀：臀位时宫颈口是否开全，是以相当于胎头周径大小的胎儿臀部与下肢能同时通过宫颈口，作为宫颈口已扩张完全的标准。因此需适度用力阻止胎足娩出阴道，使宫缩反射性增强，迫使胎臀下降，胎臀与下肢共挤于盆底，有助于宫口和软产道充分扩张。见胎儿下肢露于阴道口时，即用消毒巾盖住阴道口，并用手堵住（图 2-11-2）。反复宫缩可使胎臀下降，充分扩充阴道，直至产妇向下屏气强烈，再准备助产。

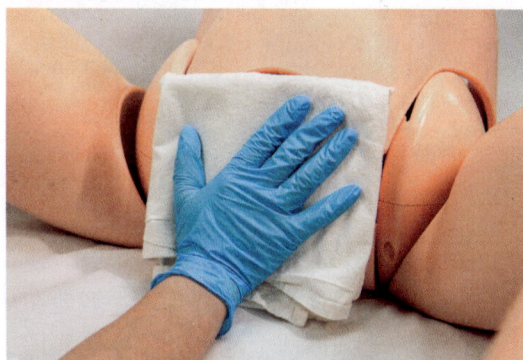

图 2-11-2　堵臀法

（2）"娩臀"：胎儿后髋通常会从 6 点处娩出，随着外旋转为骶前位，胎儿前髋娩出。此时脐带已经处于产道内很低位置且受压，易引起胎心率过缓，故应该鼓励产妇继续用力，使胎儿双下肢娩出。

（3）"娩胎体"：分娩胎儿下肢时，助产人员手指平行于胎儿股骨，夹住胎儿大腿中部，向侧面施加压力，使胎儿下肢越过中线（图 2-11-3）。嘱产妇屏气用力，助产人员同时轻柔地向下旋转牵引胎儿助产，同时左右旋转，使胎儿骨盆至骶横位（图 2-11-4）。牵引时注意适当将脐带适度向外牵引，以免脐带绷得过紧影响胎儿循环。

（4）"娩肩"：当能够看到肩胛骨时，旋转胎儿躯干，使胎儿前肩和上臂出现在外阴部，可采用滑脱法（Lovssett 手法）助娩胎肩娩出，然后通过下压胎儿身体，胎儿前肩出现在耻骨弓下方，手臂和手随之自动娩出（图 2-11-5，图 2-11-6）。切勿钩住肱骨、尺骨和桡骨，以免造成胎儿上肢骨折。

（5）"娩头"：将胎背转至前方，助手迅速在母体耻骨联合上方加压，使胎头俯屈入盆，当胎头枕骨达耻骨联合下时，将胎体向母亲腹部方向上举，娩出胎头。也可采用后出头法

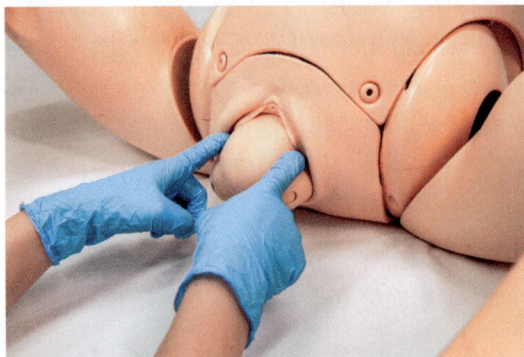

图 2-11-3　娩下肢

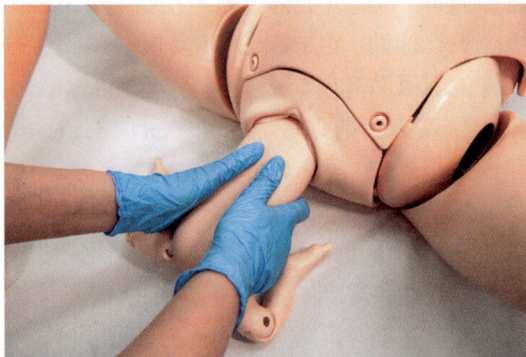

图 2-11-4　娩胎体

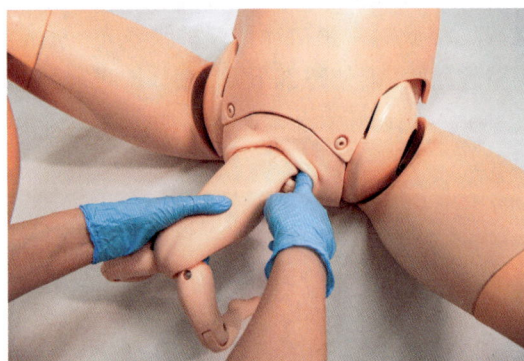

图 2-11-5　滑脱法助娩右肩

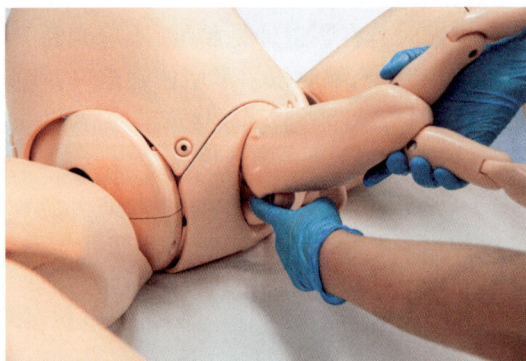

图 2-11-6　滑脱法助娩左肩

（Mauriceau 手法）娩出胎头（图 2-11-7）。使用这种手法时，助产者双手应同时协调地在胎儿颈部和上颌部两个地方轻柔地施加持续向下的牵引力；同时，一名助手在耻骨上方施加适当的压力有助于胎头娩出。如果仍存在后出头困难，可使用产钳助娩胎头。

3. **第三产程处理**　胎盘娩出后肌内注射缩宫素，防止产后出血。有阴道器械助产或软产道损伤者，仔细检查并缝合创面，予抗生素预防感染。详细记录分娩情况，并向产妇和家属进行知情告知。

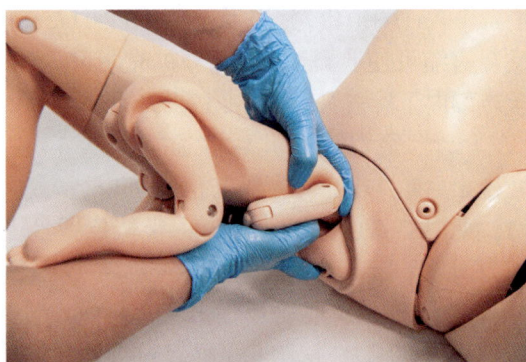

图 2-11-7　后出头法助娩胎头

4. **助产技术**　①第二产程孕妇主动屏气用力及胎儿娩出时，应由有臀位阴道助产经验的医师在分娩现场。②有效的用力及子宫收缩是安全分娩的重要条件。胎儿即将娩出时，静脉滴注缩宫素能够保证有效宫缩以娩出胎体和胎头。③臀位阴道分娩过程中，应尽量避免应用胎儿牵引手段。只有当胎儿自然娩出至脐部水平之后，才允许对胎儿进行操作。④胎臀着冠后胎儿娩出延迟时，从胎儿上方用力比胎儿下方牵引更为安全。从上方使产力最大化的措施包括指导孕妇有效用力、手膝体位分娩、Bracht 技术（胎体自然娩出至脐部后上提胎体,待胎儿自然娩出,或适当加强宫缩/耻骨上加压协助)及缩宫素静脉滴注加强宫缩。⑤可通过 Lovset 技术(滑脱法)娩出胎儿颈背及手臂。⑥胎头有可能自然娩出或采用耻骨上加压、Mauriceau 技术(后出头法)、Piper 产钳等辅助措施。

(三)反馈

在情境模拟实践之后,及时对演练过程进行反馈。评估在实践过程中臀位阴道分娩的真实情景时,指导者与实施者的反应及应对情况,评价指导者臀位阴道助产教育指导的有效性。通过核查表(表 2-11-2),复盘演练过程中的不足,通过不断演练提升臀位阴道助产术实施技能。

表 2-11-2 臀位阴道助产术模拟实践核查表

反馈要点	完成情况	备注
1. 实施前准确评估孕妇、胎儿及机构的准备度		
2. 实施前充分知情同意		
3. 分娩前或分娩初始时行超声检查		
4. 胎膜破裂后应立即行阴道检查		
5. 接产前应导尿,并行会阴后-侧切开术		
6. 宫颈口已扩张完全的标准		
7. 臀位阴道助产手法是否规范和熟练		
8. 第三产程处理是否规范		
9. 详细记录分娩情况,并向产妇和家属进行知情告知		

(许传露 包怡榕)

第十二节 处理肩难产的技术

一、背景知识

肩难产(shoulder dystocia)是指胎头娩出后,胎儿前肩被嵌顿在耻骨联合上方,用常规助产方法不能娩出胎儿双肩。若处理不当,将导致母婴严重并发症。孕前、孕期、产前或产时危险因素对预测肩难产价值极低,超过 50% 肩难产发生于正常体重新生儿,糖尿病巨大胎儿只能预测 50% 肩难产。因此,通过模拟培训提高肩难产助产技能对降低肩难产母儿并发症极其重要。

二、课程准备

(一)学习目标

1. 掌握识别肩难产的方法。

2. 通过模拟培训提高肩难产助产术技能。

(二)理论知识储备

正式情境模拟演练之前,对参与模拟演练的学员进行肩难产相关理论培训,课程包括识别肩难产高危因素、诊断、对母儿影响和处理措施等。

1. 识别高危因素 肩难产可发生在所有分娩。如果有产前或产时高危因素，更要警惕肩难产的发生。①产前因素：既往肩难产史、妊娠糖尿病、过期妊娠、巨大胎儿、孕妇肥胖和个子矮小及骨盆解剖异常；②产时因素：第一产程活跃期进展缓慢、第二产程延长伴"胎头原地拨露"、不恰当助产等。

2. 肩难产的诊断 胎头娩出后，胎颈回缩，胎儿双肩径位于骨盆入口上方，使胎儿颏部紧贴会阴；胎肩娩出受阻，正常的宫缩无法使胎肩娩出；阴道检查排除颈部和胸部畸形即可作出肩难产的临床诊断。

3. 肩难产并发症 ①产妇并发症：产后出血和会阴裂伤最常见，会阴裂伤主要指切开延裂或会阴Ⅲ度及Ⅳ度裂伤，其他并发症包括阴道裂伤、宫颈裂伤、膀胱麻痹、子宫破裂、生殖道瘘和产褥感染等严重并发症；②新生儿并发症：臂丛神经损伤、锁骨骨折、肱骨骨折等。

（三）情境设置

1. 情境

（1）场所：模拟产房。

（2）患者情况：产妇，28岁，生育史：0-0-0-0。身高156cm，分娩时体重75kg，孕期体重增长15kg，孕期正规产检，妊娠糖尿病，饮食控制血糖可，余无殊。分娩前超声预估胎儿体重3 800g左右。现孕39周，自然临产，第一产程10h50min，现胎头娩出后，胎儿前肩被嵌顿在耻骨联合上方，用常规助产方法不能娩出胎儿双肩。

2. 教学工具

（1）高仿真设备：肩难产助产模型见图2-12-1。

（2）物品准备：见表2-12-1。

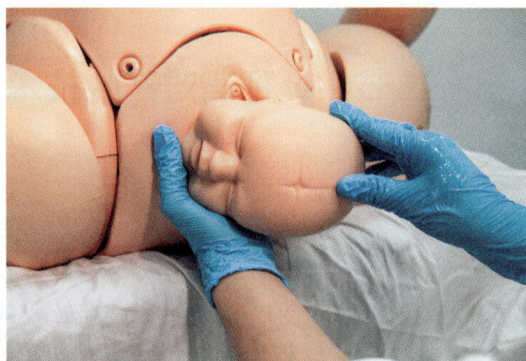

图 2-12-1　肩难产助产模型

表 2-12-1　肩难产模拟演练场景物品准备清单

设备	物品及耗材	道具
模拟心电监护仪、模拟胎心多普勒监护仪、模拟胎心监护仪	产包、碘伏、无菌手套、润滑油、知情同意书、记录纸	宫缩剂

（3）音视频系统（可选）：在情境模拟实践之后，可以通过回放实践过程，及时对演练过

程进行反馈。

3. 人员准备

（1）导师：1名（产科医生）。

（2）助教：5名（产科医生1名，麻醉医生1名，新生儿科医生1名，巡回护士1名，高年资助产士1名）。

（3）标准化病人：1名，根据预先设定肩难产场景，与学员对话和沟通。

（4）学员角色：分团队开展实施并练习肩难产操作技能，每团队1名实施者，1名助手，在实施过程中增强医患沟通技巧和团队协作能力。

三、模拟实践

（一）评估

1. 患者的评估　胎头娩出后，胎儿前肩被嵌顿在耻骨联合上方，用常规助产方法不能娩出胎儿双肩，应考虑肩难产，启动肩难产流程。实施肩难产操作前应与产妇及家属沟通，告知肩难产风险和助产流程，并详细评估和记录产妇和胎儿的各项信息。

2. 实施者的评估　在开展第二产程肩难产助产前，实施者应熟练掌握肩难产助产的操作和风险，注意动作规范、轻柔。指导者提前与实施者沟通，告知肩难产助产相关注意事项。

3. 机构的评估　预测肩难产胎儿取出时可能出现的困难，采取相应预防措施，并制订处理方案，包括在术前对人员及器械进行合理的资源配置，评估实施肩难产相关的接产物资、器械、药品、新生儿复苏设备准备和具备新生儿复苏技能的医师到场、急诊剖宫产手术预案等。

（二）模拟实践

本章节重点对肩难产手法操作进行单项技能培训，后续章节会针对肩难产进行团队模拟实训。

1. 停止屏气用力　呼叫帮助组建团队的同时，助产士指导产妇停止屏气用力，禁忌宫底加压，避免过早复位和外旋转。避免在胎头或胎颈上施力过多，禁忌胎肩娩出前先断脐导致新生儿脑缺氧及低血压。

2. 会阴切开　肩难产是骨性嵌顿，不是软组织造成的难产，预计有可能娩肩困难时应先行会阴切开，或加大切口为阴道操作增加必要空间。必要时行双侧阴部神经阻滞麻醉及导尿。

3. 屈大腿　McRoberts 法是目前公认的处理肩难产的首选操作方法，要求产妇大腿极度屈曲紧贴腹部，以产妇骶尾部抬起离开床面为最佳。如果产妇不能完成这个动作，可由助手协助其屈大腿。此方法拉直腰椎与骶椎的突起，减小骶岬的阻碍限制，耻骨联合上抬，增加骨盆入口前后径。应注意体位为去枕仰卧位。

4. 耻骨联合上加压

（1）助手在耻骨联合上从胎背侧向下加压，将胎儿前肩后部推向胎儿的胸部，使双肩径缩小，同时助产者沿中轴方向牵引胎头，两者相互配合持续加压与牵引，注意不能使用暴力（图 2-12-2）。

（2）实施该方法前首先排空膀胱，联合屈大腿法，可解决超过 50% 肩难产。

（3）采用胸外心脏按压的方法持续 30s，如果无效可以改为冲击按压，进行该项操作

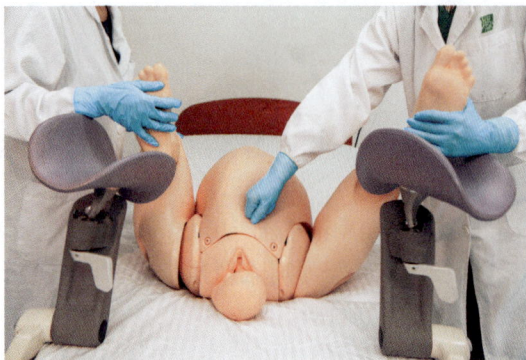

图 2-12-2 屈大腿，耻骨联合上加压

时，应禁止宫底加压。宫底加压会进一步冲击耻骨联合的胎肩，加剧胎肩的嵌顿，增加产妇子宫破裂、新生儿臂丛神经的损伤和胸椎损伤风险。

5. 旋肩法

（1）第一种旋肩方法为 1943 年基于螺钉应用原理提出的 Woods 法（图 2-12-3），采用螺旋式旋转操作，同时配以向新生儿肩部施加向下的压力，以减轻分娩过程中对胎儿头部的过度牵引，试图减少臂丛神经麻痹的可能性并促进分娩。

（2）第二种旋肩方法为 1964 年提出的 Rubin 法（图 2-12-4），手指直接作用于前后肩的背部，向胎儿面部旋转肩部，努力将肩膀内收，以利于分娩。

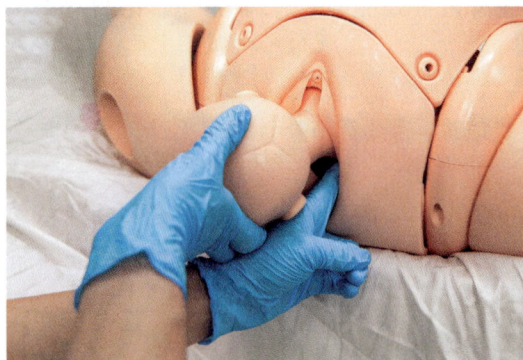

图 2-12-3 旋肩方法（Woods 法）

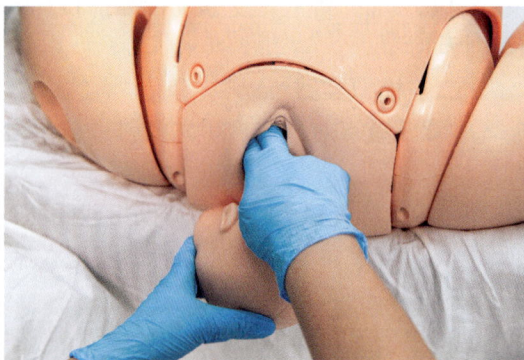

图 2-12-4 旋肩方法（Rubin 法）

6. 出后臂娩后肩 1945 年 Barnum 首先报道并推广牵后臂法（图 2-12-5）。操作者将手沿骶骨伸入阴道，沿胎儿后上肢到肘部，如肘关节屈曲，操作者抓住前臂经胸前娩出后臂，如肘关节伸直，在肘窝处加压用力使其弯曲，再将手臂拉出阴道。

7. 四肢着床 1966 年，"四肢着床"法（图 2-12-6）由助产士 Ina May Gaskin 首次报道，该方法又称 Gaskin 法。该方法要求产妇双手掌和双膝着床，置于手膝位。该方法可增加真结合径和骨盆出口后矢状径，使部分胎肩从耻骨联合下滑出；当产妇改变体位后，向下的重力作用也有利于胎肩娩出。

8. 如果采用前面手法均无法娩出胎儿，则以 Zavenelli 法将胎头推回，准备剖宫产。

9. 肩难产操作注意事项

（1）发生肩难产时禁止宫底加压，禁止产妇屏气增加腹压，以免进一步压迫胎肩、增加

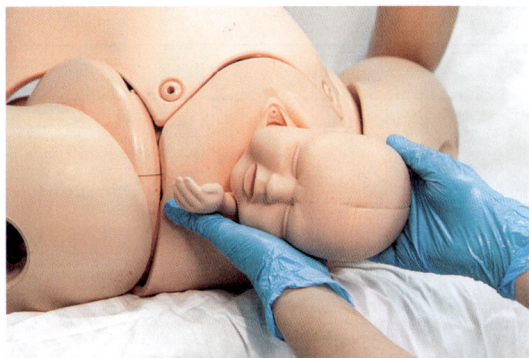

图 2-12-5　牵后臂法

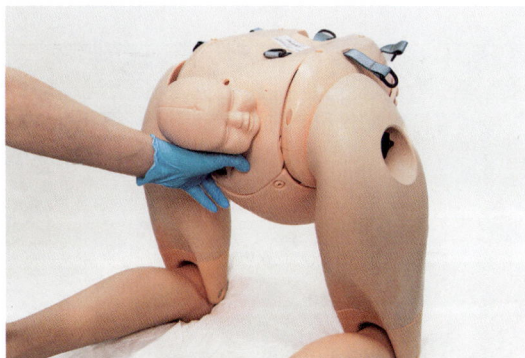

图 2-12-6　"四肢着床"法

嵌顿、增加胎儿永久性神经损伤、骨损伤和子宫破裂的风险。

（2）肩难产难以预测,加强医护人员的培训,使助产士养成良好的胎头娩出习惯,具备早期识别肩难产、懂得及时呼叫和团队分工合作的能力。

（3）准确及时地完成医疗记录的书写,包括肩难产的发生时间、产妇及家属的沟通事宜、肩难产的干预措施、胎儿娩出时间、胎儿娩出后评分及血气分析情况等。

（三）反馈

在情境模拟实践之后,及时对演练过程进行反馈。评估在实践过程中肩难产分娩的真实情景,指导者与实施者的反应及应对情况,评价指导者肩难产助产健康教育指导的有效性。通过核查表（表 2-12-2）,复盘演练过程中的不足,通过不断演练提升肩难产助产实施技能。

表 2-12-2　肩难产模拟实践核查表

反馈要点	完成情况	备注
宣布肩难产		
肩难产的处理		
一、　手法提问		
1.　屈大腿		
2.　耻骨联合上加压		
3.　娩后肩		
4.　旋肩法（Woods 法 / Rubins 法）		
5.　四肢着地 Gaskins 法		
6.　Zavenelli 法将胎头推回,准备剖宫产		
二、　其他处理		
1.　呼叫帮助组建团队（医生、护士、麻醉、儿科）		
2.　快速患者及家属病情告知		
3.　必要时导尿		
4.　会阴侧切		

反馈要点	完成情况	备注
5. 分娩期间和产妇的交流(指导"停止屏气",解释干预动作)		
6. 如使用催产素,停止滴注		
7. 牵引力适当		
8. 下压角度25°～45°		
9. 新生儿随访		
三、 记录内容提问		
1. 是否发生肩难产		
2. 阴道助产(有无助产、助产方法、胎方位、胎头位置)		
3. 胎头娩出时间		
4. 诊断肩难产时间		
5. 儿科/麻醉通知及到场时间		
6. 胎头至胎体娩出时间		
7. 前肩是左肩或右肩		
8. 描述新生儿娩出时状况[Apgar评分、脐血血气、新生儿四肢是否活动(如果不活动,记录细节)、复苏过程]		

(许传露　包怡榕)

第十三节　会阴Ⅲ/Ⅳ度裂伤缝合术

一、背景知识

重度会阴裂伤包括会阴Ⅲ度和Ⅳ度裂伤,统称为产科肛门括约肌损伤(obstetric anal sphincter injuries),是阴道分娩较常见的并发症之一。会阴裂伤预防、处理和伤口愈合阶段管理是产科医生需要熟练掌握的技能。

二、课程准备

(一)学习目标

1. 掌握会阴Ⅲ/Ⅳ度撕裂的缝合方法。
2. 掌握会阴Ⅲ/Ⅳ度撕裂的预防和处理原则。
3. 通过模拟培训提高会阴Ⅲ/Ⅳ度撕裂缝合助产技能。

(二)理论知识储备

在正式情境模拟演练之前,对参与模拟演练的学员进行会阴Ⅲ/Ⅳ度撕裂缝合相关理论培训,课程包括对会阴裂伤的发生原因、高危因素、预防原则、处理原则等。

1. **发生原因**　会阴裂伤发生原因可分为母儿因素和医源性两方面,具体可分为:①孕妇年龄过小、高龄初产、骨盆条件差、外阴及软产道弹性和容受率差;②巨大胎儿、胎位异常造成的产程延长或滞产;③急产、产力应用不当或助产时会阴保护不当;④宫缩剂使用不当或侧切位置、时机、切开范围不当。

2. 高危人群

（1）年龄＜20 岁初产妇或高龄经产妇。

（2）既往分娩时合并阴道裂伤或急产病史。

（3）巨大胎儿或持续性枕后位。

（4）合并妊娠期高血压疾病、肝肾功能异常及血液系统疾病时，外阴及产道易发生水肿，扩张度较差、脆性增加，也是会阴裂伤的危险人群。

3. 处理原则

（1）对裂伤进行充分探查，包括阴阜、阴道、穹隆、直肠括约肌及直肠黏膜，明确是否合并软产道裂伤。

（2）探查结束后对创面进行充分消毒。

（3）正确认识解剖位置关系，紧急缝合处理同时也需要注意美观，保证正常排便及性生活，并确保不影响再次妊娠与分娩。

（4）缝合结束后应对裂伤进行再次探查，辨别有无死腔、窦道和遗漏处理的损伤，防止后续出现肛瘘、肛周脓肿等远期并发症。

4. 预防原则

（1）孕期规律产检，明确孕妇骨盆条件、基础疾病及胎儿双顶径、体重和胎方位。

（2）加强孕期健康宣教，倡导健康饮食模式，规范顺产时合理地产力使用，树立孕妇对会阴裂伤的正确认知。

（3）有指征的会阴侧切术及正确把握宫缩剂使用时机。

（4）如产妇在分娩中发生急产或产前评估存在会阴裂伤的危险因素，可于胎头着冠后按摩会阴，阻止胎头的娩出，确保软产道及外阴充分扩张后停止干预。

（三）情境设置

1. 情境

（1）场所：模拟产房。

（2）患者情况：产妇，28 岁，生育史：0-0-0-0。孕期正规产检，妊娠糖尿病，饮食控制血糖欠佳，余无殊。分娩时产钳助产，分娩一巨大胎儿 4 010g，会阴Ⅳ度裂伤。

2. 教学工具

（1）高仿真设备：会阴Ⅳ度裂伤模型（备牛舌＋鸡腿＋猪小肠）。为提高Ⅳ度会阴裂伤的修补能力，国内外均提倡模拟训练。近几年，美国开始采用牛舌模型，训练住院医师修补Ⅳ度会阴裂伤。美国妇产科医师协会（ACOG）也推荐这一方法。牛舌模型的制作方法如下。

步骤一：牛舌体上划开，制成阴道裂伤（图 2-13-1）。

步骤二：打洞后把小肠从洞中拉出，将肠壁外翻暴露黏膜层，在 3、6、9 点处缝合固定在牛舌上，制作成肛门；剪开肠管，形成Ⅳ度会阴裂伤模型（图 2-13-2）。

步骤三：将鸡腿肉修剪后埋入牛舌，缝合固定制成肛门外括约肌模型（图 2-13-3）。

（2）物品准备：见表 2-13-1。

（3）音视频系统（可选）：在情境模拟实践之后，及时对演练过程进行反馈。

3. 人员准备

（1）导师：1 名（产科医生）。

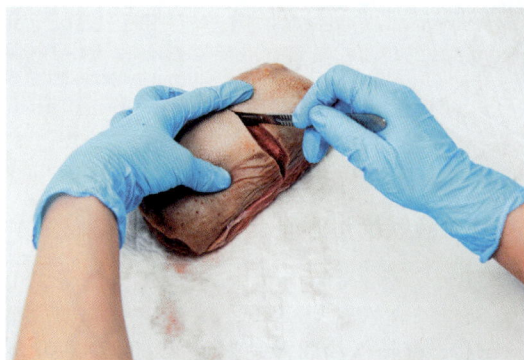

图 2-13-1　制作阴道裂伤模型

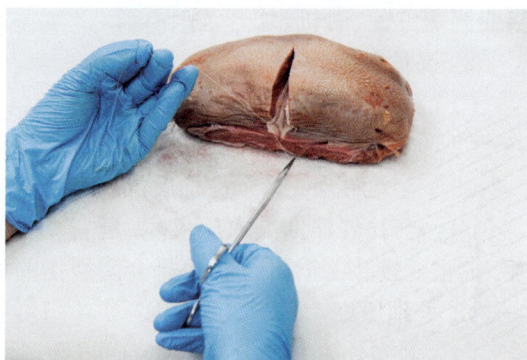

图 2-13-2　制作Ⅳ度肠管裂伤模型

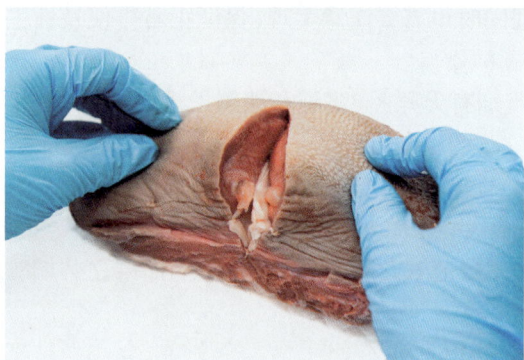

图 2-13-3　牛舌-会阴Ⅳ度裂伤修补培训模型

表 2-13-1　会阴Ⅲ/Ⅳ度撕裂缝合模拟场景
物品准备清单

设备	物品及耗材	道具
模拟心电监护仪	产包、碘伏、无菌手套、2-0/3-0 缝线、纱布、光源、牛舌、鸡腿、猪小肠	抗生素

（2）助教：2 名（产科医生 1 名，高年资助产士 1 名）。

（3）标准化病人：1 名，根据预先设定会阴Ⅳ度裂伤场景，与学员对话和沟通。

（4）学员角色：分团队开展实施并练习会阴Ⅳ度裂伤操作技能，每团队 1 名实施者，1 名助手，在实施过程中增强医患沟通技巧和团队协作能力。

三、模拟实践

（一）评估

1. **患者的评估**　评估产妇会阴Ⅳ度裂伤，实施会阴Ⅳ度撕裂缝合操作前应与产妇及家属沟通，告知会阴Ⅳ度撕裂相关风险及预后，以便患者做好心理准备来配合，术后加强护理。

2. **实施者的评估**　开展会阴Ⅳ度撕裂缝合前，实施者应熟练掌握会阴Ⅳ度撕裂缝合的操作和风险。指导者提前与实施者沟通，告知会阴Ⅳ度撕裂缝合相关注意事项。

3. **机构的评估**　术前对人员及器械进行合理的资源配置。评估会阴Ⅳ度撕裂缝合相关的物资、器械、药品、准备等。

（二）实践

1. **缝合前准备**

（1）选择适当的助手、照明及设备齐全的分娩室或手术室。

（2）若分娩过程实施椎管内分娩镇痛，则缝合前确定麻醉效果，必要时呼叫麻醉医生协助手术。若分娩过程未实施椎管内分娩镇痛，则呼叫麻醉医生实施合适的麻醉方式。

（3）严格的外阴部消毒。

2. 缝合方法

（1）Ⅳ度裂伤应按照从深到浅的顺序，依次缝合至解剖结构恢复：肛门直肠黏膜修复+肛门括约肌修复+Ⅱ度会阴裂伤的缝合顺序。

（2）缝合直肠黏膜使用 3-0 延迟可吸收线，如聚乳酸或聚己内酯。

（3）肛门内括约肌（internal anal sphincter, IAS）薄而苍白，类似于"筋膜"层，靠近肛门直肠黏膜，很难识别。EAS 和 IAS 重叠约 1.7cm，IAS 从 EAS 近端边缘向头部延伸约 1.2cm，可用 Allis 钳住撕裂的肛门外括约肌端并将其拉向中线，以识别出肛门内括约肌。推荐使用 3-0 延迟吸收缝线进行端对端的间断缝合方法。

（4）肛门外括约肌（external anal sphincter, EAS）损伤可使用 1-0 或 2-0 可吸收线，采用端端缝合（图 2-13-4）或重叠缝合技术（图 2-13-5）。对于部分撕裂，应使用端端缝合术。

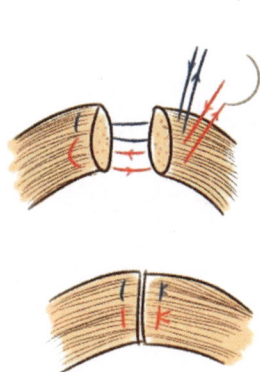

图 2-13-4　肛门括约肌缝合（端端缝合）　　　图 2-13-5　肛门括约肌缝合（重叠缝合）

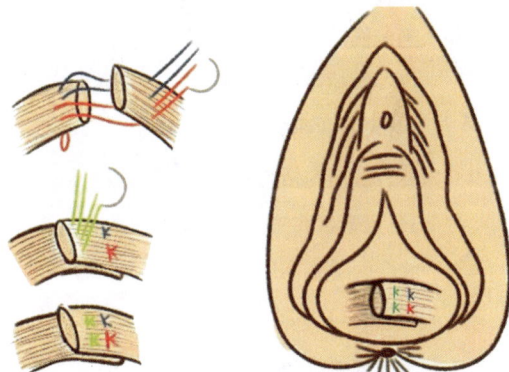

3. 术后护理

（1）修复手术后，应监测至麻醉恢复完全。记录撕裂类型和修复方法，包括缝合方式和缝线详细信息。应告知患者病情及密切随访的重要性。

（2）应留置 Foley 导尿管，以减少尿潴留风险。术后第 1 天建议进行排尿试验，以确保膀胱功能正常。

（3）可使用会阴局部冷敷、局部麻醉喷雾或软膏及对乙酰氨基酚控制疼痛。因其会引起便秘，尽量避免使用吗啡类药物。

（4）为避免便秘、缓解疼痛并减少伤口裂开的风险，应计划给予润肠剂和口服泻药。建议每天进行两次坐浴。

（5）吸烟、肥胖、会阴Ⅳ度撕裂伤、阴道助产术，均增加伤口感染的风险，需密切随访。

（6）术后随访期间出现肛门括约肌受损的体征或症状，应进行肛管内超声成像来确定肛门括约肌损伤的程度，帮助制订后续的处理计划。可用 Starck 评分系统来定义肛门括约肌损伤的程度。若有症状且肛门括约肌持续分离，则可能需进行二次肛门括约肌修复。

（三）反馈

在情境模拟实践之后，及时对演练过程进行反馈。评估在实践过程中会阴Ⅳ度撕裂缝合分娩的真实情景时，指导者与实施者的反应及应对情况，评价指导者会阴Ⅳ度撕裂缝合健康教育指导的有效性。通过核查表（表2-13-2），复盘演练过程中的不足，通过不断演练提升技能。

表2-13-2　会阴Ⅳ度撕裂缝合模拟实践核查表

	反馈要点	完成情况	备注
1	修复过程		
	麻醉（阴部神经阻滞、静脉麻醉或硬膜外麻醉）		
	充分暴露会阴撕裂部位		
	创面止血		
	必要时阴道填塞纱条		
	再次消毒会阴伤口		
2	缝合直肠黏膜		
	确定伤口顶端		
	第一针超过伤口顶端		
	3-0可吸收线间断或连续缝合		
3	缝合肛门内括约肌		
	3-0延迟吸收缝线进行端对端的间断缝合方法		
4	缝合阴道裂伤伤口		
	确定伤口顶端		
	第一针超过伤口顶端		
	2-0可吸收线间断或连续缝合		
	注意全层缝合，不留空腔		
	避免穿透直肠黏膜		
5	缝合肛门外括约肌		
	确定括约肌断端		
	Allis钳夹断端		
	采用1-0或2-0可吸收线		
	采用端端缝合或重叠缝合		
	肛提肌加固缝合		
6	直肠指检		
7	术后管理（提问）		
	饮食管理		
	使用抗生素		

（许传露　包怡榕）

第十四节　宫腔球囊填塞术（阴道分娩）

一、背景知识

产后出血是一种分娩期并发症，经药物治疗无效的子宫收缩乏力性产后出血，可选择宫腔球囊填塞（intrauterine balloon tamponade）。此方法是阴道分娩产后出血的一线外科干预手段。球囊止血操作简便快速，尤其对子宫收缩乏力性产后出血有优势。

二、课程准备

（一）学习目标

1. 掌握阴道分娩时宫腔球囊填塞的方法。
2. 掌握阴道分娩时宫腔球囊填塞的适应证和禁忌证。

（二）理论知识储备

在正式情境模拟演练之前，对参与模拟演练的学员进行阴道分娩时宫腔球囊填塞术相关理论培训，课程包括对球囊止血原理、作用机制、适用人群、球囊特点、适应证、使用时机、禁忌证、填塞持续时长与移除和并发症等。

1. 作用机制

（1）宫腔球囊压迫子宫内壁造成子宫螺旋动脉受压，宫腔内压高于子宫动脉压从而出血减少。

（2）膨胀的球囊会扩张子宫腔，反射性引起子宫收缩从而出血减少。

（3）机械性压迫子宫胎盘剥离面。

2. 适用人群　最常用于子宫收缩乏力引起出血且宫缩剂使用无效的情况。

3. 球囊特点

（1）解剖上按照产后子宫形态设计。

（2）最大容量大约 500mL。

（3）双腔管引流，可及时发现继续出血量，用于剖宫产术中和阴道分娩后。

（4）放置时间最长 24h。

（5）材料为硅胶。

4. 球囊使用时机

（1）早期使用降低产后出血的风险，减少产后出血并发症。

（2）早期使用可为抢救、多学科救治、实施转院救治赢得时间。

（3）使用一线止血治疗方法不能有效控制出血时，应尽早应用球囊止血。当放置球囊后引流量超过 500mL 时，考虑止血失败，应及时采用其他治疗方法。

5. 禁忌证

（1）对填塞装置或填塞物的成分过敏。

（2）填塞难以起效的临床情况（如子宫畸形、疑似子宫破裂或其他生殖道撕裂伤）可能需立即行子宫切除术挽救生命。

6. 填塞持续时长与移除

（1）使用时长：尚未确定球囊最佳留置时间，出血控制后 2～12h 移除。移除球囊之前，应确保急诊手术室和熟练的相关人员已就位,以防再次发生出血。

（2）移除:球囊可快速全部排空或缓慢排空;尚无证据表明哪种方式更好。若缓慢排空球囊,可快速重新充盈以暂缓出血并为准备手术干预争取时间;但推荐在移除球囊后若复发出血,不要再次充盈球囊,需要其他干预。若快速移除球囊,可剪断导管管路,使球囊快速无阻地排空液体。一旦球囊完全排空,轻柔牵拉导管即可将球囊移除。

7. 并发症 宫腔填塞少见潜在并发症,包括子宫穿孔、错误位置充盈球囊导致宫颈创伤、感染等。

（三）情境设置

1. 情境

（1）场所:模拟产房。

（2）患者情况:产妇,28岁,生育史:0-0-0-0。孕期正规产检,妊娠糖尿病,饮食控制血糖欠佳,余无殊。分娩时产钳助产,分娩一巨大胎儿(4 010g),产后子宫收缩欠佳,阴道出血800mL,药物治疗效果欠佳。

2. 教学工具

（1）高仿真设备:产后出血模型见图2-14-1。

（2）物品准备:见表2-14-1。

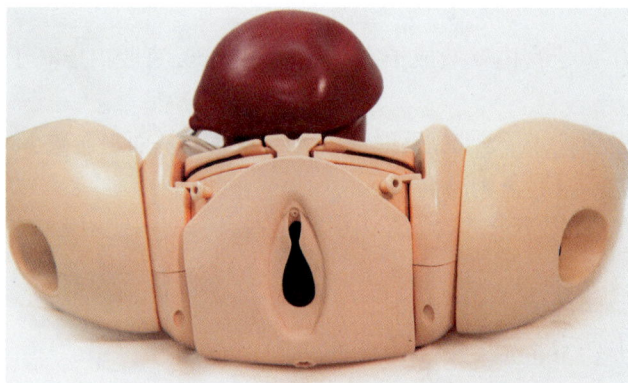

图2-14-1　产后出血模型

表2-14-1　宫腔球囊填塞术(阴道分娩)模拟场景物品准备清单

设备	物品及耗材	道具
模拟心电监护仪	产包、碘伏、润滑油、无菌手套、球囊、大纱布或者纱布卷、注射全套物品、大容量(60mL)鲁尔接头注射器、导尿管和集尿袋、知情同意书	缩宫素、500～1 000mL 晶体液(无菌生理盐水、水或乳酸林格液)、氨甲环酸、抗生素

（3）音视频系统(可选):在情境模拟实践之后,可以通过回放实践过程,及时对演练过程进行反馈。

3. 人员准备

（1）导师:1名(产科医生)。

（2）助教:5名(产科医生1名,巡回护士2名、高年资助产士1名、超声科医生1名)。

（3）标准化病人:1名,根据预先设定产后出血场景,与学员对话和沟通。

（4）学员角色：分团队开展实施并练习阴道分娩过程中宫腔球囊填塞术操作技能，每团队1名实施者，1名助手，在实施过程中增强医患沟通技巧和团队协作能力。

三、模拟实践

（一）评估

1. 患者的评估 评估产妇发生产后出血，子宫收缩欠佳，经药物加强宫缩后效果不佳，需实施宫腔球囊填塞术。实施宫腔球囊填塞术操作前应与产妇及家属沟通，告知子宫收缩乏力引起的产后出血相关风险和处理原则，以便患者做好心理准备来配合，术后加强护理。

2. 实施者的评估 在开展宫腔球囊填塞术前，实施者应熟练掌握宫腔球囊填塞术的操作和风险，注意动作规范、轻柔。指导者提前与实施者沟通，告知宫腔球囊填塞术相关注意事项。

3. 机构的评估 预测宫腔球囊填塞术可能出现的困难，采取相应预防措施，并制订处理方案，包括在术前对人员及器械进行合理的资源配置，评估宫腔球囊填塞术相关的物资、器械、药品准备，做好宫腔球囊填塞止血失败转手术止血预案等。

（二）实践

1. 一般原则

（1）做好准备：识别产后出血高危患者，并准备适当宫缩剂、血液制品和填塞装置。低危患者也可发生产后出血，故临产和分娩室必须备好必要的用品和设备，以便随时使用。

（2）在发生弥散性血管内凝血（disseminated intravascular coagulation，DIC）前填塞，否则难以成功止血。

（3）给予充足照明，适当摆放体位并排空膀胱，有人协助有助于填塞。

（4）同时继续给予药物治疗，包括使用宫缩剂和酌情使用氨甲环酸。

（5）若宫腔填塞后仍有出血，则启动其他止血措施，如加压缝合、子宫动脉结扎或子宫切除术。

2. 球囊放置过程

（1）若分娩过程实施椎管内分娩镇痛，则球囊放置前确定麻醉效果，必要时呼叫麻醉医生协助手术。若分娩过程未实施椎管内分娩镇痛，则呼叫麻醉医生实施合适的麻醉方式。

（2）使患者处于膀胱截石位，经阴道置入球囊，尽可能超声引导下放置。

（3）用聚维酮碘等抗菌溶液清洁宫颈和阴道。

（4）检查宫腔球囊情况，是否完整。

（5）用卵圆钳夹住宫颈前唇，轻柔牵拉。

（6）使用钳子（光滑且长的敷料钳或无齿卵圆钳）将球囊尽可能置入宫腔高处，但不应过度用力（以防子宫穿孔）。可使用非优势手经腹部施压，以保持宫颈管与宫腔处于同一水平，也可徒手将球囊置入宫腔（图2-14-2）。

（7）若球囊通过宫颈内口前遇到阻力，可重新调整放置角度或放弃操作。

3. 充盈球囊

（1）通过经腹超声确认球囊位置（或由助手进行实时的持续超声引导）。

（2）用温热无菌液体充盈球囊（液体温热可促进凝血级联反应），直至灌注时感受到轻微阻力，且出血减慢或停止。

（3）最好由一名操作者（经阴道）固定球囊，另一名操作者灌注球囊，有助于防止球囊从宫腔脱出（图2-14-3）。进行填塞试验，填塞试验阳性指球囊部分或完全充盈时实现

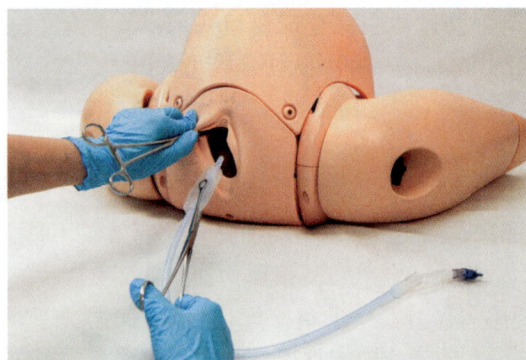

图 2-14-2 阴道放置球囊

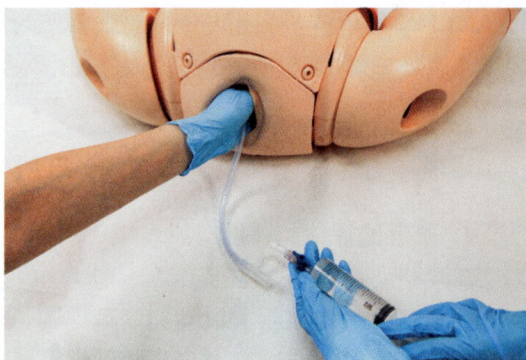

图 2-14-3 充盈球囊

止血,阴性指达到球囊最大充盈体积后仍未止血。球囊灌注 250～300mL 液体时,子宫下段出血通常能停止,但子宫收缩乏力性出血可能需更大灌注量(>500mL)才能有效止血。

(4)止血后额外灌注 50～100mL 有助于固定球囊。

(5)必要时可用纱条填塞阴道以固定球囊;若使用双球囊装置,可充盈阴道球囊以辅助固定。

(6)在排液口连接集液袋,最好有流量刻度(如留置导尿管的集尿袋)。

(7)标记宫底水平有助于填塞后监测。宫底上升时,无论排液口是否可见出血,均应评估患者有无隐匿性宫腔出血。

4. 填塞后处理 除常规产后处理,还应:

(1)预防性使用抗生素:建议预防性使用广谱抗生素以降低子宫内膜炎风险。

(2)子宫收缩剂:给予标准缩宫素输注 6～12h 以维持子宫张力,常常还需使用额外子宫收缩剂。

(3)血液制品:应按需输血和/或输注血液制品,以纠正失血。

(4)加强监测:应密切监测是否存在持续性失血的症状和体征,如肤色苍白、头晕、低血压、心动过速、意识模糊、子宫增大、腹痛、腹部膨隆及少尿。

(5)球囊使用时长:球囊填塞最佳时长尚不确定。若出血控制,则于填塞后 2～12h 移除。

(6)球囊移除:如果医生怀疑出血且需要进一步干预,建议在手术室麻醉下移除填塞物。

(三)反馈

在情境模拟实践之后,及时对演练过程进行反馈。评估在实践过程中宫腔球囊填塞术的真实情景时,指导者与实施者的反应及应对情况,评价指导者宫腔球囊填塞术教育指导的有效性。通过核查表(表 2-14-2),复盘演练过程中的不足,通过不断演练提升技能。

表 2-14-2 宫腔球囊填塞术（阴道分娩）模拟实践核查表

	反馈要点	完成情况	备注
1	术前准备		
	①阴道出血量评估，开放静脉、备血、应用宫缩剂		
	②再次确认麻醉		
	③寻求帮助		
	④呼叫超声		
2	孕妇及家属知情同意		
3	取膀胱截石位（如阴道分娩后直接放置，可省略）		
4	外阴消毒（如阴道分娩后直接放置，可省略）		
5	导尿		
6	再次检查软产道		
7	确定宫腔内无胎盘胎膜残留和大动脉出血，无产道裂伤及凝血功能障碍		
8	充气检查球囊是否完整		
9	放置球囊，无齿卵圆钳轻轻钳夹球囊顶端，超声监护下，引导球囊放置至宫底部		
10	助手注入生理盐水 200～250mL，注水时做好记录。注意注液口的连接及阀门是否松动脱落		
11	阴道穹隆填塞纱条，可填塞阴道上 1/3。标记宫底高度、固定引流管		
12	问题 1：球囊放置术后的观察		
	回答要点		
	①生命体征		
	②出血量（阴道、宫腔、盆腹腔）		
	③缩宫素的使用		
	④抗生素的使用		
13	问题 2：如果仍有阴道出血的处理		
	回答要点		
	①超声观察球囊位置		
	②再次注入生理盐水（50mL 每次，再次观察，最大注入水量建议 500mL）		
	③联合药物治疗并观察止血效果		
14	问题 3：何时取出球囊？一般放置 12～24h 后取出		
15	取球囊		

（许传露　包怡榕）

第十五节　宫腔球囊填塞术（剖宫产）

一、背景知识

宫腔球囊填塞（intrauterine balloon tamponade）止血效果在国内外得到广泛认可，宫腔球囊填塞术通过将球囊放置于产妇宫腔内，充液使球囊膨胀，从而对产妇宫腔产生机械性刺激、压力，压迫宫腔，进而使子宫收缩产生止血效果。由于宫腔球囊填塞术操作简单、用时短，放置后可快速产生止血效果。术后通过导管监测宫腔出血情况和及时发现隐匿性出血，便于及时进行处理。

二、课程准备

（一）学习目标

1. 掌握剖宫产时宫腔球囊填塞术的适应证和禁忌证。
2. 掌握剖宫产时宫腔球囊填塞术的方法。

（二）理论知识储备

在正式情境模拟演练之前，对参与模拟演练的学员进行剖宫产术中宫腔球囊填塞术相关理论培训，课程包括对球囊止血原理、球囊特点、适应证、禁忌证、使用时机、填塞时间与移除、并发症等。

1. **作用机制**

（1）宫腔球囊压迫子宫内壁造成子宫螺旋动脉受压，宫腔内压高于子宫动脉压从而出血减少。

（2）膨胀的球囊会扩张子宫腔，反射性引起子宫收缩从而出血减少。

（3）机械性压迫子宫胎盘剥离面。

2. **适用人群**　宫腔填塞最常用于子宫收缩乏力引起出血且无法通过宫缩剂和子宫按摩控制出血的患者，还可用于前置胎盘、低置胎盘子宫下段出血患者。

3. **球囊特点**

（1）解剖上按照产后子宫形态设计。

（2）最大容量约 500mL。

（3）双腔管引流，可及时发现继续出血量并且补充液体。

（4）放置时间最长 24h。

（5）材料为硅胶。

4. **球囊使用时机**

（1）可为配血、抢救、启动全院性多学科救治、实施转院救治赢得时间。

（2）使用一线止血治疗方法不能有效控制出血时，应尽早应用球囊止血。

5. **禁忌证**

（1）对填塞装置或填塞物的任意成分过敏。

（2）填塞难以起效的情况（如阻碍填塞的子宫畸形、疑似子宫破裂或其他生殖道撕裂伤）可能需立即行子宫切除术挽救生命。

6. **填塞持续时长与移除**　移除球囊或填塞物之前，应确保急诊手术室和熟练的相关人员已就位,以防失血复发。

（1）使用时长：尚未确定球囊扩张的最佳留置时间,推荐出血减轻后2～12h移除球囊,制造商推荐应24h内移除。

（2）移除：球囊可快速全部排空或缓慢排空；尚无证据表明哪种方式更好。若缓慢排空球囊,可快速重新充盈以暂缓出血并为准备手术干预争取时间；移除球囊后若复发出血,不建议以止血为目的的再次充盈球囊,需要其他止血手段。若需要快速移除球囊,可剪断导管管路使球囊快速排空液体；一旦完全排空,轻柔牵拉导管即可将球囊移除。

（三）情境设置

1. 情境

（1）场所：模拟手术室。

（2）患者情况：产妇,28岁,生育史：0-0-0-0。孕期正规产检,妊娠糖尿病,饮食控制血糖欠佳,余无殊。因巨大胎儿行剖宫产,分娩一男婴（4 010g）,术中子宫下段收缩欠佳,经宫缩药物治疗后子宫下段收缩未见好转,累计出血800mL。

2. 教学工具

（1）高仿真设备：剖宫产术中产后出血模型见图2-15-1。

（2）物品准备：见表2-15-1。

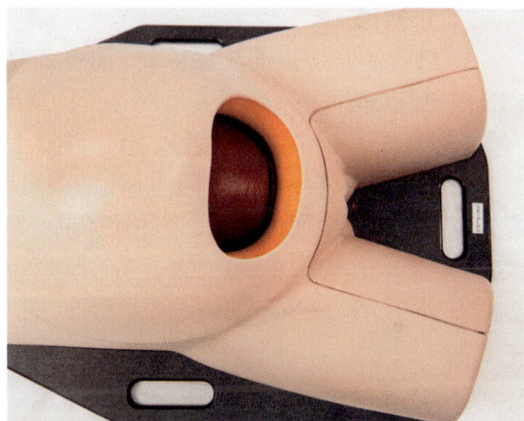

图 2-15-1　剖宫产产后出血模型

表 2-15-1　宫腔球囊填塞术（剖宫产）模拟场景物品准备清单

设备	物品及耗材	道具
模拟心电监护仪	产包、碘伏、润滑油、无菌手套、球囊、大纱布或者纱布卷、大容量（60mL）鲁尔接头注射器、导尿管和集尿袋、知情同意书	缩宫素、500～1 000mL 晶体液（无菌生理盐水或乳酸林格液）、氨甲环酸、抗生素

（3）音视频系统（可选）：在情境模拟实践之后,可通过回放实践过程,及时对演练过程进行反馈。

3. 人员准备

（1）导师：1名（产科医生）。

（2）助教：5名（产科医生1名,巡回护士2名、麻醉医生1名、超声科医生1名）。

（3）标准化病人：1名,根据预先设定剖宫产术中产后出血场景,与学员对话和沟通。

（4）学员角色：分团队开展实施并练习剖宫产术中宫腔球囊填塞术操作技能,每团队1名实施者,2名助手,在实施过程中增强医患沟通技巧和团队协作能力。

三、模拟实践

（一）评估

1. 患者的评估　评估产妇发生产后出血,经药物加强宫缩后子宫收缩仍不佳,需实施宫腔球囊填塞术。实施宫腔球囊填塞术操作前应与产妇及家属沟通,告知剖宫产术中子宫收缩乏力引起的产后出血相关风险和处理原则，以便患者做好心理准备来配合，术后加强护理，签署知情同意书。

2. 实施者的评估 在开展宫腔球囊填塞术前，实施者应熟练掌握宫腔球囊填塞术的操作和风险，注意动作规范、轻柔。指导者提前与实施者沟通，告知宫腔球囊填塞术相关注意事项。

3. 机构的评估 预测宫腔球囊填塞术可能出现困难，制订处理方案，包括术前对人员及器械进行合理资源配置。评估宫腔球囊填塞术相关物资、器械、药品、准备，及宫腔球囊填塞止血失败预案等。

（二）实践

1. 缝合子宫切口前放置球囊，使患者双膝屈曲，髋关节外旋（蝴蝶位），或用脚蹬支撑患者双腿，以辅助置入球囊并监测是否持续出血。

（1）经子宫切口将球囊置入宫腔（图2-15-2）。

（2）经宫颈将导管置入阴道，让助手将导管末端从阴道口拉出（图2-15-3）。一些导管需先取下活塞以便通过宫颈，灌注液体前必须重新将活塞与导管连接。

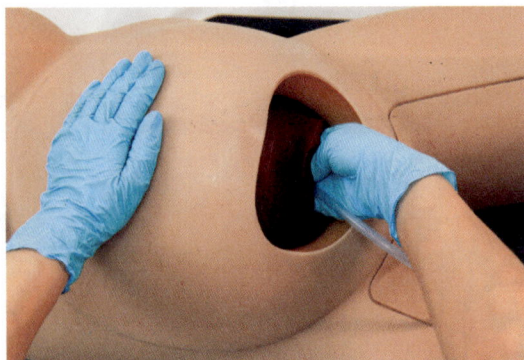

图2-15-2　经子宫切口将球囊置入宫腔

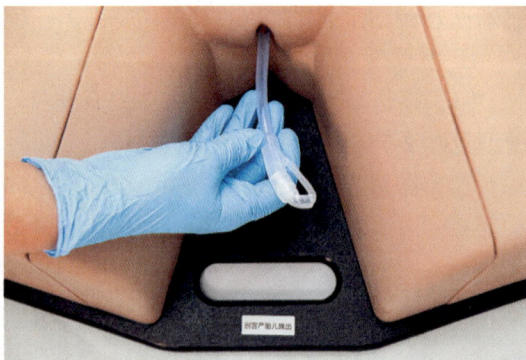

图2-15-3　导管末端从阴道口拉出

（3）灌注液体前仔细缝合子宫切口以免刺破球囊。

2. 缝合子宫切口后但未关腹时放置球囊，由一名助手经阴道置入（按照阴道分娩后球囊置入法），术者可从上方监测置入情况，确保放置正确并适当充盈。

3. 充盈球囊

（1）温热无菌液体充盈球囊（液体温热可促进凝血级联反应），直至灌注时感受到轻微阻力，且出血减慢或停止（图2-15-4）。

（2）由一名助手（经阴道）固定球囊、另一名助手灌注球囊，有助于防止球囊从宫腔脱出。填塞试验阳性指球囊部分或完全充盈时血止，填塞试验阴性指达到球囊最大充盈量后出血仍然未被控制。球囊灌注250～300mL液体时，子宫下段出血通常能被控制，但子宫收缩乏力性出血可能需更大灌注量（＞500mL）才能有效止血。

（3）止血后额外灌注50～100mL有助于固定球囊。

（4）必要时可纱布填塞阴道以固定球囊；若使用双球囊装置，可充盈阴道球囊以辅助固定。

（5）在排液口连接集液袋，最好有流量刻度（如留置导尿管的集尿袋）。

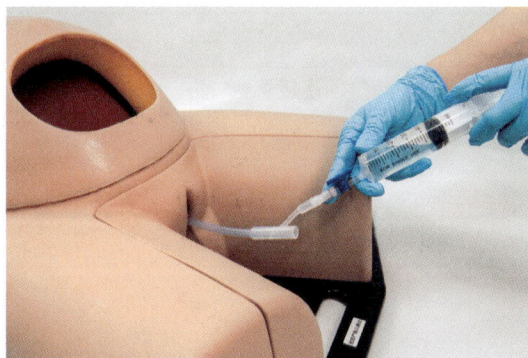

图 2-15-4　充盈球囊

（6）关腹后标记宫底水平有助于填塞后监测。宫底上升时，无论排液口是否可见出血，均应评估有无隐匿性宫腔出血。

4．填塞后处理　除常规产后处理，还应：

（1）预防性使用抗生素：建议对留置球囊填塞的患者预防性使用广谱抗生素以降低子宫内膜炎风险。

（2）使用子宫收缩剂：继续给予缩宫素输注 6～12h 以维持子宫张力。

（3）使用血液制品：应按需输血和／或输注血液制品，以纠正失血。

（4）加强监测：应密切监测患者是否存在持续性失血的症状和体征，如肤色苍白、头晕、低血压、心动过速、意识模糊、宫底上升、腹痛、腹部膨隆及少尿。

（5）球囊使用时长：球囊填塞最佳时长尚不确定。若出血控制则于填塞后 2～12h 移除。

（6）球囊移除：如果医生怀疑出血且需要进一步干预，建议在手术室麻醉下移除填塞物。

（三）反馈

在情境模拟实践之后，及时对演练过程进行反馈。评估在实践过程中宫腔球囊填塞术的真实情景时，指导者与实施者的反应及应对情况，评价指导者宫腔球囊填塞的有效性。通过核查表（表 2-15-2），复盘演练过程中的不足，通过不断演练提升技能。

表 2-15-2　宫腔球囊填塞术（剖宫产术中）模拟实践核查表

	反馈要点	完成情况	备注
1	术前准备		
	①阴道出血量评估，开放静脉、备血、应用宫缩剂		
	②寻求帮助		
2	孕妇及家属知情同意		
3	取合适体位		
4	外阴消毒		
5	确定宫腔内无胎盘胎膜残留和大动脉出血，无产道裂伤及凝血功能障碍		
6	充气检查球囊是否完整		
7	取下活塞，经子宫切口将球囊置入宫腔		
8	经宫颈将导管置入阴道		
9	让助手将导管末端从阴道口拉出，重新将活塞与导管连接		
10	在灌注液体前仔细缝合子宫切口以免刺破球囊		

	反馈要点	完成情况	备注
11	助手注入生理盐水 200～350mL,注水时做好记录。注意注液口的连接及阀门是否松动脱落 阴道穹隆填塞纱条,可填塞阴道上 1/3		
12	标记宫底高度、固定引流管		
13	问题 1:球囊放置术后的观察 回答要点 ①生命体征 ②出血量(阴道、宫腔、盆腹腔) ③缩宫素的使用 ④抗生素的使用		
14	问题 2:如果仍有阴道出血的处理 回答要点 ①再次注入生理盐水(50mL/次,再次观察,最大注入水量建议 500mL) ②超声观察球囊位置 ③联合药物治疗		
15	问题 3:何时取出球囊? 一般放置 12～24h 后取出		
16	取球囊		

（许传露　包怡榕）

第十六节　宫腔纱条填塞术

一、背景知识

宫腔填塞术止血常用方法包括宫腔纱条填塞术(intrauterine gauze packing)和宫腔球囊填塞术。宫腔纱条填塞术是经济、有效的治疗产后出血方法,但对操作者技术水平有较高要求。宫腔纱条填塞术适用于子宫缩乏力或前置胎盘、胎盘植入所致产后出血。填塞前应先除外胎盘胎膜残留和软产道裂伤。纱条填塞应紧而均匀,不留空隙才能达到有效止血目的。由于纱条自身有很强的吸血作用,可能发生隐匿性积血从而掩盖病情,故需要经过培训,术后常规抗生素预防感染。

二、课程准备

（一）学习目标
1. 掌握宫腔纱条填塞术的方法。
2. 掌握宫腔纱条填塞适应证和禁忌证。

（二）理论知识储备
在正式情境模拟演练之前,对参与模拟演练的学员进行宫腔纱条填塞术相关理论培训,课程包括适应证和禁忌证等。

1. 宫腔纱条填塞适应证

（1）各种原因引起的子宫缩乏力：多胎妊娠、巨大胎儿、羊水过多等。

（2）胎盘附着部位的出血。

（3）胎盘粘连、胎盘植入导致的出血。

2. 宫腔纱条填塞禁忌证

（1）先兆子宫破裂。

（2）子宫破裂修复不良者。

（3）子宫切口延伸后修复不良者。

（4）凝血功能障碍。

（三）情境设置

1. 情境

（1）场所：模拟手术室或产房。

（2）患者情况：

场景1：产妇，28岁，生育史：0-0-0-0。孕期正规产检，无殊。因巨大胎儿行剖宫产，分娩一活婴，重4 010g，剖宫产术中子宫收缩欠佳，经宫缩药物治疗后子宫收缩仍欠佳，术中累积出血800mL。

场景2：产妇，28岁，生育史：0-0-0-0。孕期正规产检，无殊。因"第二产程延长"产钳助产一足月活婴，重3 900g，产后子宫收缩欠佳，经宫缩药物治疗后子宫收缩仍欠佳，累积出血800mL。

2. 教学工具

（1）高仿真设备：产后出血子宫模型（布子宫）见图2-16-1。

（2）物品准备：见表2-16-1。

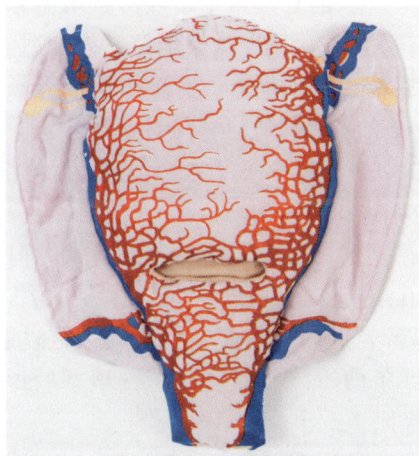

图2-16-1　产后出血子宫模型（布子宫）

表2-16-1　宫腔纱条填塞术模拟场景物品准备清单

设备	物品及耗材	道具
模拟心电监护仪	布子宫、产包、碘伏、无菌手套、大纱布或者纱布卷、注射用全套物品、导尿管和集尿袋、知情同意书	缩宫素、氨甲环酸、500~1 000mL晶体液（无菌生理盐水或乳酸林格液）、抗生素

（3）音视频系统（可选）：在情境模拟实践之后，可通过回放实践过程，及时对演练过程进行反馈。

3. 人员准备

（1）导师：1名（产科医生）。

（2）助教：5名（产科医生1名，巡回护士2名、麻醉医生1名、超声医师1名）。

（3）标准化病人：1名，根据预先设定产后出血场景，与学员对话和沟通。

（4）学员角色：分团队开展实施并练习宫腔纱条填塞止血术操作技能，每团队1名实施者，1名助手，在实施过程中增强医患沟通技巧和团队协作能力。

三、模拟实践

（一）评估

1. **患者的评估**　评估产妇发生产后出血，子宫收缩欠佳经药物加强宫缩后效果不佳，需实施宫腔纱条填塞术。实施宫腔纱条填塞术前应与产妇及家属沟通，告知子宫收缩乏力引起的产后出血相关风险和处理原则，术后加强护理。

2. **实施者的评估**　在开展宫腔纱条填塞术前，实施者熟练掌握宫腔纱条填塞术的操作，注意动作规范、轻柔。指导者提前与实施者沟通，告知宫腔纱条填塞术相关注意事项。

3. **机构的评估**　预测宫腔纱条填塞术可能出现的困难，采取相应预防措施，并制订处理方案。包括在术前对人员及器械进行合理的资源配置。评估宫腔纱条填塞术相关的物资、器械、药品、准备，做好宫腔纱条填塞术止血失败相关预案等。

（二）实践

1. **剖宫产术中宫腔纱条填塞术**　剖宫产术中应用宫腔纱条填塞最为合适。

（1）手术者一手持卵圆钳经子宫切口自宫底及双侧宫角开始，逐层填满宫腔到切口处；填塞纱条呈 Z 形填塞，不留空隙（图 2-16-2）。

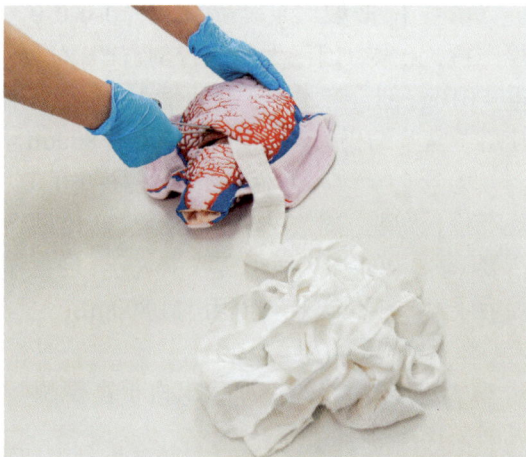

图 2-16-2　剖宫产术中宫腔纱条填塞术

（2）取纱条另一头经宫颈内口送入阴道，自下向上填满子宫下段。应警惕内松外紧，宫腔内出血而无阴道流血的假象；多余纱条剪掉，断端缝接牢固；填塞后评估能否经阴道取出。

（3）缝合子宫切口，缝合时最后几针间断缝合，切忌钩住纱条。

（4）手术后观察 30~60min，无明显出血。

（5）病历中记录填塞的纱布数量，可以明确必须取出多少纱布。

（6）标记宫底高度有助于填塞后监测，宫底上升时无论阴道或纱布是否可见出血，均应再次仔细评估患者的出血情况。

（7）术后使用抗生素，加强预防感染，宫缩剂促进子宫收缩，24h 后在产房或手术室取出纱条。

2. **阴道分娩宫腔纱条填塞术**

（1）手术者左手在腹部下推子宫体部，右手中指、示指夹住纱条送入子宫腔内，自子宫底部开始，有序自上而下依次填塞，压紧不留空腔，直至宫腔填满（图 2-16-3），应警惕内松外紧，宫腔内出血而无阴道流血的假象。宫口已经关闭者，由助手压住子宫底部，手术者左手进入宫口内作为引导，右手持卵圆钳夹住纱条，送入宫腔内填紧。

（2）填塞阴道穹隆。

（3）术后使用抗生素，24h 后取出纱条。

3. **宫腔填塞挂线处理**　操作困难且容易造成损伤与出血，故建议等待局部水肿消退、

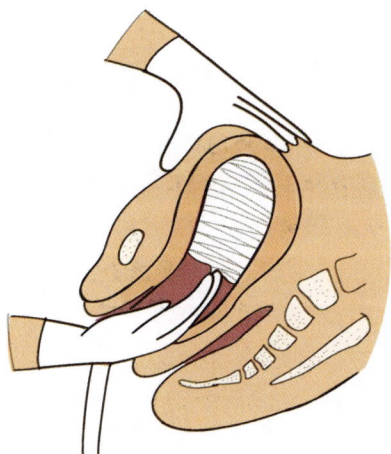

图 2-16-3 阴道分娩宫腔纱条填塞术

创面有所愈合后再经过阴道将缝线剪断后取出；若该方法失败，则可借助宫腔镜取出，同时要做好抗感染的措施。

4. 宫腔纱条填塞的操作注意事项

（1）首先排除胎盘残留或软产道裂伤。

（2）放置前先将纱布条用碘伏浸透，尽可能将纱布条"拧干"。

（3）一定要"填实"，不能留有"空隙"，纱布条以 Z 形将宫腔"填实"。

（4）填塞留假腔可导致隐匿性宫腔积血延误抢救时机。

（5）浸透的碘伏有利于抗感染。

（6）取纱条时注意事项：取纱条操作需要备血和宫缩剂，建立静脉通道，在手术室内操作并做好可能需要急诊手术的准备，操作动作轻柔，避免对宫腔及阴道壁擦伤导致再次出血。观察 10min 无明显出血方可。

（三）反馈

在情境模拟实践之后，及时对演练过程进行反馈。评估在实践过程中宫腔纱条填塞术的真实情景时，指导者与实施者的反应及应对情况，评价指导者宫腔纱条填塞术教育指导的有效性。通过核查表（表 2-16-2），复盘演练过程中的不足，通过不断演练提升技能。

表 2-16-2　宫腔纱条填塞术（经阴道）模拟实践核查表

	反馈要点	完成情况	备注
1	术前准备		
	①阴道出血量评估，开放静脉、备血、应用宫缩剂等		
	②寻求帮助		
2	孕妇及家属知情同意		
3	取膀胱截石位，排除软产道裂伤		
4	外阴消毒		
5	确定宫腔内无胎盘胎膜残留和大动脉出血，无产道裂伤及凝血功能障碍		
6	先将纱条用碘伏浸透，尽可能将纱条"拧干"		
7	手术者左手在腹部下推子宫体部，右手中指、示指夹住纱条送入子宫腔内，自子宫底部开始，有序自上而下依次填塞，压紧不留空腔，直至宫腔填满		
8	填塞阴道穹隆		
9	宫口已经关闭者，由助手压住子宫底部，手术者左手进入宫口内作为引导，右手持卵圆钳夹住纱条，送入宫腔内填紧		
10	标记宫底高度		
11	问题 1：宫腔纱条填塞术后的观察		
	回答要点		

反馈要点	完成情况	备注
①生命体征		
②出血量(阴道、宫腔、盆腹腔)		
③缩宫素的使用		
④抗生素的使用		
12 问题2:何时取出纱条		
13 问题3:取纱条时注意事项		

（许传露　包怡榕）

第十七节　子宫动脉上行支结扎术

一、背景知识

子宫动脉上行支结扎术(ligation of ascending branch of uterine artery)适用于剖宫产术中出血,尤其是子宫收缩乏力或胎盘因素导致的出血,经宫缩剂和按摩子宫无效,或子宫切口撕裂而局部止血困难者。

二、课程准备

（一）学习目标

1. 掌握子宫动脉上行支结扎术的方法。

2. 通过模拟培训提高子宫动脉上行支结扎术技能。

（二）理论知识储备

正式情境模拟演练之前,对参与模拟演练的学员进行子宫动脉上行支结扎术相关理论培训,课程包括对子宫动脉上行支结扎术的适应证和注意点。

1. **适应证**　适用于子宫缩乏力、胎盘因素或子宫切口撕裂而导致出血,为以上原因导致的产后出血首选治疗方法。

2. **注意点**　血管结扎仅需要配备必要的手术器械,要求手术医师能够掌握手术操作技术,对硬件要求较少,可在剖宫产术中实施。由于妊娠期子宫阔韧带血管网丰富,进针时应选择阔韧带透亮区,减少微小血管损伤导致的术后阔韧带血肿发生。

（三）情境设置

1. **情境**

（1）场所:模拟手术室。

（2）患者情况:产妇,28岁,生育史:0-0-0-0。孕期正规产检,无殊。因巨大胎儿行剖宫产,分娩一活婴,重4 010g,剖宫产术中子宫收缩欠佳,经宫缩药物治疗后子宫下段收缩仍欠佳,术中累计出血800mL。

2. **教学工具**

（1）高仿真设备:产后出血模型(布子宫)见图2-17-1。

（2）物品准备:见表2-17-1。

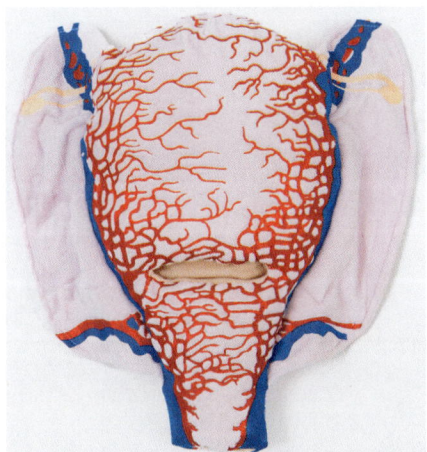

图 2-17-1　产后出血模型（布子宫）

表 2-17-1　子宫动脉上行支结扎术模拟场景物品准备清单

设备	物品及耗材	道具
模拟心电监护仪	产包、碘伏、无菌手套、大弯针、1-0 缝线、注射用全套物品、知情同意书	宫缩药、500～1 000mL 晶体液（无菌生理盐水或乳酸林格液）、氨甲环酸、抗生素

（3）音视频系统（可选）：在情境模拟实践之后，可以通过回放实践过程，及时对演练过程进行反馈。

3. 人员准备

（1）导师：1 名（产科医生）。

（2）助教：4 名（产科医生 1 名，器械护士 1 名、巡回护士 1 名、麻醉医生 1 名）。

（3）标准化病人：1 名，根据预先设定产后出血场景，与学员对话和沟通。

（4）学员角色：分团队开展实施并练习子宫动脉上行支结扎止血术操作技能，每团队 1 名实施者，1 名助手，在实施过程中增强医患沟通技巧和团队协作能力。

三、模拟实践

（一）评估

1. **患者的评估**　评估产妇发生产后出血，子宫收缩欠佳，经药物加强宫缩后效果不佳，需实施子宫动脉上行支结扎术。实施子宫动脉上行支结扎术前应与产妇及家属沟通，告知子宫收缩乏力引起的产后出血相关风险和处理方式。

2. **实施者的评估**　在开展子宫动脉上行支结扎术前，实施者应具备熟练掌握子宫动脉上行支结扎术的操作，注意动作规范、轻柔。

3. **机构的评估**　预测子宫动脉上行支结扎术可能出现的困难，采取相应预防措施，并制订处理方案。做好子宫动脉上行支结扎止血失败预案等。

（二）实践

1. **子宫动脉上行支结扎术步骤**

（1）将子宫提出腹腔，向对侧牵拉，以暴露欲缝扎处。

（2）充分下推膀胱腹膜返折，分离粘连，暴露视野。

（3）用大弯针、1-0 肠线在剖宫产子宫下段切口的稍下方 2cm，触摸子宫峡部两侧跳动的子宫动脉内侧 2cm 处，从前向后贯穿缝合，然后再从子宫动静脉最外侧阔韧带无血管区由后向前穿过，和线尾结扎打结（图 2-17-2）。同法结扎对侧。

（4）检查子宫前后壁缝线是否有切割出血，必要时用 3-0 可吸收线缝合止血。

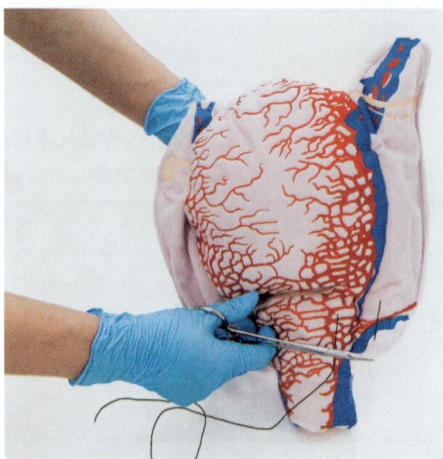

图 2-17-2　子宫动脉上行支结扎

（三）反馈

在情境模拟实践之后，及时对演练过程进行反馈。评估在实践过程中子宫动脉上行支结扎术的真实情景时，指导者与实施者的反应及应对情况，评价指导者子宫动脉上行支结扎的有效性。通过核查表（表 2-17-2），复盘演练过程中的不足，通过不断演练提升技能。

表 2-17-2　子宫动脉上行支结扎术模拟实践核查表

反馈要点	完成情况	备注
1　术前准备 ①出血量评估，开放静脉、备血、应用宫缩剂等 ②寻求帮助		
2　孕妇及家属知情同意		
3　将子宫托出腹腔		
4　向对侧牵拉，以暴露欲缝扎处		
5　充分下推膀胱腹膜返折，分离粘连，暴露视野		
6　用大弯针、1-0 肠线在剖宫产子宫下段切口的稍下方 2cm 处进针		
7　触摸子宫峡部两侧跳动的子宫动脉内侧 2cm 处，从前向后贯穿缝合		
8　从子宫动静脉最外侧阔韧带无血管区由后向前穿过		
9　和线尾结扎打结		
10　同法结扎对侧		
11　检查子宫前后壁缝线是否有切割出血，必要时用 3-0 可吸收线缝合止血		

（许传露　包怡榕）

第十八节　子宫压迫缝合术

一、背景知识

B-Lynch 缝合术（B-Lynch suture）是最早应用的子宫压迫缝合止血技术，1997 年英国 B-Lynch 医生首先报道，适用于宫缩乏力、胎盘因素和凝血功能异常且子宫按摩和宫缩剂无效者。B-Lynch 缝合术具有操作简单、止血迅速及价格经济等优点，但需关注 B-Lynch 缝合术后并发症和再妊娠的相关风险。B-Lynch 缝合术后再妊娠属高危妊娠。

二、课程准备

（一）学习目标

1. 掌握 B-Lynch 缝合术的方法。
2. 掌握 B-Lynch 缝合术的适应证。
3. 通过模拟培训提高 B-Lynch 缝合术技能。

（二）理论知识储备

在正式情境模拟演练之前，对参与模拟演练的学员进行 B-Lynch 缝合术相关理论培训，课程包括对 B-Lynch 缝合术适应证、缝合有效判定和注意事项等。

1. **适应证**　B-Lynch 缝合术通常适用于子宫缩乏力、胎盘因素和凝血功能异常导致的产后出血。缝合术前将子宫托出腹腔，行双手压迫试验，了解压迫子宫是否有效，以预评估 B-Lynch 缝合术的效果。缝合过程中，仅缝合子宫下段两侧肌层，使中段保持开放状态，有助于清除宫腔残留及观察出血情况。缝合应松紧适宜，过松则止血效果欠佳，过紧则易于造成子宫局部坏死。要通过加压缝扎止血，手术医生必须熟悉盆腔解剖，同时缝合操作非常熟练。

2. **缝合有效判定**　阴道流血量不超过 50mL/h，子宫收缩良好、质硬，出血量逐渐减少或停止。

3. **近、远期并发症**　如缝线滑脱引起的肠管套叠、子宫坏死（全部或部分肌层）、宫腔积脓、宫腔粘连等，子宫压迫缝合术后再次妊娠的报道目前还很少。

（三）情境设置

1. **情境**

（1）场所：模拟手术室。

（2）患者情况：产妇，28 岁，生育史：0-0-0-0。孕期正规产检，无殊。因"双胎妊娠合并羊水过多"可能行剖宫产，分娩两足月活婴，体重分别为 2 800g 和 2 900g，剖宫产术中子宫收缩欠佳，经宫缩药物治疗后子宫收缩仍欠佳，术中累计出血 800mL。

2. **教学工具**

（1）高仿真设备：产后出血模型（布子宫）见图 2-18-1。

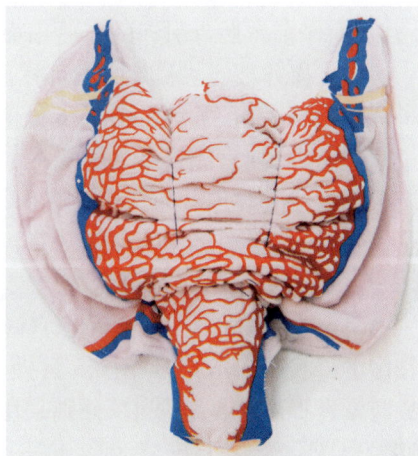

图 2-18-1　产后出血模型（布子宫）

（2）物品准备：见表 2-18-1。

表 2-18-1　子宫压迫缝合术模拟场景物品准备清单

设备	物品及耗材	道具
模拟心电监护仪	产包、碘伏、无菌手套、B-Lynch 缝线、注射用全套物品、知情同意书	宫缩药、500～1 000mL 晶体液（无菌生理盐水或乳酸林格液）、氨甲环酸、抗生素

（3）音视频系统（可选）：在情境模拟实践之后，可以通过回放实践过程，及时对演练过程进行反馈。

3. 人员准备

（1）导师：1 名（产科医生）。

（2）助教：4 名（产科医生 1 名、器械护士 1 名、巡回护士 1 名、麻醉医生 1 名）。

（3）标准化病人：1 名，根据预先设定剖宫产术中产后出血场景，与学员对话和沟通。

（4）学员角色：分团队开展实施并练习子宫动脉上行支结扎止血术操作技能，每团队 1 名实施者，1 名助手，在实施过程中增强医患沟通技巧和团队协作能力。

三、模拟实践

（一）评估

1. 患者的评估　评估产妇发生产后出血，子宫收缩欠佳，经药物加强宫缩后效果不佳，需实施 B-Lynch 缝合术。实施 B-Lynch 缝合术前应与产妇及家属沟通，告知子宫收缩乏力引起的产后出血相关风险和治疗措施。

2. 实施者的评估　在开展 B-Lynch 缝合术前，实施者应熟练掌握 B-Lynch 缝合术的操作，注意动作规范、轻柔。指导者提前与实施者沟通，告知 B-Lynch 缝合术相关注意事项。

3. 机构的评估　预测 B-Lynch 缝合术可能出现的困难，采取相应预防措施，并制订处理方案。评估 B-Lynch 缝合术相关的物资、器械以及 B-Lynch 缝合术止血失败的预案等。

（二）实践

1. B-Lynch 缝合术

（1）适应证：B-Lynch 缝合适用于子宫收缩乏力、胎盘粘连、凝血功能障碍引起的产后出血，对于前置胎盘引起的产后出血也有效。

（2）操作要点：术者将子宫托出腹腔，下推膀胱反折腹膜进一步暴露子宫下段。选择子宫切口下 3cm，子宫左缘 3cm 处穿入，子宫切口上 3cm，子宫左缘约 4cm 处穿出。然后越过宫底向后，在宫骶韧带之间缝入，在右侧对称点穿出，越过宫底向前，同法缝合子宫右侧，调整缝线使其均匀分布在子宫表面，用力拉紧缝线以压缩子宫，观察无活动性出血后，关闭子宫下段切口（图 2-18-2）。

2. 改良 B-Lynch 缝合术

（1）改良缝合方法：产后子宫尚未恢复正常大小，采用 B-Lynch 缝合术有使用一根标准长度的缝线（70cm）缝合困难，且操作复杂，不易记忆，缝线滑脱引起其他器官套入等缺点。故有学者提出改良缝合术，分别采用两根缝线缝合子宫两侧，操作简单，标准长度的缝线足够缝合，不必寻找特殊缝线。

（2）操作要点：子宫左右两侧各用 1 根缝线，从子宫前壁切口下方 2cm 进针，经宫腔从

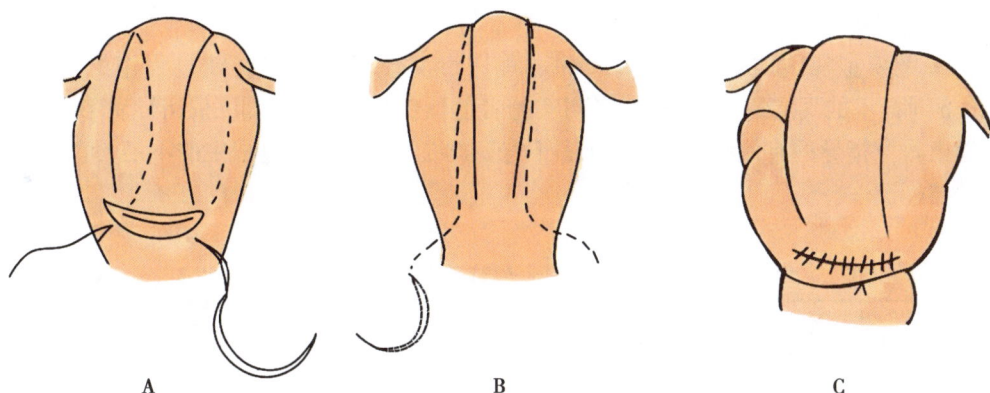

图 2-18-2　B-Lynch 缝合法
A. 正面观；B. 后面观；C. 侧面观。

切口上方 2cm 出针，然后经宫底绕到子宫后壁子宫下段相当于切口下方 3cm 处，由子宫后壁到前壁贯穿缝合，左侧同法处理；两根缝线水平交叉打结（图 2-18-3）。

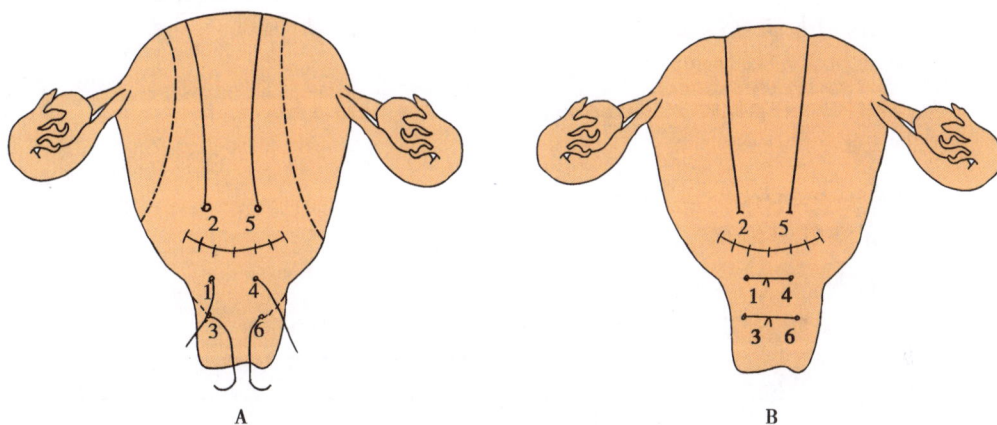

图 2-18-3　改良 B-Lynch 缝合术
A. 改良 B-Lynch 术正面观，进针方向：1→2→3；4→5→6；B. 改良 B-Lynch 术缝合后效果。

（3）改良缝合优点：对于前置胎盘，缝合前下推膀胱，子宫下段切口下缘的进针位置下移，超过胎盘附着部位，局部出血点亦可压迫止血，此方法治疗前置胎盘剖宫产术后出血的效果优于经典 B-Lynch 缝合法。

3. B-Lynch 缝合术操作注意点

（1）缝合过程中，助手需要协助压迫子宫减少出血。

（2）完成缝合后打结，松紧要适中，防止过松或者过紧。

（3）完成手术后需要再次评估是否止血有效。

（4）术后仍需配合宫缩剂。

（5）严重并发症如术后发生子宫坏死或发现误扎输尿管、盆腔血肿等，都是在出血汹涌、视野不清时企图迅速控制出血而匆忙操作酿成。因此，对于加压缝合术，要谨记两点：解剖不清晰、对操作步骤不熟悉时切忌使用加压缝扎法止血；出血量大、出血速度较快者，不宜使用复杂术式。

（三）反馈

在情境模拟实践之后，及时对演练过程进行反馈。评估在实践过程中产后出血行 B-Lynch 缝合术的真实情景时，指导者与实施者的反应及应对情况，评价指导者 B-Lynch 缝合术健康教育指导的有效性。通过核查表（表2-18-2），复盘演练过程中的不足，通过不断演练提升技能。

表2-18-2　B-Lynch缝合术模拟实践核查表

	反馈要点	完成情况	备注
1	术前准备		
	①出血量评估，开放静脉、备血、应用宫缩剂等		
	②寻求帮助		
2	孕妇及家属知情同意		
3	将子宫托出腹腔，探查宫腔，清理残留蜕膜组织和血块		
4	充分下推膀胱腹膜返折，分离粘连，暴露视野		
5	用大弯针，1-0肠线选择子宫切口下3cm，子宫左缘3cm处穿入，子宫切口上3cm，子宫左缘约4cm处穿出		
6	越过宫底向后，在宫骶韧带之间缝入，在右侧对称点穿出，越过宫底向前，同法缝合子宫右侧		
7	调整缝线使其均匀分布在子宫表面		
8	用力拉紧缝线以压缩子宫		
9	和线尾打结		
10	检查子宫前后壁缝线是否有切割出血，必要时用3-0可吸收线缝合止血		
11	留置腹腔引流管，严密术后观察		

（许传露　包怡榕）

第十九节　宫颈环扎术

一、背景知识

宫颈功能不全（cervical incompetence，CIC）是导致孕中期流产和早产的重要原因，其发生率为0.1%～1%。宫颈环扎术（cervical cerclage，CC）是治疗CIC的唯一术式和有效方法。该手术在1902年首次对有中孕期自发性流产、自发性早产史、可疑CIC的妇女进行缝扎，目的是防止再次胎儿丢失。1955年Shirodkar首次提出经阴道宫颈环扎术，目前被定义为Shirodkar手术，需分离上推膀胱直肠后，于主韧带上方缝合宫颈内口并扎紧。后逐渐被改良并应用在临床上，包括McDonald手术，经腹腔镜宫颈环扎术等。其中McDonald术式因操作简单、效果可靠、创伤小、易拆除，一直是临床上应用最为广泛的术式。

宫颈环扎术的指征多分为基于病史指征性宫颈环扎术、基于超声指征性宫颈环扎术和紧急宫颈环扎术。

二、课程准备

（一）学习目标

1. 掌握宫颈环扎术的方法，提升宫颈环扎术技能。
2. 掌握宫颈环扎术的适应证和禁忌证。
3. 掌握宫颈环扎术的围手术管理。
4. 掌握宫颈环扎术的并发症、风险。
5. 掌握宫颈环扎术后管理及拆线时机。

（二）理论知识储备

在单项机能操作之前，对参与模拟实训的学员进行宫颈环扎术相关理论培训，课程包括宫颈环扎术的适应证和禁忌证、围手术期管理、相应的风险和并发症、术后管理要点等。

1. 宫颈环扎术的适应证　宫颈环扎术是治疗 CIC 的唯一术式和有效方法。CIC 的诊断缺乏黄金标准，主要还是根据既往中孕流产、早产的病史和孕期监测宫颈有效长度等判别，同时需排除感染等因素。

（1）病史指征性宫颈环扎：已被证明针对特定人群有益。1 项国际多中心研究的亚组分析指出，病史指征宫颈环扎术对有 3 次或以上孕中期流产或早产史的女性有益，可降低 17% 的孕 33 周前的早产率。

（2）超声指征宫颈环扎：荟萃分析指出，合并孕中期宫颈长度（cervical length，CL）≤25mm 的无自发性早产史的单胎妊娠女性，宫颈环扎术与期待治疗的早产风险相似。对于没有流产或早产史的子宫颈短的女性，超声指征宫颈环扎术没有明显益处。但多中心研究指出，针对 CL<10mm 而无自发性早产史的单胎妊娠女性，宫颈环扎术可降低早产风险。另有荟萃分析发现，在有 1～2 次孕中期流产或早产史的情况下，孕 24 周前子宫颈缩短（CL≤25mm）行超声指征性宫颈环扎术可降低小于孕 35 周的早产风险。因此，针对这部分女性，孕中期进行连续超声监测是必要的，以识别有早产风险的无症状女性，从而提供干预措施（包括宫颈环扎术）来降低早产风险及改善新生儿结局。

（3）紧急宫颈环扎：荟萃分析发现，在孕中期子宫颈扩张和胎膜暴露的情况下，紧急宫颈环扎术可延长孕周（平均 34d）及提高新生儿存活率。

2. 宫颈环扎术的禁忌证　①医源性早产；②具有绒毛膜羊膜炎的临床证据；③持续阴道出血；④早产胎膜早破；⑤早产临产；⑥具有胎儿宫内危险证据；⑦死胎；⑧具有致命的胎儿缺陷等。

3. 围手术期管理　①宫缩抑制剂的选择，目前没有证据支持宫颈环扎术的围手术期常规应用宫缩抑制剂，应个体化考虑；②在宫颈环扎术时是否使用抗生素应由手术团队决定；③麻醉的选择应由手术团队与孕妇协商决定；④缝合材料的选择应由手术医生自行决定，应使用不可吸收的缝合线；⑤环扎的位置应尽可能高，但高位环扎伴推膀胱或低位环扎应由主治医生自行决定。

4. 风险及并发症　荟萃分析发现，尽管宫颈环扎术后发热风险增加 1 倍，但病史或超声指征宫颈环扎术与未足月胎膜早破（preterm premature rupture of membrane，PPROM）绒毛膜羊膜炎、早产及孕中期流产的增加无关。另有荟萃分析发现，宫颈环扎术与分娩时的子宫颈裂伤增加有关，但该结果可能受报道偏差的影响。宫颈环扎术相关的一些潜在并发症，包括 PPROM、孕中期流产、早产、感染、出血和膀胱或子宫颈损伤。但到目前为止，并没有研究可以充分评估宫颈环扎术并发症风险。建议在所有类型宫颈环扎术前,应提供关于潜在并发症及风险的书面告知书。

5. 宫颈环扎术术后管理　①对环扎手术妇女不推荐常规卧床休息,但应个体化,除考虑医疗保健系统的成本增加外,也需考虑到临床情况和卧床休息可能对妇女及其家庭产生的潜在不良影响。②不应常规建议在环扎后停止性交。③虽然不建议对宫颈进行常规的连续超声测量,但在个别超声指征环扎的术后病例中,有利于及时给予促胎肺成熟治疗等或宫内转运。④环扎术后不推荐常规行胎儿纤维连接蛋白检测。然而,对于行环扎手术的无症状高危妇女,由于胎儿纤维连接蛋白检测对 30 周以下妇女后续分娩的阴性预测价值高,可使妇女和临床医生安心。⑤不建议在环扎后常规补充孕酮。

6. 宫颈环扎术术后拆线时机　①在预防性宫颈环扎或超声指征性宫颈环扎术后进行紧急环扎的决定应在考虑临床情况的基础上个体化制订;②宫颈环扎线应在产前拆除,通常在妊娠 36～37 周进行,除非是临产前的剖宫产,在这种情况下,拆线可以推迟到剖宫产同时;③对于妊娠 24～34 周的 PPROM 女性,如果没有感染或早产的迹象,可以考虑延迟拆除环扎线 48h,以便于给予促胎肺成熟治疗等及宫内转运;④不建议延迟拆线直到分娩或需要分娩,因为与母体/胎儿脓毒症的风险增加有关;⑤考虑到新生儿和/或母亲脓毒症的风险,以及妊娠 23 周前和 34 周后 PPROM 继续妊娠 48 小时的益处极小,建议及时拆除环扎缝线。

(三)情境设置

1. 情境

(1)场所:产科手术模拟室。

(2)患者情况:产妇,37 岁,孕 14 周,生育史:0-1-3-1,第一次妊娠孕 31 周早产史,产程 3h;后 3 次均为孕 18～20 周的中孕流产史,流产过程无明显腹痛,流产前有阴道分泌物增多,未予注意,常规产检时发现宫颈扩张,羊膜囊突出,检查无感染指标异常,后自然流产,未清宫,胎盘病理未证实绒毛膜羊膜炎。本次拟行病史指征性宫颈环扎术。

2. 教学工具

(1)高仿真设备:宫颈环扎术模型见图 2-19-1。

(2)物品准备:见表 2-19-1。

(3)音视频系统:有条件下提供,可录播回放,用于反思讨论,可选。

3. 人员准备

(1)导师:1 名指导者,进行宫颈环扎术操作指导。

(2)助教:3 名(产科医生 1 名,巡回护士 1 名,麻醉医生 1 名),配合学员完成操作。

(3)标准化病人:1 名,操作前病史询问并签署知情同意书。

(4)学员角色:分团队开展实施并练习宫颈环扎操作技能,每团队 1 名实施者,1 名助手,在实施过程中增强医患沟通技巧和团队协作能力。

三、模拟实践

(一)评估

1. 孕妇的评估　详细询问孕妇的病史,妇女应接受妊娠早期的超声检查和非整倍体筛查,以确保符合以下条件:存活、单胎妊娠和无致命/主要的胎儿异常。充分告知孕妇宫颈

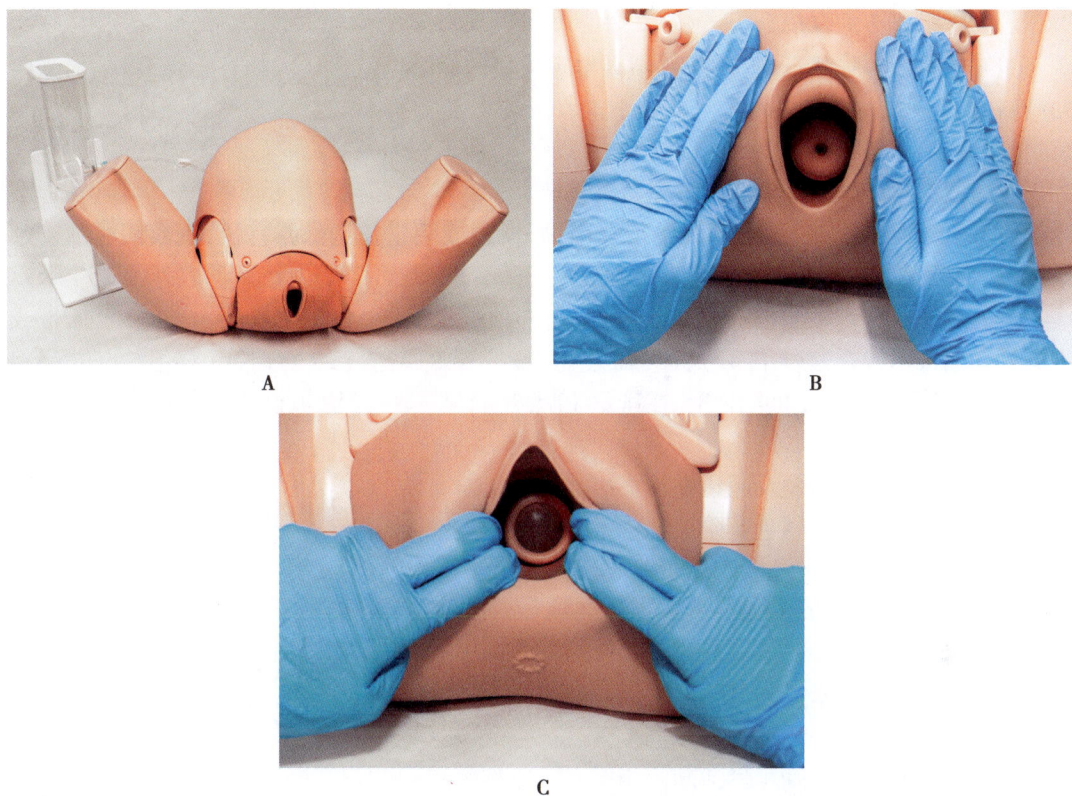

图 2-19-1 宫颈环扎术模型

A. 宫颈环扎术模型；B. 模型中可见宫颈；C. 模型中可见羊膜囊凸。

表 2-19-1 宫颈环扎模拟场景物品准备清单

设备	物品及耗材	道具
胎心仪	扩阴器、阴道拉钩、消毒钳、持针钳、中弯钳、大弯钳、宫颈钳、无齿镊、剪刀、慕斯带或1号丝线	病史、宫缩抑制剂、碘伏纱球

环扎术的适应证、宫颈环扎术的步骤、围手术期的处理和术后的管理，及宫颈环扎术的并发症及风险，主张签署书面知情同意书，而非口头同意。

2. **实施者的评估** 在开展宫颈环扎术前，实施者应具备良好的健康状态、卫生状态、情绪、实施宫颈环扎术的意愿。指导实施者严格注意孕妇及胎儿的状态、指导实施者动作轻柔。指导者提前与实施者沟通，了解宫颈环扎术实施者目前情况，并告知宫颈环扎术相关注意事项。

3. **机构的评估** 评估实施宫颈环扎术相关的物资、药品、设备准备，指导者自身及接受宫颈环扎术培训情况等。实施宫颈环扎术前与家属签署知情同意书，并开具宫颈环扎术医嘱。

（二）模拟实践

1. **术前准备**

（1）术前宫缩抑制药使用，如吲哚美辛100mg，纳肛，需注意其潜在的不良反应。

（2）术前抗生素使用，由手术团队决定。

（3）选择合适的麻醉。

（4）让孕妇膀胱截石位，确保她不会出现明显的仰卧位低血压。如有必要，将手术床向左倾斜 15° 卧位。

（5）测胎心。

2. 实行宫颈环扎术模拟实训

（1）孕妇取膀胱截石位，常规消毒铺巾，扩阴器或阴道拉钩暴露宫颈，观察阴道部宫颈情况，再次阴道宫颈穹隆部消毒。

（2）完全暴露宫颈前后穹隆，取宫颈阴道部顶端水平行 McDonald 手术，带针慕斯带或大圆针穿两根丝线在宫颈 11 点进针，10 点出针；宫颈 8 点进针，7 点出针；宫颈 5 点进针，4 点出针；宫颈 2 点进针，1 点出针；在宫颈 12 点出打结、剪线，留 1cm 左右线头。进出针避开宫颈 3 点和 9 点血管丰富处。

（3）探查是否有宫颈及阴道壁损伤出血。

（4）再次观察宫颈颜色及阴道部宫颈长度。

（5）留置尿管，直肠指检（以防缝线穿透直肠）。

（6）术后再次测胎心。

3. 术后管理

（1）行宫颈环扎术后，监测生命体征，注意观察孕妇尿色、尿量；阴道出血及宫缩情况。

（2）必要时给予宫缩抑制剂及抗生素。

（3）麻醉消退后鼓励尽早活动。

（三）反馈

在情境模拟实践之后，及时对演练过程进行反馈。评估在实践过程中，指导者与实施者的反应及交流情况，评价指导者宫颈环扎术模拟实训指导的有效性。通过核查表（表 2-19-2），复盘演练过程中的不足，通过不断演练提升宫颈环扎术实施技能。

表 2-19-2　宫颈环扎术模拟实践核查表

反馈要点	完成情况	备注
1. 实施前准确评估孕妇的适应证		
2. 实施前准确评估胎儿宫内情况		
3. 实施前准确评估机构的准备度		
4. 实施前充分知情同意并签字		
5. 围手术期管理		
6. 术前麻醉		
7. 宫颈环扎术实训模拟的体位		
8. 宫颈环扎术手术步骤和手法是否规范熟练		
9. 宫颈环扎术术后管理		
10. 宫颈环扎线拆除时机		

（许传露　包怡榕）

参考文献

［1］李小寒，尚少梅.基础护理学［M］.6版.北京：人民卫生出版社，2017：176-179.

［2］顾春怡，张铮.实用助产操作实践规范［M］.北京：人民卫生出版社，2019：14-16.

［3］姜梅，庞汝彦.助产士规范化培训教材［M］.北京：人民卫生出版社，2019：267-268.

［4］谢幸，孔北华，段涛.妇产科学［M］.9版.北京：人民卫生出版社，2018：179.

［5］刘兴会，贺晶，漆洪波.助产［M］.北京：人民卫生出版社，2018：178-180.

［6］中国妇幼保健协会助产士分会，中国妇幼保健协会促进自然分娩专业委员会.正常分娩临床实践指南［J］.中华围产医学杂志，2020，23（6）：371-375.

［7］蔡文智.助产技能实训［M］.北京：人民卫生出版社，2015：45.

［8］杨舜龙.分娩球辅助分娩对初产妇产程和分娩结局的影响［J］.中国妇幼保健，2021，36（4）：761-764.

［9］吴欣娟，姜梅，卢契.助产士专科培训［M］.北京：人民卫生出版社，2019：320-331.

［10］中国妇幼保健协会助产士分会.会阴切开及会阴裂伤修复技术与缝合材料选择指南（2019）［J］.中国护理管理，2019，19（3）：453-457.

［11］中华医学会妇产科学分会产科学组.阴道手术助产指南（2016）［J］.中华妇产科杂志，2016，51（8）：565-567.

［12］刘兴会，漆洪波.难产［M］.北京：人民卫生出版社，2015：2018-224.

［13］张立力，肖霖，杨慧霞，等.阴道分娩会阴裂伤的预防与管理临床实践指南［J］.中华围产医学杂志，2022，25（9）：643-660.

［14］中华医学会妇产科学分会产科学组，中华医学会围产医学分会.产后出血预防与处理指南（2023）［J］.中华妇产科杂志，2023，58（6）：401-409.

［15］AMERICAN COLLEGE OF OBSTETRICIANS AND GYNECOLOGISTS. Operative vaginal birth：ACOG practice bulletin, number 219［J］. Obstet Gynecol, 2020, 135（4）：e149-e159.

［16］JEVE Y B, NAVTI O B, KONJE J C. Comparison of techniques used to deliver a deeply impacted fetal head at full dilation：a systematic review and meta-analysis［J］. Bone Joint J, 2016, 123：337.

［17］AMERICAN COLLEGE OF OBSTETRICIANS AND GYNECOLOGISTS. External cephalic version：ACOG practice bulletin, number 221［J］. Obstet Gynecol, 2020, 135（5）：e203-e212.

［18］ADVANCED LIFE SUPPORT GROUP（ALSG）. Managing medical and obstetric emergencies and trauma a practical approach［M］.4th ed. New Jersey：Wiley-Blackwell, 2022.

［19］MANAGEMENT OF BREECH PRESENTATION AT TERM. Practice bulletin no 178：shoulder dystocia［J］. Obstet Gynecol, 2017, 129（5）：e123-e133.

［20］AMERICAN COLLEGE OF OBSTETRICIANS AND GYNECOLOGISTS' COMMITTEE ON PRACTICE BULLETINS-OBSTETRICS. Practice bulletin no. 165：prevention and management of obstetric lacerations at vaginal delivery［J］. Obstet Gynecol, 2016, 128（1）：e1-e15.

［21］ILLSTON J D, BALLARD A C, ELLINGTON D R, et al. Modified beef tongue model for fourth-degree laceration repair simulation［J］. Obstet Gynecol, 2017, 129：491.

［22］PATEL M, LASALA C, TULIKANGAS P, et al. Use of a beef tongue model and instructional video for teaching residents fourth-degree laceration repair［J］. Int Urogynecol J, 2010, 21（3）：353-358.

［23］GEORGIOU C. Balloon tamponade in the management of postpartum haemorrhage：a review［J］. BJOG, 2009, 116（6）：748-757.

［24］SHENNAN A H, STORY L, ROYAL COLLEGE OF OBSTETRICIANS, GYNAECOLOGISTS. Cervical cerclage：green-top guideline no. 75［J］. Bone Joint J, 2022, 129（7）：1178-1210.

［25］BROWN R, GAGNON R, DELISLE M F. No. 373-cervical insufficiency and cervical cerclage［J］. J Obstet Gynaecol Can, 2019, 41（2）：233-247.

第三章　围产期单项技能：围产护理

第一节　硫酸镁用药观察

一、背景知识

硫酸镁是一种产科常用药，多用于妊娠期高血压疾病和早产儿脑神经保护。硫酸镁是子痫治疗的一线药物，也是重度子痫前期预防子痫发作的关键药物。对于妊娠34周前早产，用硫酸镁作为胎儿中枢神经系统保护剂治疗，不但能降低早产儿的脑瘫风险，而且能减轻妊娠34周前早产儿的脑瘫严重程度。

二、课程准备

（一）学习目标

1. 掌握硫酸镁的用药观察。
2. 掌握硫酸镁中毒的处理。

（二）理论知识储备

在正式情境模拟演练之前，对参与模拟演练的学员进行产科应用硫酸镁相关理论培训，包括硫酸镁用于早产儿脑神经保护、妊娠期高血压疾病预防子痫发作、控制子痫抽搐的机制、用法用量。血清镁离子有效治疗浓度为1.8～3.0mmol/L，而血清镁离子超过3.5mmol/L则可能出现中毒症状。使用硫酸镁时应密切观察，如患者合并肾功能不全、重症肌无力、心肌病等，则应慎用或减量使用硫酸镁。条件许可，用药期间可监测血清镁离子浓度。

（三）情境设置

1. 情境

（1）场所：模拟产科病房。

（2）患者情况：产妇，32岁，G_1P_0，孕 30^{+3} 周，自觉阴道流液半小时入院，宫缩不规则，阴道检查见羊水清，量少，宫颈扩张1指，医嘱予25%硫酸镁16mL加入5%葡萄糖100mL快速静脉滴注（15～20min），现静脉滴注结束，医嘱予25%硫酸镁60mL加入5%葡萄糖500mL以56mL/h速度静脉滴注。

2. 教学工具

（1）高仿真设备：可静脉注射手臂模型见图3-1-1。

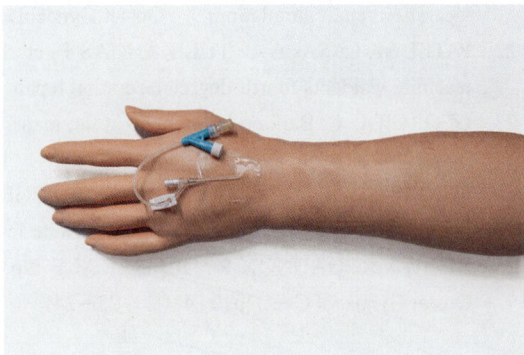

图3-1-1　静脉注射手臂模型

（2）物品准备：见表3-1-1。

（3）音视频系统：有条件下提供，可录播回放，用于反思讨论，可选。

3. 人员准备

（1）导师：1名。

（2）助教：1名。

（3）标准化病人：产妇，根据预先设定硫酸镁用药观察场景，与学员对话和沟通。

（4）学员角色：2名护士进行硫酸镁用药观察操作。

表 3-1-1　硫酸镁用药观察模拟场景物品准备清单

设备	物品及耗材	道具
输液泵	注射盘、输液架、小锤	配制好的药品

三、模拟实践

（一）评估

1. 患者的评估　评估患者年龄、病情、用药史、过敏史、穿刺部位皮肤情况、意识状态及合作程度。

2. 实施者的评估　评估实施者对患者病情掌握情况，硫酸镁用药知识掌握情况。

3. 机构的评估　所在机构硫酸镁用药及观察的流程，身份识别方法，拮抗剂的备药情况。

（二）模拟实践

1. 核对　双人携治疗单及药品至床旁用两种以上身份识别方式与患者确认身份，核对药品，根据所在机构的要求签名并在药品上注明醒目特殊药物标识。

2. 评估　询问患者近期用药情况，注意配伍禁忌。评估膝反射情况，评估呼吸和尿量，必备条件：①膝反射存在；②呼吸≥16次/min；③尿量≥17mL/h 或≥400mL/24h。

3. 用药　用输液泵控制滴速，滴速以每小时硫酸镁入量1～2g为宜，24h累计用量不超过25g。做好记录。

4. 观察　按照所在机构用药观察规范定时评估患者膝反射，评估呼吸和尿量，并注意观察注射部位皮肤情况。长时间使用遵医嘱监测血镁浓度。

5. 健康教育　①静脉注射硫酸镁常引起潮红、出汗、口干等症状，连续使用硫酸镁可引起便秘；②用药期间出现呼吸受抑、感觉迟钝、尿量减少及突然出现胸闷、胸痛、呼吸急促，应重视，立即汇报医务人员。

6. 镁离子中毒处理　如出现急性镁中毒现象，立即停用硫酸镁，并静脉缓慢推注（5～10min）10% 葡萄糖酸钙 10mL。

（三）反馈

在情境模拟实践之后，及时对演练过程进行反馈。评估在实践过程中硫酸镁用药观察是否规范有效，并通过核查表（表3-1-2）复盘演练过程中的不足，通过不断演练提升硫酸镁用药观察技能。

表 3-1-2　硫酸镁用药观察模拟实践核查表

反馈要点	完成情况	备注
1. 实施前准确评估产妇、机构的准备度		
2. 正确身份识别		

反馈要点	完成情况	备注
3. 硫酸镁用药前评估呼吸、尿量、膝反射		
4. 正确调节滴速		
5. 健康教育有效		
6. 镁中毒时备有葡萄糖酸钙并正确给药		

(刘金凤)

第二节　产后出血观察和评估

一、背景知识

产后出血指胎儿娩出后 24h 内阴道分娩者出血量≥500mL，剖宫产者≥1 000mL，是分娩严重并发症，是我国孕产妇死亡首要原因，产后出血发生率为 5%～10%，由于临床上估计的产后出血量往往比实际出血量低，因此产后出血实际发病率更高。低估出血量会延误产后出血的诊断以及处理，因此对出血量正确测量和评估至关重要。

二、课程准备

（一）学习目标

1. 掌握产后出血量的客观评估。
2. 掌握通过定量测量法评估产后出血量。

（二）理论知识储备

在正式情境模拟演练之前，对参与模拟演练的学员进行产后出血相关理论培训，课程包括产后出血的定义、风险因素、危害及研究证据；在产科失血的评价中，定量测量法已被证明比目测估计更准确；将目测估计与定量测量进行比较后发现，当出血较多时，目测估计更有可能低估实际失血量，而出血较少时，有可能高估实际失血量；且通过肉眼估算出血量的能力并不会因为培训、操作者的专业程度，工作年限，或者临床经验的提高而提高。阴道分娩时失血的量化过程与剖宫产略有不同，为了收集在阴道分娩中丢失的所有液体，使用标准化的臀部手术巾，而在剖宫产过程中使用标准化的收集罐。

（三）情境设置

1. 情境

（1）场所：模拟产房。

（2）患者情况：产妇，32 岁，G_1P_1，孕 39^{+3} 周，GDM，产前发热，1∶53 阴道分娩一男婴，重 3 965g，2∶00 胎盘自娩，胎盘胎膜完整，总产程 9h，第三产程出血 300mL，予缩宫素 10U 肌内注射，缩宫素 20U 加入补液，40 滴/min 静滴，产后 30min，会阴伤口缝合结束。

2. 教学工具

（1）高仿真设备：可实现阴道出血的模拟人（图 3-2-1）。

（2）物品准备：产后出血观察和评估模拟场景创建物品准备清单见表 3-2-1。

（3）音视频系统：有条件下提供，可录播回放，用于反思讨论，可选。

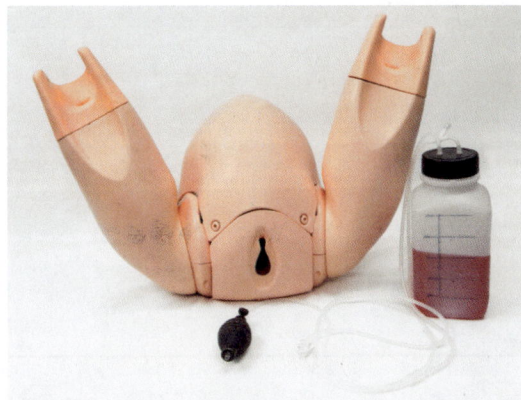

图 3-2-1 可实现阴道出血的模拟人

表 3-2-1 产后出血观察和评估模拟场景创建物品准备清单

设备	物品及耗材	道具
产床、监护仪	臀部垫巾	浸血的臀部垫巾

3. 人员准备

（1）导师：1名。

（2）助教：1名。

（3）标准化病人（声音）：1名，根据预先设定产后出血观察和评估场景，与学员对话和沟通。

（4）学员角色：学员1模拟低年资护士，学员2模拟高年资护士。

三、模拟实践

（一）评估

1. **产妇的评估** 评估产妇的分娩过程，包括孕期并发症，产程时间，产程中母儿监护情况，分娩镇痛实施情况，会阴伤口情况，新生儿体重、评分，皮肤接触是否实施，产程中出血量，产后观察过程中出血量。

2. **实施者的评估** 实施者身份、能级，产后出血相关知识掌握情况。

3. **机构的评估** 评估产房设施，称重设备，监护设备，实施相关检验的效率，抢救团队建立情况。

（二）模拟实践

1. **学员1汇报** 产后30min按压宫底，目测臀部垫巾出血量不多，产妇自诉有点头晕，向其解释因为分娩时用力过度且发热的原因，建议适当进食，多休息。

2. 学员2查看患者，询问产妇感受，按压宫底，观察阴道出血量，采用称重法评估出血量。浸湿血垫巾减去垫巾干重出血量为420mL。

3. 呼叫团队，启动产后出血急救流程，开放静脉，予监护设备监护生命体征，心率102次/min，血压105/67mmHg，抽血标本，配合后续抢救。

（三）反馈

在情境模拟实践之后，及时对演练过程进行反馈。评估在实践过程中学员是否适时采用了定量测量的方法来客观评价产后出血量。通过核查表（表3-2-2）复盘演练过程中的不足，通过不断演练提升产后出血观察和评估的准确性。

表 3-2-2　产后出血观察和评估模拟实践核查表

反馈要点	完成情况	备注
1. 实施前准确评估产妇情况及机构的准备度		
2. 产妇主诉不适时及时查看		
3. 有效按压宫底		
4. 正确通过称重法评价阴道出血量		
5. 立即呼叫帮助,组建团队		
6. 适时通过监护设备获得生命体征		
7. 关注产妇主诉		

（刘金凤）

第三节　新生儿延迟断脐

一、背景知识

新生儿断脐是指新生儿娩出后剪断脐带,终止胎盘血液循环。世界卫生组织（World Health Organization,WHO）建议在脐带停止搏动后或延迟 1～3min 结扎脐带,除非新生儿或母亲需要立即抢救。

二、课程准备

（一）学习目标
1. 掌握新生儿断脐的方法。
2. 通过模拟培训提高护士延迟断脐的意识,能规范实施。

（二）理论知识储备

在正式情境模拟演练之前,对参与模拟演练的学员进行新生儿晚断脐相关理论培训,包括新生儿断脐的时机、方法及注意事项。相比较于生后立即结扎脐带的新生儿,脐带停止搏动后再结扎脐带的新生儿血容量及红细胞容积均显著提高,还可增加铁蛋白含量和储存铁含量,从而降低婴儿 4～12 个月缺铁性贫血的发生风险,降低新生儿低血压和脑室出血的风险,对早产儿和足月儿的健康都有益处。若怀疑新生儿窒息需要尽快分娩并抢救,则考虑在胎儿娩出后立即钳夹并切断脐带。

（三）情境设置
1. 情境
（1）场所:模拟产房,独立产房,标准配置,相对舒适、安静、光线柔和、温湿度适宜（24～26℃）。

（2）患者情况:产妇,32 岁,G_1P_1,孕 39^{+3} 周,1:53 阴道分娩一男婴,重 3 365g。

2. 教学工具
（1）高仿真设备:高仿真模拟娃娃（图 3-3-1）。
（2）物品准备:见表 3-3-1。

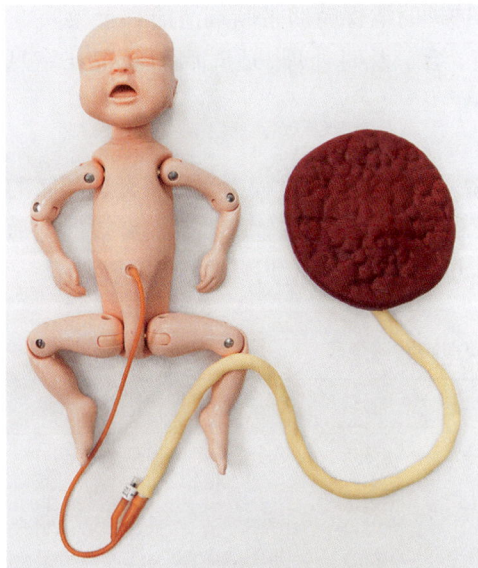

图 3-3-1　高仿真模拟娃娃模型

表 3-3-1　新生儿延迟断脐模拟场景物品准备清单

物品及耗材	道具
标准产包、消毒毛巾、脐线脐夹、无菌纱布、无菌剪刀	脐带

（3）音视频系统：有条件下提供，可录播回放，用于反思讨论，可选。

3. 人员准备

（1）导师：1 名。

（2）助教：1 名。

（3）标准化病人：产妇（根据预先设定新生儿断脐场景，与学员对话和沟通）。

（4）学员角色：学员 1 模拟接产护士，学员 2 模拟巡回护士。

三、模拟实践

（一）评估

1. 患者的评估　评估产妇的分娩过程、生命体征、分娩体验、延迟断脐意愿，并告知产妇注意事项。评估新生儿生命体征等情况，包括面色、呼吸、心率、肌张力、哭声、脐带情况等。当新生儿需复苏时暂缓实施。目前新生儿生命体征平稳，适合进行延迟断脐。

2. 实施者的评估　实施者自身接受延迟断脐的培训情况。

3. 机构的评估　评估产房设施，温度适宜，有干燥温暖毛巾，操作环境符合无菌要求。

（二）实践

1. 新生儿娩出后初步处理　报告出生时间和性别，将新生儿置于母亲腹部干毛巾上，在 5s 内开始擦干新生儿，在 20～30s 内完成擦干。快速评估新生儿，若情况稳定，将新生儿置于俯卧位，开始母婴皮肤接触（skin to skin contact, SSC）（详见第三章第四节）。

2. 评估脐带搏动　接产者手指接触脐带感受脐带搏动，直到脐带搏动消失，时间为 1～3min，并注意观察新生儿情况。

3. 断脐　用两把无菌止血钳分别在距离脐带根部 2cm 和 5cm 处夹住脐带，在靠近脐带根部用脐线或者脐夹结扎脐带，用无菌剪刀在距脐带根部 2cm 处一次断脐。断脐后不必在脐带断端使用消毒剂，不需包扎脐带断端。

4. **健康教育** 告诉产妇延迟断脐的意义,日常护理时需保持脐带断端清洁和干燥。

5. **婴儿生命体征不稳定时应对** 应立即断脐,给予及时处理,适时启动新生儿窒息复苏。

(三)反馈

在情境模拟实践之后,及时对演练过程进行反馈。评估在实践过程中实施者延迟断脐的操作是否规范,对新生儿的实时观察及应对情况,评价实施者对产妇健康教育的有效性。通过核查表(表3-3-2),复盘演练过程中的不足,通过不断演练提升新生儿延迟断脐的技能。

表3-3-2　新生儿延迟断脐模拟实践核查表

反馈要点	完成情况	备注
1. 实施前准确评估新生儿、产妇及机构的准备度		
2. 实施前充分告知		
3. 注意新生儿保暖		
4. 实施过程中严格无菌操作		
5. 断脐时机:脐带搏动消失		
6. 延迟断脐期间注意观察新生儿情况		
7. 断脐方法正确		
8. 脐带残端处理方法正确		
9. 对产妇有效指导脐带护理		

（刘金凤）

第四节　母婴皮肤接触

一、背景知识

母婴皮肤接触(skin to skin contact,SSC)是指将未包裹的新生儿放在母亲裸露的胸腹部,与母亲直接接触,无须用衣服或者毯子等其他物品隔开皮肤。母亲一般采用后躺半卧位的姿势,让新生儿能自主含接乳房。WHO推荐新生儿应在生后立即与母亲SSC至少90min,在此期间需严密观察母亲和新生儿的生命体征及觅乳征象,指导母亲开始母乳喂养。对出生时生命体征平稳、胎龄>34周或出生体重>2 000g的早产儿/低出生体重儿,亦应鼓励生后立即进行SSC。

二、课程准备

(一)学习目标

1. 掌握SSC的方法。

2. 通过模拟培训提高护士SSC认知,提升SSC技能。

(二)理论知识储备

在正式情境模拟演练之前,对参与模拟演练的学员进行SSC相关理论培训,课程包括

SSC 的定义、历史、益处及研究证据。SSC 对婴儿、母亲和母乳喂养都会带来益处：SSC 可以让新生儿的生命体征更加稳定，提升新生儿的血糖和体温，同时也能给新生儿带来有益菌定植；有助于母亲子宫收缩，促进子宫复旧；有助于母亲泌乳，提升纯母乳喂养率并延长母乳喂养的时间；增加母婴联结，显著减少婴儿的哭泣，对新手父母来说，是安抚新生儿的有效方式。皮肤接触在产房、手术室、产后观察室以及产后病房都可以尽快开始，即使是剖宫产，也建议手术时进行生后立即 SSC，但需要手术医生、麻醉师与助产人员更多地配合及手术设施的调整，来确保母婴安全。

（三）情境设置

1. 情境

（1）场所：模拟产房。独立产房，标准配置，相对舒适、安静、光线柔和、温湿度适宜（24～26℃）。如果是非独立产房，则有隔帘或屏风遮挡。

（2）患者情况：产妇，32 岁，G_1P_1，孕 39^{+3} 周，1:53 阴道分娩一男婴，重 3 365g。

2. 教学工具

（1）高仿真设备：高仿真模拟人和模拟娃娃（图 3-4-1）。

（2）物品准备：见表 3-4-1。

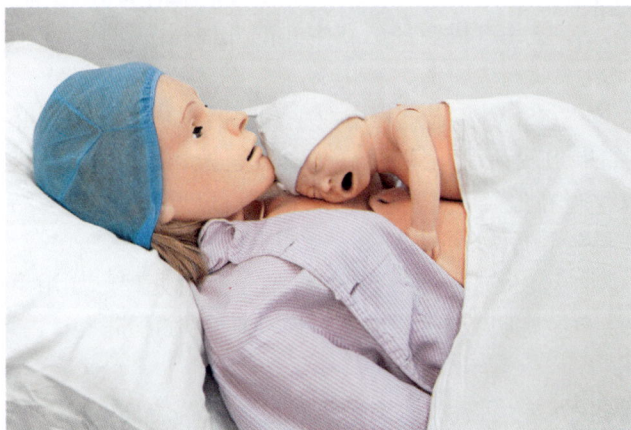

图 3-4-1 高仿真模拟人和模拟娃娃

表 3-4-1 母婴皮肤接触模拟场景
物品准备清单

设备	物品及耗材
新生儿监护仪	标准产包、温暖的消毒毛巾、新生儿包被、新生儿帽子

（3）音视频系统：有条件下提供，可录播回放，用于反思讨论，可选。

3. 人员准备

（1）导师：1 名。

（2）助教：1 名。

（3）标准化病人：产妇。

（4）学员角色：学员 1 模拟接产护士，学员 2 模拟巡回护士，进行 SSC 操作指导。

三、模拟实践

（一）评估

1. 患者的评估 评估产妇的分娩过程、生命体征、精神状况、分娩体验、宫缩和阴道出血情况、SSC 意愿，并告知产妇注意事项。评估新生儿生命体征等情况，包括面色、呼吸、心率、肌张力、哭声等。当新生儿需复苏时暂缓实施。目前新生儿生命体征平稳，适合进行早接触。

2. **实施者的评估** 实施者自身接受 SSC 的培训情况。

3. **机构的评估** 评估产房设施,温度适宜,有干燥温暖毛巾,环境安全且私密。

(二)实践

1. **准备工作** 新生儿娩出后,接产者报告新生儿出生时间和性别。将新生儿仰卧置于母亲腹部干毛巾上,5s 内开始擦干新生儿,20~30s 内完成擦干动作,并彻底擦干。在擦干过程中快速评估新生儿,若情况稳定可撤除湿毛巾,将新生儿置于俯卧位,且头偏向一侧,开始 SSC。

2. **实施 SSC** 产妇半卧位,解开产妇上衣纽扣,擦干产妇胸前汗液。将裸露的婴儿放在产妇胸前,婴儿与产妇胸贴胸,头偏向实施者侧,方便观察婴儿。婴儿手臂屈曲放置在身体两旁,或放置在母亲前胸婴儿嘴旁。为婴儿穿上纸尿裤戴上帽子,此外不穿任何衣服。将包被覆盖于婴儿后背,连接新生儿监护设备。

3. **持续时间** 若新生儿状况良好,应保持新生儿与母亲 SSC 至少持续 90min。为新生儿测量体重和身长、注射疫苗、体格检查等保健操作应推迟到出生 90min 后进行,以避免干扰 SSC 和初次母乳喂养。在此期间,实施者陪伴在侧,观察新生儿及产妇,及时进行干预。

4. **母乳喂养支持** 在实施 SSC 期间需严密观察母亲和新生儿的生命体征及新生儿的觅乳征象,指导母亲适时开始母乳喂养。让婴儿有机会经历新生儿的九大行为阶段,包括嗅、舔、休息以及在自发性含接之前朝向乳头爬行。

5. **健康教育** 告诉产妇 SSC 的意义,在 SSC 实施过程中双手和手臂提供对新生儿必要的保护,教会家长观察新生儿表现:如果出现新生儿危险征象,如面色发绀或苍白、呼吸急促(>60 次/min)、胸廓凹陷、喘息或呼吸暂停等,或母亲病情不稳定、过于疲惫时,应结束 SSC;如果新生儿有流涎、舔、向乳头爬行等行为,可进行第一次母乳喂养。

6. **婴儿生命体征不稳定时应对** 应结束 SSC,立即通知医生,给予及时处理。如用手轻拍或手指弹婴儿足底,或摩擦背部刺激自主呼吸,如无效应及时启动新生儿复苏。

(三)反馈

在情境模拟实践之后,及时对演练过程进行反馈。评估在实践过程中高仿真模拟娃娃模拟的呼吸暂停时,实施者的反应及应对情况,评价实施者 SSC 健康教育指导的有效性。通过核查表(表 3-4-2),复盘演练过程中的不足,通过不断演练提升 SSC 实施技能。

表 3-4-2　母婴皮肤接触模拟实践核查表

反馈要点	完成情况	备注
1. 实施前准确评估新生儿、家长及机构的准备度		
2. 实施前充分告知		
3. 分娩后立即擦干新生儿		
4. 同时快速评估新生儿		
5. SSC 体位正确		
6. SSC 时注意保暖		
7. SSC 过程中评估新生儿及产妇情况		

反馈要点	完成情况	备注
8. 宣教新生儿危险征象识别和 SSC 注意事项		
9. 指导第一次母乳喂养		
10. 新生儿生命体征不稳定时正确应对		

（刘金凤）

第五节　哺乳姿势和含接指导

一、背景知识

产后早期母乳喂养支持的核心在于对母婴需求的支持和保护，而产后早期哺乳问题的发生往往和母婴没有充分接触有关，母亲无法调整获得舒适的哺乳姿势，婴儿也没有机会发挥本能去学习如何含乳，专业人员需要做的，是促进母婴密切接触，提供哺乳姿势和含接姿势的指导。

二、课程准备

（一）学习目标

1. 掌握哺乳姿势和含接的正确指导。

2. 通过模拟培训培养护士关注母婴需求，对哺乳过程有效支持。

（二）理论知识储备

在正式情境模拟演练之前，对参与模拟演练的学员进行哺乳姿势和含接姿势相关理论培训，包括有效哺乳姿势和含接姿势的要点，在哺乳过程中应进行动态评估，提供持续的有效支持。在帮助母亲找到舒适的哺乳姿势时，需关注以下方面：没有绝对正确的哺乳姿势，每个母亲对"舒适度"的感知与要求不同，帮助母亲找到最适合她的姿势，比教会某一固定姿势更实用。必要时，提供基本的原则信息，如母亲需要稳定支撑住婴儿的肩、颈及臀部，不限制婴儿头部活动，避免将婴儿头部推向乳房。可适当借助辅助工具，如枕头、靠垫等，教会家庭帮助母亲哺乳。例如，剖宫产术后的母亲可能会喜欢侧躺哺乳，可在母亲的腰背部垫好枕头；母亲采用后躺式，则帮助母亲抬高床头；如果母亲喜欢摇篮式，在她的肘部放置靠垫，避免手臂长时间悬空导致疲劳。

（三）情境设置

1. 情境

（1）场所：模拟产科病房，相对舒适、安静、光线柔和、温度适宜（24～26℃）且相对私密的环境，非独立家庭病房，可使用屏风或隔帘进行隔断。

（2）患者情况：产妇，32 岁，G_1P_1，孕 39^{+3} 周，凌晨 1:53 阴道分娩一男婴，重 3 365g。现母婴同室，母婴情况稳定，指导母乳喂养。

2. 教学工具

（1）高仿真设备：高仿真模拟娃娃（图 3-5-1）。

（2）物品准备：见表 3-5-1。

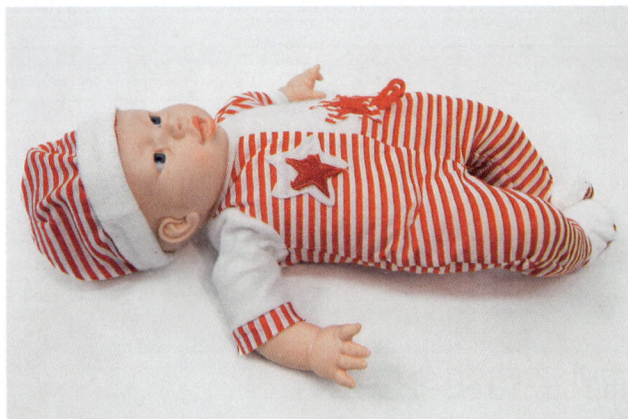

图 3-5-1　高仿真模拟娃娃

表 3-5-1　哺乳姿势和含接指导模拟场景物品准备清单

设备	物品及耗材
可摇高床头的病床或扶手椅	踏脚凳、多个枕头或靠垫、毯子、方便哺乳的衣服

（3）音视频系统：有条件下提供，可录播回放，用于反思讨论，可选。

3. 人员准备

（1）导师：1名。

（2）助教：1名。

（3）标准化病人：产妇，根据预先设定哺乳姿势和含接指导场景，与学员对话和沟通。

（4）学员角色：1名护士进行哺乳姿势和含接指导。

三、模拟实践

（一）评估

1. 患者的评估　评估母亲分娩方式、身体状况、乳房乳头情况、哺乳意愿、母乳喂养知识和技能的认知情况等。母亲清洗双手，穿宽松适合哺乳衣物。评估新生儿情况，包括面色、呼吸、出生体重、分娩时早接触实施情况、前次喂养实施情况。

2. 实施者的评估　实施者自身指导母乳喂养实施的知识和能力情况。

3. 机构的评估　评估所在机构母乳喂养支持、促进工作开展情况。

（二）实践

1. 哺乳姿势　母亲坐在扶手椅上，托住婴儿的肩颈和臀部抱起婴儿，将婴儿胸腹贴近母亲胸腹，婴儿脸面对母亲乳房，不限制婴儿头部活动，避免将婴儿头部推向乳房。婴儿的耳朵、肩膀及臀部呈直线，避免颈部扭曲（图 3-5-2）。

2. 含接姿势　抱婴儿靠近乳房使婴儿下颌紧贴乳房，鼻尖靠近乳头，张嘴含入乳头及大部分乳晕，不将乳头硬塞进婴儿嘴中间（图 3-5-3）。

3. 支撑　在母亲背后、手臂下、婴儿身体下放置枕头或靠垫，母亲脚下踩踏脚凳，使母亲和婴儿都得到有效支撑。

4. 评估　轻微调整母亲和婴儿位置，使母亲和婴儿都舒适且放松，婴儿头部活动

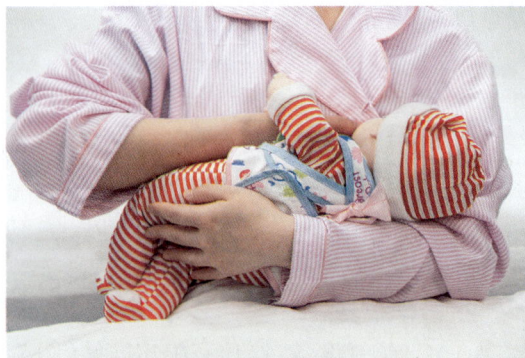

图 3-5-2　哺乳姿势

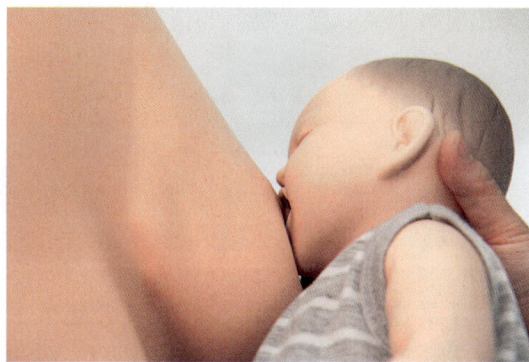

图 3-5-3　含接姿势

不受限,处于有效吞咽体位。婴儿嘴巴张大,下唇外翻,下颌紧贴乳房,婴儿嘴巴上方露出的乳晕多于下方,鼻子露出可自由呼吸。

5. **健康教育**　指导母亲掌握正确哺乳姿势和含接姿势的要点,教会母亲在哺乳过程中判断婴儿是否有效吸吮,肯定母亲的哺乳姿势,帮助母亲建立信心。指导家属在哺乳过程中通过辅助工具让母婴处于有效支撑状态,给母亲心理支持。

6. **调整**　母亲感到疼痛不适、疲惫,婴儿表现为无法含乳或停止吸吮时,根据母婴情况调整哺乳姿势,如剖宫产术后早期的母亲可能喜欢侧躺哺乳,调整哺乳姿势后评估母婴状态,帮助母婴掌握不同哺乳姿势。

(三)反馈

在情境模拟实践之后,及时对演练过程进行反馈。评估在实践过程中指导者指导哺乳姿势和含接姿势的有效性,是否在指导过程中关注母婴联结,给予有效支持而非直接干预。通过核查表(表 3-5-2),复盘演练过程中的不足,通过不断演练指导哺乳姿势和含接姿势技能,有效支持母乳亲喂。

表 3-5-2　哺乳姿势和含接指导模拟实践核查表

反馈要点	完成情况	备注
1. 实施前准确评估新生儿、母亲的准备度		
2. 实施前充分告知		
3. 指导母亲洗净双手,穿合适衣物		
4. 正确抱起婴儿,靠近母亲乳房		
5. 母婴有效支撑		
6. 婴儿头部活动不受限		
7. 母婴状态舒适放松		
8. 含接要点正确		
9. 给产妇和家属有效健康指导		
10. 根据母婴情况调整哺乳姿势		

(刘金凤)

第六节　手　挤　奶

一、背景知识

手挤奶是一种通过手挤压乳房帮助排出乳汁的操作,可用于母婴分离母亲维持泌乳状态、亲喂后或亲喂无效时缓解乳房肿胀、其他需排出乳汁但不具备吸奶器的情况。

二、课程准备

（一）学习目标

1. 掌握手挤奶的方法。

2. 通过模拟培训培养护士将手挤奶技巧合理运用于母乳喂养支持过程。

（二）理论知识储备

在正式情境模拟演练之前，对参与模拟演练的学员进行手挤奶相关理论培训，包括手挤奶用于哪些情况，手挤奶的方法和注意事项等。手挤奶的目的在于促使乳汁排出，对于早产儿母亲来说，这是一种非常有用的技能，在产后早期，早产儿母亲往往面临母婴分离，缺少有效吸吮刺激不利于母亲泌乳启动，而家用吸奶器对于产后早期早产儿母亲的吸乳效果不尽如人意。此时，适当的手挤奶技巧能够帮助早产儿母亲收集到初乳，为早产儿提供使用初乳的可能性。

（三）情境设置

1. 情境

（1）场所：模拟产科病房。舒适、安静、光线柔和、温度适宜（24～26℃）且相对私密的环境，非独立家庭病房，可使用屏风或隔帘进行隔断。

（2）患者情况：产妇，32岁，G_1P_1，孕30^{+3}周，凌晨1:53阴道分娩一男婴，重1 365g，收入新生儿科，吸奶器未能吸出初乳，指导手挤奶。

2. 教学工具

（1）高仿真设备：高仿真乳房（图3-6-1）。

（2）物品准备：见表3-6-1。

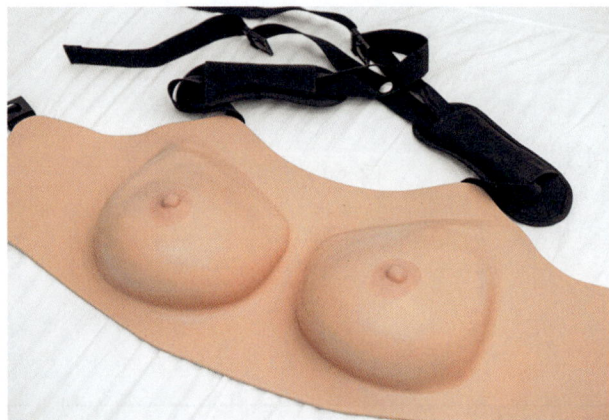

图3-6-1 高仿真乳房模型

表3-6-1 手挤奶模拟场景物品准备清单

设备	物品及耗材
扶手椅	清洁的宽口容器或小勺子、干净毛巾、温水、毯子

（3）音视频系统：有条件下提供，可录播回放，用于反思讨论，可选。

3. 人员准备

（1）导师：1名。

（2）助教：1名。

（3）标准化病人：产妇，根据预先设定手挤奶指导场景，与学员对话和沟通。

（4）学员角色：1名学员（指导者）进行手挤奶指导。

三、模拟实践

（一）评估

1. **患者的评估** 评估产妇健康状态、卫生状态、分娩孕周、新生儿出生情况，前次哺乳/吸奶情况，根据奶量准备合适的容器，母亲对收集乳汁的认知和配合程度。指导产妇正确洗手，穿宽松棉质前开襟的衣物。评估新生儿出生体重，是否母婴同室及经口喂养。

2. **实施者的评估** 实施者自身指导母乳喂养实施的知识和能力情况。

3. **机构的评估** 评估所在机构早产儿母乳喂养开展情况，新生儿科是否接收母乳，接收母乳的要求，指导者自身接受培训情况等。

（二）实践

1. **环境及患者准备** 核对产妇信息，房间内环境舒适，保护隐私，嘱产妇清洗双手，放松心情，取舒适体位。

2. **指导按摩乳房** 挤奶前短暂热敷乳房或按摩乳房有助于排出乳汁，按摩乳房的方法包括以下几种。①螺旋式按摩：一手拇指与其余四指分开，于乳房下端C形托住乳房，另一手小鱼际按顺时针方向螺旋式按摩乳房在每一个按摩点按摩数秒再移至另一按摩点，从乳房外侧以环形渐渐按摩至乳晕；②用整个手掌从底部向乳头轻轻拍打乳房。

3. **手挤奶** ①将示指和拇指摆成圆滑的C形，以拿杯子的手型握住乳房，靠近但不要触碰乳晕；②压：将拇指和示指朝乳房深处压下去；③挤：压向胸壁方向后，拇指和其他手指相对向中间挤压乳房；④放：手放松但不从乳房上拿开；⑤反复：重复压挤放动作，避免手指在皮肤上滑动或离开皮肤，重复几次或乳汁停止流出后换个方向按照同样方法挤奶（图3-6-2）。

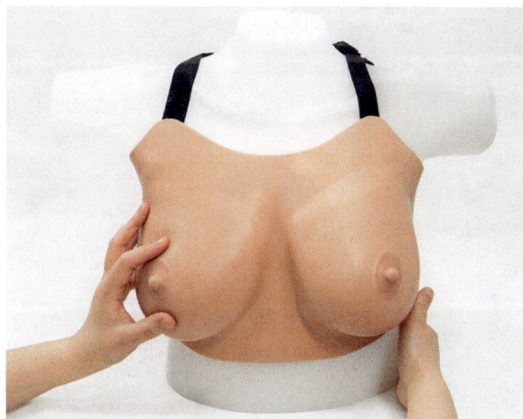

图3-6-2　手挤奶示意图

4. **持续时间** 一侧乳房至少挤压3～5min，待乳汁减少可挤另一侧，两侧乳房交替进行，挤奶时间以20～30min为宜。

5. **健康教育** 询问母亲感受，教会母亲手挤奶的方法和技巧。①如母婴分离或禁母乳喂养，产妇应在分娩后尽快排乳，至少每3h一次，晚上常规挤乳，剖腹产产妇亦适用；②指导产妇及家属挤奶前充分按摩背部、颈部、乳房、乳头（指尖轻轻抚摸乳头及乳晕），热毛巾湿敷乳房有助于乳汁排出；③放松心情有利于乳汁排出；④母乳在室温下最多可储存4h，但建议非禁母乳者挤出乳汁后尽快喂予新生儿，或冷藏保存；⑤即使专业人员也很难在一开始就马上挤出乳汁，不要着急，持续有效地刺激乳房能促进乳汁分泌。

（三）反馈

在情境模拟实践之后，及时对演练过程进行反馈。评估在实践过程中手挤奶的方法及有效性，评价健康教育的有效性。通过核查表（表3-6-2），复盘演练过程中的不足，通过不断演练提升手挤奶技能和指导能力。

表 3-6-2　手挤奶模拟实践核查表

反馈要点	完成情况	备注
1. 实施前准确评估产妇、新生儿及机构的准备度		
2. 实施前充分告知		
3. 挤奶前严格执行手卫生		
4. 按摩乳房方向力度适宜		
5. 手挤奶方法准确		
6. 手挤奶持续时间合适		
7. 乳汁收集正确		
8. 手挤奶健康教育有效		

（刘金凤）

第七节　新生儿沐浴

一、背景知识

新生儿沐浴是新生儿的常用操作技能,能清洁新生儿皮肤,促进全身血液循环,预防尿布皮炎及脐部感染。促进婴儿四肢活动,有助于照护者评估婴儿全身各部位情况。

二、课程准备

（一）学习目标

1. 掌握新生儿沐浴的方法。

2. 通过模拟培训培养护士新生儿沐浴指导水平和相关健康教育能力。

（二）理论知识储备

在正式情境模拟演练之前,对参与模拟演练的学员进行新生儿沐浴的相关理论培训,包括新生儿沐浴时机、顺序、注意事项等。根据最新新生儿早期基本保健技术专家共识,婴儿应在出生 24h 后沐浴,或用湿布给新生儿擦洗。住院期间不必每日沐浴,可每日用温热的湿毛巾擦洗新生儿的面部、颈部和腋下。若臀部被粪便污染,可用温水清洗臀部,并彻底擦干。

（三）情境设置

1. 情境

（1）场所:产科病房,相对舒适、安静、光线柔和、温度适宜（24～26℃）且相对私密的环境,非独立家庭病房,可使用屏风或隔帘进行隔断。

（2）患者情况:产妇,32 岁,G_1P_1,孕 39^{+3} 周,昨日凌晨 1:53 阴道分娩一男婴,重 3 365g,母婴同室,今晨实施新生儿沐浴。

2. 教学工具

（1）高仿真设备:高仿真婴儿（图 3-7-1）。

（2）物品准备:沐浴盆、婴儿秤、水温计、衣物、尿布、沐浴露、梳子、大毛巾、一次性薄膜、护理盘（脐带消毒剂、消毒棉签、污物碗、消毒纱布、柔湿巾）（表 3-7-1）。

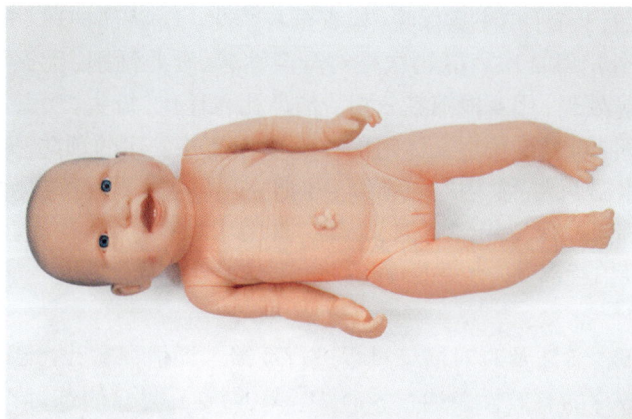

图 3-7-1　高仿真婴儿

表 3-7-1　新生儿沐浴模拟场景物品准备清单

设备	物品及耗材	道具
婴儿秤	沐浴盆、水温计、新生儿衣物、尿布、沐浴露、梳子、大毛巾、纱布或小毛巾、脐带消毒剂、消毒棉签、污物碗	新生儿手足圈、新生儿小名牌

（3）音视频系统：有条件时提供，可录播回放，用于反思讨论，可选。

3. 人员准备

（1）导师：1名。

（2）助教：1名。

（3）标准化病人：产妇，根据预先设定新生儿沐浴场景，与学员对话和沟通。

（4）学员角色：1名学员（指导者）进行新生儿沐浴。

三、模拟实践

（一）评估

1. **母婴评估**　评估产妇一般状态，对新生儿沐浴认知和掌握情况。婴儿出生时间、精神状况、喂奶时间、全身情况、体温情况、皮肤情况，新生儿处于喂奶前或后 1h，不哭闹、清醒。

2. **环境评估**　评估环境温度，室温在 26～28℃，环境安全、水温 38～40℃。沐浴人员规范洗手。

（二）实践

1. **核对**　核对新生儿身份信息，取下小名牌，妥善放置，不取下手足圈。

2. **沐浴**　①用纱布或小毛巾擦洗脸部。②洗头部：抱起新生儿，夹住其身体，托住头部，以拇指及示指反折新生儿两侧耳郭，保护耳道，用清水沾湿头部，取适量洗发露，轻柔按摩头部，必要时用梳子梳洗头部污渍，用清水洗净，擦干。③洗身体：取沐浴露适量至水中搅拌均匀，脱衣裤、尿布、称体重。新生儿头部枕于操作者左前臂，操作者左手置于新生儿左侧腋下，按顺序清洗全身：颈部→腋下→上肢→前胸→腹部→背部→下肢→腹股沟→会阴→臀部。④沐浴时应注意观察新生儿全身情况，注意皮肤是否红润、干燥，有无发绀、斑点、皮疹、感染、黄疸；脐部有无红肿、分泌物及渗血；肢体活动有无异常，发现异常情况及时处理。

3. 沐浴后 ①擦干全身,注意保暖,检查全身情况。②脐部护理:充分暴露脐部,用棉签蘸消毒剂由内而外消毒2次。③再次核对母亲姓名、婴儿性别,无误后穿上尿布、穿衣,挂上小名牌。④耳鼻处理:用4根棉签分别清洁鼻孔和耳孔,梳头。

4. 健康指导 告知家长新生儿沐浴的注意事项及并发症的预防和处理。沐浴时关闭门窗,调节好室温水温,保持室内空气清新,沐浴完,及时擦干全身,穿好衣服,注意保暖。浴后及时规范消毒脐部,保持局部清洁、干燥。沐浴中如有吐奶,停止沐浴,清理口腔内和溢出的奶液,抱起轻拍背部。

(三)反馈

在情境模拟实践之后,及时对演练过程进行反馈。评估在实践过程中新生儿沐浴的正确实施,评价健康教育的有效性。通过核查表(表3-7-2),复盘演练过程中的不足,通过不断演练提升新生儿沐浴技能和指导能力。

表3-7-2 新生儿沐浴模拟实践核查表

反馈要点	完成情况	备注
1. 实施前准确评估母婴及环境情况		
2. 实施前充分告知		
3. 合理准备用物		
4. 沐浴前有效身份核对		
5. 沐浴方法正确,顺序合理		
6. 沐浴手法轻柔		
7. 沐浴过程中观察新生儿情况		
8. 沐浴过程中注意保暖		
9. 脐带消毒方法正确		
10. 沐浴后身份核对		
11. 健康指导有效		

(刘金凤)

第八节 新生儿抚触

一、背景知识

新生儿抚触,也称新生儿触摸,是一种通过触摸新生儿的皮肤和机体,刺激皮肤感受器上传到中枢神经系统,促进新生儿身心健康发育的育儿方法。

二、课程准备

(一)学习目标

1. 掌握新生儿抚触的方法。

2. 通过模拟培训培养护士新生儿抚触指导水平和相关健康教育能力。

(二)理论知识储备

在人类感觉器官中,最早发展的是触觉,婴儿通过触摸获得情绪上的满足,感觉到安稳、舒适。所以给予新生儿温柔的抚触,能刺激新生儿感觉器官的发育,增加对外在环境的认知,增加免疫力,减少哭闹,促进婴儿健康成长,同时促进新生儿心理健康发育。婴儿抚触并不是一项要求非常精确的技术,新手父母短时间就可以学会,由妈妈进行抚触,会有更多爱的传递和眼神的交流,提高母亲的良性反馈,促进母婴情感交流,有助于母乳喂养。

(三)情境设置

1. 情境

(1)场所:模拟产科病房,相对舒适、安静、光线柔和、温度适宜(24~26℃)且相对私密的环境,非独立家庭病房,可使用屏风或隔帘进行隔断。

(2)患者情况:产妇,32岁,G_1P_1,孕 39^{+3} 周,昨日凌晨1:53阴道分娩一男婴,重3 365g,母婴同室,已沐浴,拟实施新生儿抚触。

2. 教学工具

(1)高仿真设备:高仿真婴儿(图3-8-1)。

(2)物品准备:见表3-8-1。

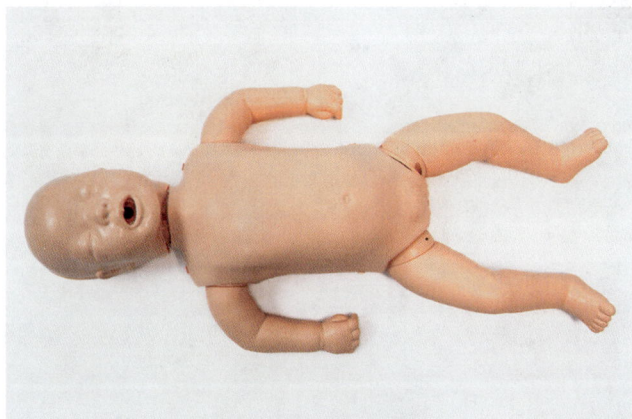

图 3-8-1 高仿真婴儿

表 3-8-1 新生儿抚触模拟场景物品准备清单

设备	物品及耗材
音乐播放设备	按摩油、大毛巾、婴儿纸尿裤

(3)音视频系统:有条件下提供,可录播回放,用于反思讨论,可选。

3. 人员准备

(1)导师:1名。

(2)助教:1名。

(3)标准化病人:产妇,根据预先设定新生儿抚触场景,与学员对话和沟通。

(4)学员角色:1名学员(指导者)进行新生儿抚触。

三、模拟实践

(一)评估

1. **母婴评估** 评估产妇一般状态,对新生儿抚触认知和掌握情况。婴儿出生时间、精神状况、喂奶时间、全身情况、体温情况、皮肤情况,新生儿处于喂奶前或后1h,不哭闹,清醒。

2. **环境评估** 评估环境温度,室温在26~28℃,环境安全。抚触人员修剪指甲,摘除手部饰品,规范洗手。

（二）实践

1. **准备**　核对新生儿身份信息，播放柔和的音乐，脱去婴儿衣物。

2. **抚触**　①头部抚触：操作者温暖双手，于掌心倒婴儿润肤油，相互揉搓，双手拇指从眉心滑向外侧至太阳穴；双手拇指从下颌部中央向两侧以上滑动；双手掌面从前额发际滑向脑后止于两耳后乳突处，轻轻按揉，注意避开囟门。②胸部抚触：双手分别从两侧胸部肋缘向对侧肩部推进（注意避开乳头）。③腹部抚触：双手交替顺时针方向按摩腹部；右手指腹自右下腹推向右上腹，倒画 I 形动作；右手指腹自右上腹经左上腹推向左下腹，倒画 L 形动作。右手指腹自右下腹经右上腹、左上腹推向左下腹，倒画 U 形动作。按摩腹部时注意避开脐部。④四肢抚触：双手握住上肢近端，边挤捏边滑向远端。然后从上到下揉搓肢体大肌群及关节（上下肢相同）；双手拇指指腹从手（脚）掌腕侧依次推向并提捏各手指（脚趾）关节。⑤背部抚触：婴儿呈俯卧位，操作者双手掌分别于脊柱两旁，以脊柱为中线，双手由脊柱滑向两侧，从背部上端开始向下过渡到臀部，再回背部上端（图 3-8-2）。抚触结束，给婴儿穿上尿布和衣服。

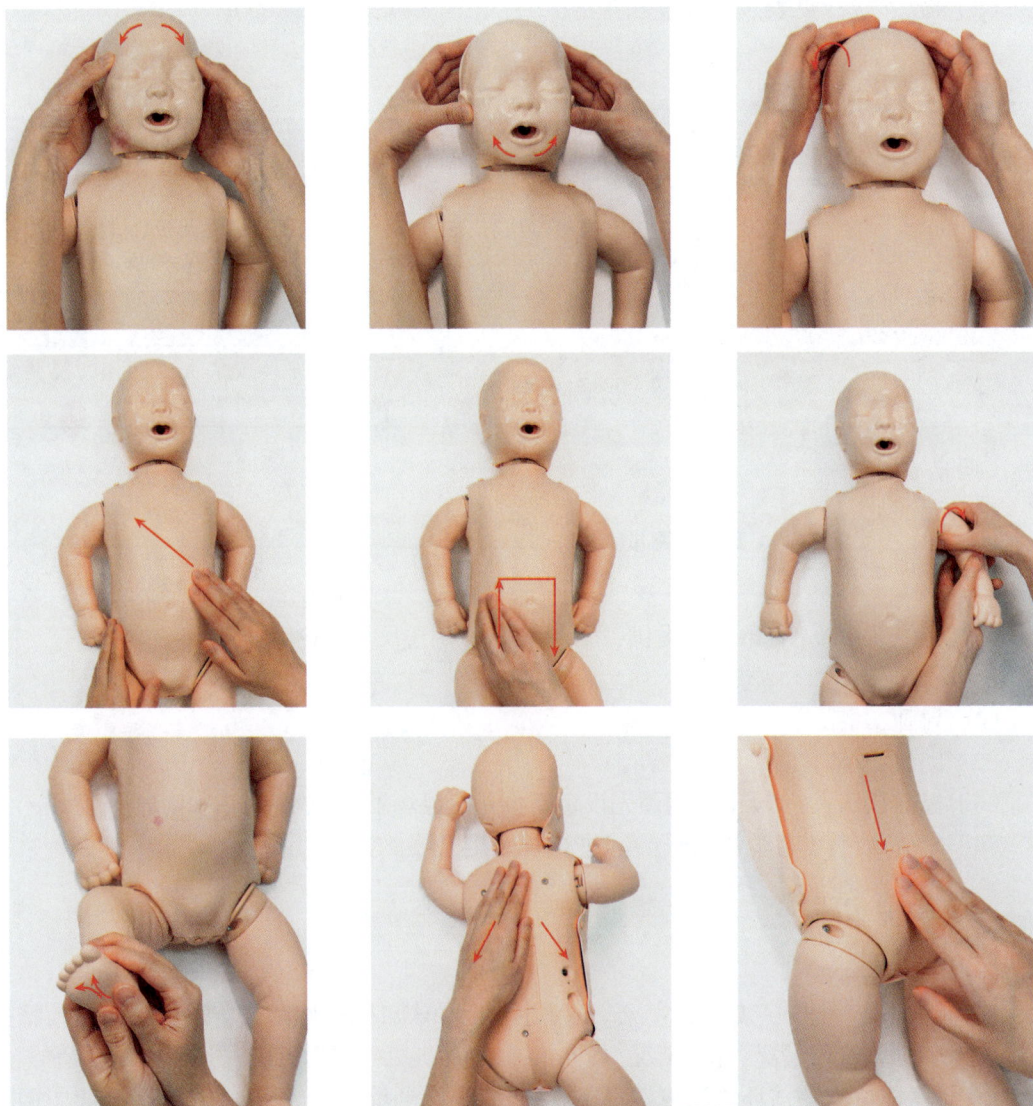

图 3-8-2　婴儿抚触示意图

3. **时间** 出生后第 1 天开始对婴儿进行抚触,每个部位抚触 4～6 次。或根据婴儿的反应决定抚触持续时间(10～15min)。在抚触过程中观察婴儿反应,出现哭吵、肌张力提高、肤色发生变化时暂停抚触,好转后方可继续,否则停止抚触。

4. **健康教育** 抚触时间可安排在沐浴后、午睡或晚上睡觉前、两次进食中间,或喂奶 1h 后,婴儿处于清醒、不饥饿、不疲倦、不烦躁的状态。操作者抚触前洗净双手,搓热双手,剪短指甲,将婴儿润肤油涂在双手,以保证抚触时润滑。开始抚触时轻触婴儿,随后逐渐增加压力,以使婴儿适应,切忌用力过大。抚触的顺序不必完全准确,抚触过程中与婴儿要有目光的接触,注意婴儿脸部表情。注意保暖。

(三)反馈

在情境模拟实践之后,及时对演练过程进行反馈。评估在实践过程中新生儿抚触的正确实施,评价健康教育的有效性。通过核查表(表 3-8-2),复盘演练过程中的不足,通过不断演练提升新生儿抚触技能和指导能力。

表 3-8-2　新生儿抚触模拟实践核查表

反馈要点	完成情况	备注
1. 实施前准确评估母婴及环境情况		
2. 实施前充分告知		
3. 合理准备用物		
4. 抚触前双手清洁,修剪指甲		
5. 抚触方法正确,顺序合理		
6. 抚触手法轻柔		
7. 抚触过程中观察新生儿情况		
8. 抚触过程中注意保暖		
9. 健康指导有效		

(刘金凤)

参考文献

[1] 中华医学会妇产科学分会妊娠期高血压疾病学组. 妊娠期高血压疾病诊治指南(2020)[J]. 中华妇产科杂志, 2020, 55(4): 227-238.

[2] 刘兴会, 陈锰. 全球产后出血指南异同[J]. 中国实用妇科与产科杂志, 2017, 33(6): 556-559.

[3] 中华医学会围产医学分会, 中华医学会妇产科学分会产科学组, 中华护理学会产科护理专业委员会, 等. 中国新生儿早期基本保健技术专家共识(2020)[J]. 中华围产医学杂志, 2020, 23(7): 433-440.

[4] 任钰雯, 高海凤. 母乳喂养理论与实践[M]. 北京: 人民卫生出版社, 2019.

[5] 张素琴, 汤晶晶, 吴潇. 抚触按摩法对新生儿黄疸和神经生长发育的影响[J]. 中国妇幼保健, 2023, 38(7): 1220-1224.

第四章　围产期单项技能：围产麻醉

第一节　产科椎管内阻滞技术

一、背景知识

分娩相关性疼痛在疼痛分级中至少为 7 级（共 10 级），为孕产妇带来巨大的痛苦与不可忽视的心理压力。因此，美国妇产科医师协会指南推荐所有提供孕产妇保健的医院应提供合适的分娩相关麻醉服务，而此类麻醉已被证实并不会增加剖宫产的发生率。椎管内阻滞技术，又称椎管内麻醉技术，是目前用来满足相关镇痛需求的首选方法，包括硬膜外阻滞、蛛网膜下隙阻滞（又称腰麻）与蛛网膜下隙-硬膜外联合阻滞（又称腰-硬联合麻醉）。其中，以硬膜外阻滞的效果最为确切，而且具有可控性好的优点。尤其当分娩方式必须由顺产改为剖宫产时，已留置好并且在位的硬膜外导管可以继续为手术提供快速可靠的麻醉镇痛效应，所以应用也最为广泛。

椎管内操作的技术要求较高，随着患者自我保护意识的不断增强与伦理规范，传统的见习教学难以满足提升操作水平的需求。模拟教学则可以满足这方面的需求，有助于提高穿刺成功的概率，并降低临床工作的风险。

二、课程准备

（一）学习目标

1. 掌握脊柱节段及椎间隙的触诊定位方法。
2. 掌握硬膜外穿刺置管的操作技能。
3. 掌握脊髓穿刺的操作技能。
4. 熟悉腰-硬联合麻醉技术的操作步骤。
5. 熟悉分娩镇痛中转剖宫产麻醉的流程。

（二）理论知识储备

1. **影响椎管内阻滞成功的因素**　准确定位穿刺点是麻醉成功与否的关键因素，需要操作者正确识别髂嵴、椎体棘突及椎体间隙的解剖位置。定位不准确则会造成穿刺失败甚至是神经损伤，不单让患者经历多次穿刺过程中的痛苦，还延缓了分娩镇痛起效或是剖宫产手术开始的时间。

2. **提高椎管内阻滞成功的因素**　利用模拟教学模型反复进行演练，以熟悉操作流程、解剖结构与穿刺层次，对提高临床中椎管内阻滞的成功率相当有帮助。而实际操作时借助可视化技术的辅助，更是能预测穿刺的困难程度、定位穿刺点、测量穿刺深度，从而提高麻醉穿刺的成功率，尤其适合孕妇和肥胖患者。

3. 椎管内阻滞的并发症 虽然椎管内阻滞是最有效和理想的分娩镇痛方式，但仍有一定的并发症发生风险，包括分娩镇痛相关性发热、爆发痛或镇痛不全、宫缩乏力、胎心异常、尿潴留、瘙痒及中转剖宫产等。通过提升知识水平提高操作技能，并在麻醉后严密观察，及时处理相关异常表现，总体来说椎管内阻滞技术仍是首选。

（三）情境设置

1. 情境

（1）场所：模拟手术室或模拟产房。

（2）患者情况：产妇，35 岁，孕 40^{+4} 周，孕期正规产检，因宫缩发动入产房准备顺产分娩，既往体健，孕期体重增加控制不佳。孕妇要求行分娩镇痛，学员作为产房值班的麻醉医生负责实施。

2. 教学工具

（1）仿真设备：椎管内穿刺专用模拟人（图 4-1-1）。

（2）物品准备：见表 4-1-1。

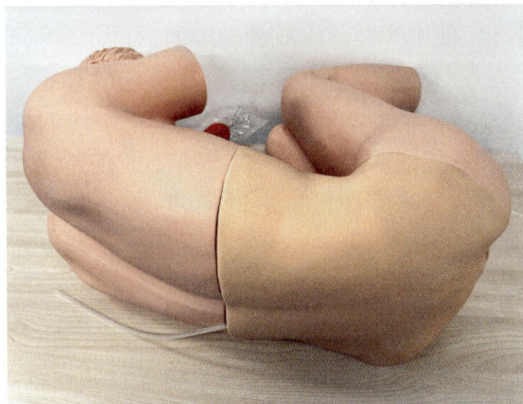

图 4-1-1 椎管内穿刺专用模拟人

表 4-1-1 椎管内阻滞模拟场景物品准备清单

设备	物品及耗材	道具
模拟心电监护仪	椎管内穿刺套包、一次性注射器（5mL）、生理盐水、皮肤消毒液、一次性口罩、一次性帽子、一次性手套、知情同意书、笔、空白纸张	麻醉药（利多卡因）、麻醉药（罗哌卡因）、肾上腺素、抢救药（阿托品）、抢救药（麻黄碱）

（3）音视频系统（可选）：有条件下提供，可录播回放，用于反思讨论。

3. 人员准备

（1）导师：1 名。

（2）助教：1 名，可扮演辅助人员（助产士、产科医生）。

（3）标准化病人：1 名，与学员对话和沟通。

（4）学员角色：1 位学员模拟麻醉医生。

三、模拟实践

（一）评估

1. 患者的评估 学员首先需对产妇进行评估，询问包括既往史、过敏史、用药史（例如抗凝药物）、最后进食固体食物的时间等病史。向产科医生（助教）了解当前产程进展、相关实验室检查结果（如血常规、凝血功能）的情况，并进行必要查体（可口述代替），包括有无困难气道、脊柱畸形，穿刺点皮肤感染灶等异常存在。评估完成后应当连接生命体征监护，监测内容包括心率、血压、氧饱和度及呼吸频率。

2. 实施者的评估 学员应当具有良好的健康状态、情绪稳定并有进行模拟教学的意愿，在正式进行操作前完成手卫生，妥善佩戴口罩及帽子。

3. 机构的评估 进行操作前需要向产妇告知椎管内阻滞相关事宜后签署知情同意书，

然后检查所需操作物品是否准备齐全，并将所有常用的抢救药品准备好。

（二）实践

1. 体位摆放、消毒及铺巾　由于椎管内麻醉穿刺模型通常为部分躯干，体位摆放步骤需由学员进行口头描述：协助产妇采取左侧卧位或坐位，低头后双手抱膝，同时弯曲腰部并尽可能使膝盖顶到胸前，保持背部平面垂直于床面。待体位摆放完毕后，打开硬膜外穿刺套包，使用聚维碘酮或含乙醇的氯己定皮肤消毒液进行消毒工作，然后完成铺巾。

2. 硬膜外穿刺置管　分娩镇痛的理想腰椎穿刺间隙是 $L_3 \sim L_4$ 或 $L_2 \sim L_3$，通常两侧髂嵴最高点连线（又称 Tuffier 线）与正中线的交点为第 4 腰椎棘突或 $L_4 \sim L_5$ 间隙，可在邻近此处上方的腰椎间隙区域进行穿刺（图 4-1-2）。穿刺前给予 1% 利多卡因 3~5mL 在穿刺点处皮肤局部浸润麻醉。穿刺进针可采取两种入路。①正中入路：在选定的穿刺椎间隙正中点处进针，针尖方向与棘突的方向一致，进针时缓慢持续推进，依次穿过皮肤、皮下组织、棘上韧带、棘间韧带及黄韧带，当突破黄韧带后会有明显的阻力消失或负压出现的现象，表示针尖已进入硬膜外腔。拔除穿刺针针芯后连接注射器并轻轻回抽，如果无液体（脑脊液）流出，注入少

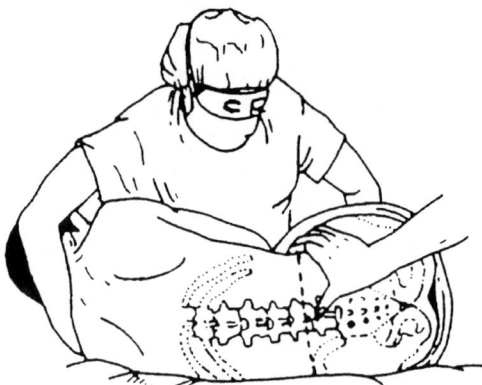

图 4-1-2　椎管内穿刺点定位方法

许生理盐水无阻力则证明穿刺成功。②旁正中入路：以选定的椎间隙旁 1.5~2cm 处为进针点，局部麻醉后将穿刺针沿针孔向中线呈 30°~45° 缓慢持续推进，依次穿过皮肤、皮下组织、肌肉层、椎板间隙、黄韧带，同样以阻力消失或负压出现现象判断是否进入硬膜外腔。进入硬膜外腔后拔除注射器，经穿刺针置入硬膜外导管，导管留置入硬膜外腔内 3~4cm，注意穿刺时针尖开口斜面通常朝向孕妇头侧，穿刺及留置导管时均需要注意孕妇有无下肢感觉异常等神经症状并注意调整位置。

3. 给予麻醉药物　置入导管后，推荐以 1.5% 利多卡因 3mL 作为试验剂量（可加入 1：20 万 U 或 40 万 U 肾上腺素），根据临床表现来排除血管内或蛛网膜下隙置管可能。合并有妊娠期高血压、子痫前期、心脏病的孕妇慎用肾上腺素。观察 3~5min 无异常后妥善固定导管，单次推注 6~15mL 负荷剂量，并按实际需求在其后给予镇痛维持阶段麻醉药物和/或阿片类药物，药物方案选择依据指南推荐或者各单位实际情况。

4. 其他穿刺技术

（1）蛛网膜下隙穿刺：由于脊髓通常终止于 $L_1 \sim L_2$ 水平，所以建议选择 $L_3 \sim L_4$（首选）或 $L_4 \sim L_5$ 为穿刺间隙（图 4-1-3）。前期准备、定位、消毒以及局部麻醉的方法的操作参照硬膜外穿刺置管。通常采用笔尖式腰麻针行正中入路穿刺，特殊情况时也可选用旁正中入路。当针尖穿过黄韧带时，有阻力突然消失的第一次"落空"感觉。继续缓慢前进后会出现第二次"落空"感觉，提示已穿破硬脊膜与蛛网膜而进入蛛网膜下隙。此时，可将针芯慢慢抽出，见脑脊液流出后即可确认腰麻针进入蛛网膜下隙，然后注入相应局部麻醉和/或阿片类药物。

（2）腰-硬联合穿刺：建议选择 $L_3 \sim L_4$（首选）、$L_4 \sim L_5$ 为穿刺间隙，前期准备、定位、消毒、局部麻醉的操作参照硬膜外穿刺置管，待进入硬膜外腔后，用专用的笔尖式腰麻针经穿刺针缓慢置入，一旦有突破感且有清亮液体（脑脊液）流出后，固定腰麻针并注入麻醉药物

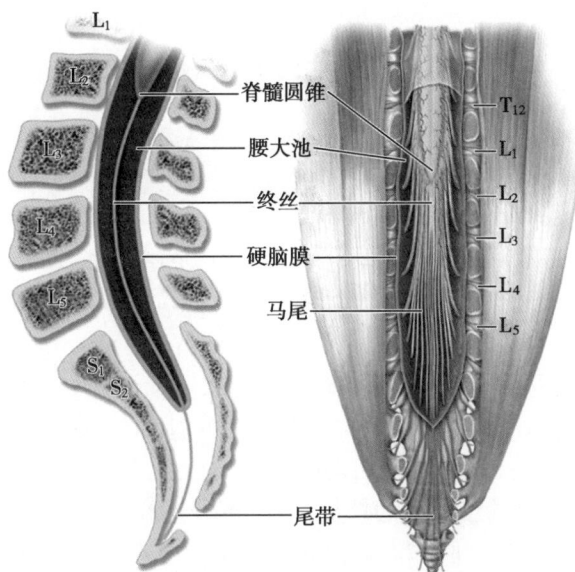

图 4-1-3 腰麻穿刺间隙

脊髓圆锥

腰大池

终丝

硬脑膜

马尾

尾带

和/或阿片类药物后拔出，再沿穿刺针置入硬膜外导管，其后管理同硬膜外麻醉技术。

5. **分娩镇痛中转剖宫产麻醉** 该部分内容可由助教与学员问答形式完成。当面临因特殊情况（如产科因素）要由经阴道分娩转为剖宫产的方式时，已留置的硬膜外导管可继续使用。可立即给予或在转运前给予试验剂量评估麻醉效果，转至手术室后根据效果追加相关药物来缩短麻醉起效时间。如评估后现有硬膜外阻滞效果不佳，则根据剖宫产紧急程度选择重新穿刺置管或全身麻醉。

（三）反馈

完成模拟实训后，学员在助教引领下对整个过程进行反思，具体方式可参考本书导论部分中第五节内容。助教可通过提问帮助学员进一步思考，如：当需由顺产紧急转为剖宫产，麻醉医师如何帮助在安全有效的情况下加快流程？此外，通过核查表（表4-1-2）形式，复盘模拟过程中的不足之处。

表 4-1-2 椎管内阻滞模拟实践核查表

反馈要点（观察要点）	完成情况	备注
1. 在分娩镇痛前正确评估产妇情况		
2. 熟悉椎管内穿刺的适应证与禁忌证		
3. 穿刺前开放静脉通路		
4. 协助产妇摆放合适体位		
5. 触诊确定合适穿刺的椎间隙		
6. 知晓不同入路穿刺时针体所经过的组织层次		
7. 确定穿刺针进入硬膜外腔		
8. 确定穿刺针进入蛛网膜下隙		

（陶伟民 徐振东）

第二节　产科全身麻醉技术

一、背景知识

2016 版美国麻醉医师学会与产科麻醉和围生学会关于产科麻醉的联合指南指出,对于产妇接受剖宫产手术时的麻醉选择,应当综合母胎潜在危险因素、产妇意愿、麻醉药物以及麻醉医师的判断后来作出决定。以求确保患者安全,提高患者满意度,并最大程度减少麻醉相关不良事件的发生。

虽然椎管内麻醉是产科手术应用最多的麻醉方式,但存在禁忌证、产妇拒绝或无法配合以及某些产科疾病(如 HELLP 综合征)时,全身麻醉(以下简称全麻)便是一种必要且可靠的选择。全麻具有诱导快,手术划皮启动时间短的特点,在某些情况下可作为首选。但孕产妇相较普通人实施全麻的难度大为增加,且大部分全麻药物可透过胎盘。如何在麻醉后短期内娩出胎儿,这对麻醉团队与产科团队的紧密配合提出了较高的要求。因此,在模拟教学的辅助下反复进行产科全麻技术的演练,有助于增加成功率及减少母胎不良事件的发生率。

二、课程准备

(一)学习目标

1. 掌握全麻前评估流程。
2. 掌握常规气管插管技能。
3. 熟悉全麻诱导药物的用法用量。
4. 熟悉产科全麻时多学科团队的配合。

(二)理论知识储备

1. 影响全麻成功的因素　妊娠期的生理变化几乎累及所有器官系统,例如肥胖、咽喉与气管黏膜水肿、氧储备下降增加了气道管理的风险。紧急手术、镇静及阿片类药物的用量不足增加了术中知晓的风险。而某些产科常用药物如保胎药可能与全麻药物产生协同作用,导致产妇的呼吸、循环功能障碍或是子宫收缩能力的下降。以上因素为产科全麻的实施增添了不少难度,需要引起医疗人员的重视。

2. 提高产科全麻成功率的方法　由于产科全麻大多服务于剖宫产手术,准备时间短,技术要求高,还需要兼顾母亲与胎儿的利益,所以需要整个手术团队的配合来保障安全。仔细评估,准备物品充分,做好困难气道的准备以及多学科团队的组建是提高产科全麻成功率的关键要素。

3. 产科全麻的并发症　除了前述困难气道及术中知晓的风险明显增加外,反流误吸的情况也并不少见。而相较椎管内麻醉,术中失血、术后恶心呕吐的发生频率也更高一些。由各类静脉麻醉药物引起的过敏也应当引起重视。

(三)情境设置

1. 情境

(1)场所:模拟手术室。

(2)患者情况:产妇,孕 39 周,既往有外伤后腰椎骨折手术史病史 7 年,平时无法弯腰,本次入院后完善检查及术前准备后,拟在全麻(气管内麻醉)下行剖宫产术终止妊娠。请学员作为麻醉医生负责实施全麻操作。

2. 教学工具

(1)高仿真设备:高仿真全身模拟孕妇(图4-2-1)。

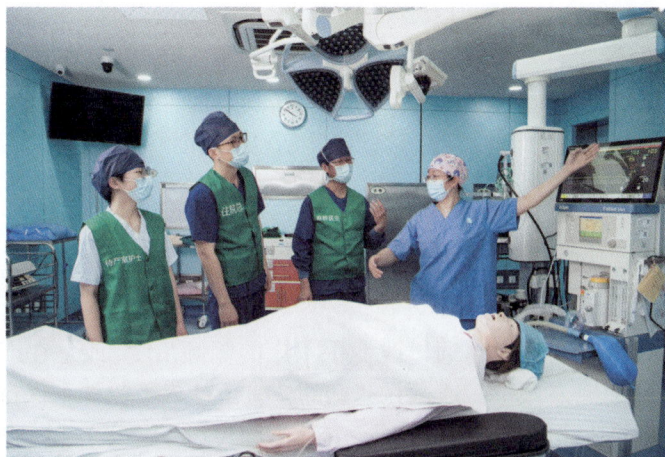

图4-2-1　高仿真全身模拟孕妇

(2)物品准备:见表4-2-1。

表4-2-1　产科全麻操作模拟场景物品准备清单

设备	物品及耗材	道具
模拟心电监护仪、模拟麻醉机	气管插管工具(直接喉镜、可视喉镜、镜片)、各种口径气管导管、可塑形导芯、气管导管固定器、呼吸面罩及球囊、高流量氧疗仪(可选)、负压吸引设备、听诊器、软垫、斜枕、平衡液、生理盐水、留置针、输液器、一次性注射器(5mL/20mL)、一次性口罩/帽子、灭菌手套、知情同意书、笔、空白纸张	全麻药(丙泊酚)、全麻药(琥珀胆碱)、全麻药(芬太尼)、抢救药(麻黄碱)、抢救药(阿托品)、抢救药(肾上腺素)

(3)音视频系统(可选):有条件下提供,可录播回放,用于反思讨论。

3. 人员准备

(1)导师:1名。

(2)助教:1名,可扮演辅助人员(如麻醉护士、产科医生)。

(3)标准化病人:1名,与学员对话和沟通。

(4)学员角色:1位学员进行操作。

三、模拟实践

(一)评估

1. 患者的评估　首先由学员对产妇进行评估,内容包括:①询问产妇的现病史、既往史、过敏史及用药史等,了解身高体重、术前禁食禁水时间,并向产科医生了解其相关实验室检查结果;②对气道情况进行常规体格检查,包括一般张口度、牙齿有无松动以及颈椎活动度;③困难气道的评估,包括面部及下颌情况(如张口度、寰椎关节伸展度、下颌前伸能力),解剖结构测定(如甲颏间距、舌颏间距),以及观察患者咽部结构的改良 Mallampati 分级。评估完成后应当连接生命体征监护,内容包括心率、血压、氧饱和度及呼吸频率。并建立静脉通道,静脉滴注晶体液保持静脉通畅。以上评估步骤可由学员口述,助教配合对答的形式完成。

2. **实施者的评估** 学员应当具有良好的健康状态、情绪稳定并有进行模拟教学的意愿,在正式操作前完成手卫生,妥善佩戴口罩及帽子。

3. **机构的评估** 进行操作前需向产妇告知气管内麻醉相关事宜后签署知情同意书,然后检查全麻操作所需物品是否准备齐全。

(二)模拟实践

1. **制订全麻计划** 由学员根据评估内容决定全麻诱导用药以及气管插管方案,并告知导师。

2. **摆放合适体位** 全麻前,可通过改变手术床的侧倾角度,或是在产妇右部腰后方置入一斜枕将产妇置于子宫左倾位。通过在产妇的枕骨下垫入一软枕来保持其肩背部与手术床面紧贴,并将寰枕关节部保持于后伸体位,又称嗅物位(图4-2-2),利于气管插管。

3. **团队沟通** 为尽量缩短诱导与分娩之间的时间,减少胎儿接触全麻药物的机会,可告知产科医生在正式麻醉实施前开始手术的准备工作如洗手上台、消毒铺巾等准备工作,但必须确保在诱导给药完成气管插管后才会开始手术切皮。

4. **预先给氧** 静脉推注麻醉药物前需给予产妇充分吸氧,以保证有效的窒息氧合时间。通常嘱产妇经鼻导管以 10～15L/min 的流量进行至少 3min 的潮气量状态下的吸氧,或在有条件情况下使用经鼻加湿高流量吸氧。如果时间紧迫,可在同样或更高氧流量情况下进行 8 次深呼吸,以求达到理想氧状态。

5. **全麻诱导** 手术的各项准备措施(消毒铺巾)完成后,开始麻醉诱导。产科全麻通常选择快速顺序诱导方案。常用药物类别包括:①静脉麻醉药,如硫喷妥钠(推荐剂量 4～5mg/kg)或丙泊酚(推荐剂量 1.5～2.5mg/kg)。②肌肉松弛药,如氯化琥珀胆碱(推荐剂量 1～1.5mg/kg)或罗库溴铵(推荐剂量 0.6～1.0mg/kg)。③阿片类镇痛药,如芬太尼(推荐剂量 2～5μg/kg)或舒芬太尼(推荐剂量 0.2～0.5μg/kg)或瑞芬太尼(推荐剂量 0.5～1μg/kg)。需要注意的是,诱导过程中并非必须使用阿片类药物,通常在胎儿断脐后使用足量阿片类药物,提前使用时需做好新生儿复苏的准备。给药部分内容可不用模拟操作,而是通过口述或问答形式完成。

6. **气管插管** 建议首选使用可视喉镜而不是直接喉镜,尤其在具备困难气道的风险时。学员在直视产妇而不是视频屏幕的情况下将喉镜片轻柔置入口腔一侧,然后逐渐沿正中线轻柔前进,将舌体推至一侧。然后在直视屏幕下将镜片顶端越过软腭和扁桃体柱后即可见到会厌,通过手柄调整镜片位置以暴露声门(图4-2-3),此时需注意避免对患者的牙齿直接施加压力。显露良好后将已润滑的带管芯的气管导管轻柔置入声门,插管深度通常为距门齿 20～22cm。经听诊或连接呼气末二氧化碳监测确认导管在位后,用注射器将导管气囊充气并适当固定。如学员尝试插管失败两次,应当主动建议更换其他人员进行操作并在旁辅助(由助教决定是否更换)。

7. **全麻期间机械通气数设置** 通常选择容量控制通气与压力控制通气两类模式,一般

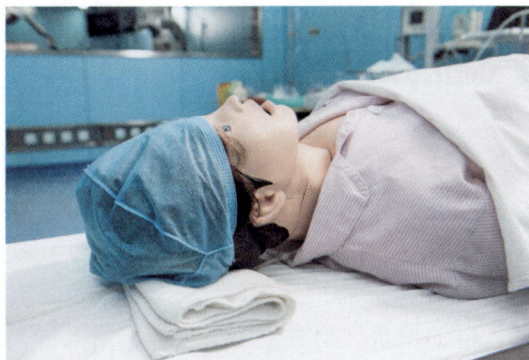

图 4-2-2　嗅物位

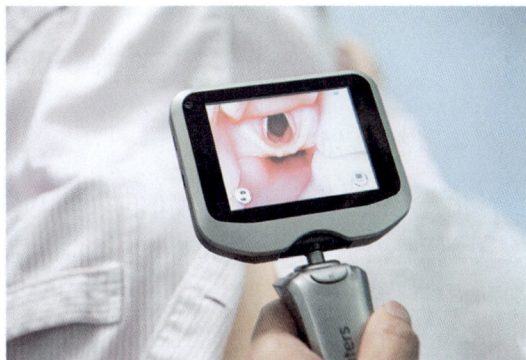

图 4-2-3　暴露声门

以前者居多。使用容量模式时,需要对潮气量、呼吸频率、吸气时间或吸气/呼气比、呼气末正压及压力上限进行设置。具体参数设置情况通常为潮气量 6mL/kg(预期体重),呼吸频率 14~16 次/min,吸气时间 0.8~1.2s 或吸气/呼气比 1:2,呼气末压力 3~5cmH_2O,压力上限为 35cmH_2O。术中根据呼吸机各项监测参数以及呼气末二氧化碳及氧饱和度等指标做出相应调整。要注意避免过度通气,以减少胎儿酸中毒的可能。

8. 术中麻醉维持　诱导插管后的麻醉过程以吸入或静脉方式维持均可。在胎儿娩出前,应注意麻醉深度和药物对新生儿呼吸循环抑制之间的平衡。而在胎儿娩出后,应当重点考虑合适的镇静、镇痛、肌肉松弛程度来减少术中知晓与肌肉紧张,但需要注意避免麻醉对子宫收缩造成影响。胎儿娩出后应降低吸入麻醉药浓度,适当增加镇静镇痛药物的剂量。

(三)反馈

完成模拟实训后,学员在助教引领下对整个过程进行反思,具体方式可参考本书概论部分中相关章节。助教可对学员提问来帮助其进一步思考,如对于减少麻醉诱导开始至胎儿娩出的时间,还可以做些什么?此外,通过核查表(表 4-2-2)形式,复盘模拟过程中的不足之处。

表 4-2-2　产科全麻模拟实践核查表

反馈要点(观察要点)	完成情况	备注
1. 麻醉前对产妇情况进行全面评估		
2. 能熟练使用 2 种以上困难气道评估方法		
3. 熟悉诱导药物用量		
4. 所有插管操作前充分预给氧		
5. 正确使用可视喉镜		
6. 插管过程中避免对牙齿的损伤		
7. 选择合适的插管深度并妥善固定		
8. 设置合适的机械通气参数		
9. 开始诱导至分娩前均应维持子宫左倾位		
10. 团队成员间有效沟通配合,目的为缩短诱导至胎儿分娩的时间		

(陶伟民　徐振东)

第三节　困难气道的处置

一、背景知识

困难气道被定义为具有 5 年以上临床麻醉经验的麻醉医师在面罩通气时遇到困难，或在气管插管时遇到困难，或两者兼有的一种临床情况。它的出现预示着患者发生死亡、缺血缺氧性脑损伤、需要紧急建立外科气道或非计划入住重症监护病房（intensive care unit，ICU）等严重不良事件的可能性明显升高。产科人群的困难气道发生率虽然与普通人群类似，但更易获得不良结局，大约 50% 以上严重麻醉相关并发症与气道管理不当有关。

虽然有各种指南对于困难气道的处置进行详细地描述，但气道工具的选择不当、团队配合不佳以及主观认知错误仍然严重影响气道管理的安全性。因此，借助于模拟教学进行先期的反复演练，对于降低产科非预期困难气道的不良结局大有帮助。英国产科麻醉医师协会/困难气道协会指南推荐模拟演练的内容不单单包括技术性操作，还需纳入领导力、决断力、沟通、团队配合以及态势感知能力的内容。

二、课程准备

（一）学习目标
1. 掌握困难气道评估流程。
2. 掌握困难气道下面罩通气技能。
3. 掌握清醒气管插管操作技能。

（二）理论知识储备
1. **影响气管插管的因素**　妊娠期生理改变会增加气道管理的难度，如呼吸道黏膜易充血，增加了气道出血或水肿的风险。食管括约肌压力的下降以及子宫增大的位移压迫，使得反流误吸的风险同样增加。而肺功能残气量下降和需氧量增加可导致氧储备与困难气道的处置时间缩短，这一情况在肥胖产妇中尤为显著。

2. **提高气管插管成功率的方法**　如有可能，应当对所有需要气管插管的产科患者完善气道评估。有条件者甚至可以在入院待产时进行，而在分娩时再次评估。床旁查体利用简易评分工具来预测气管插管、面罩通气、声门上通气装置置入、颈前气道通路建立存在的困难，并制订首选及备选插管方案。正式操作前尽可能备齐所有气道管理物品，摆放合适体位并充分预吸氧，环状软骨加压预防反流误吸等措施有助于气管插管的成功。

3. **气管插管失败的并发症**　困难气道的发生意味着一系列并发症风险的增加，包括牙齿脱落、气道损伤，甚至缺氧、循环波动等严重事件，严重时可危及生命。

（三）情境设置
1. **情境**
（1）场所：模拟手术室。
（2）患者情况：产妇，孕 38^{+6} 周，既往有免疫性血小板减少症病史 10 余年，长期接受糖皮质激素治疗，平时监测提示血小板计数维持（10～20）×10^9/L，无明显出血表现。本次入院后予以免疫球蛋白及糖皮质激素治疗，血小板计数升至 32×10^9/L，由于胎儿窘迫，准备在气管内麻醉下行剖宫产终止妊娠。学员作为麻醉医生负责实施全麻气管插管操作。

2. 教学工具

（1）高仿真设备：困难气道专用模拟人（可设置颈部僵硬程度、张口程度、舌头肿胀程度），如无法获得则可用高仿真全身模拟孕妇（图4-2-1）替代。

（2）物品准备：见表4-3-1。

表4-3-1　困难气道管理模拟场景物品准备清单

设备	物品及耗材	道具
模拟心电监护仪	气管插管工具（直接喉镜、可视喉镜、镜片）、一般困难气道工具（口/鼻咽通气道、喉罩）、特殊困难气道工具如探条、光棒等（可选）、外科气道工具（可选）、各种口径气管导管、可塑形导芯、气管导管固定器、润滑剂、呼吸面罩及球囊、负压吸引设备、听诊器、软垫、斜枕、生理盐水、留置针、输液器、一次性注射器（5mL）、一次性口罩/帽子、灭菌手套、知情同意书、笔、空白纸张	局部麻醉药（利多卡因喷雾剂）、局部麻醉药（利多卡因注射液）、全麻相关药物（可省略）、抢救药（麻黄碱）、抢救药（阿托品）、抢救药（肾上腺素）

（3）音视频系统（可选）：有条件下提供，可录播回放，用于反思讨论。

3. 人员准备

（1）导师：1名。

（2）助教：1名，可扮演辅助人员，如麻醉护士、产科医生。

（3）标准化病人：1名，与学员对话和沟通。

（4）学员角色：1位学员进行操作。

三、模拟实践

（一）评估

1. **患者的评估**　首先由学员对产妇进行评估，内容包括：①询问本次住院情况，如病史及既往史、实验室检查结果、禁食禁水时间、药物过敏史等；②气道方面的病史，有无打鼾或睡眠呼吸暂停综合征等情况；③对气道情况进行常规体格检查，可采用的方法有改良Mallampati分级、甲颏间距（头伸展位下甲状软骨切迹至下颚尖端）测定（图4-3-1中虚线部分）、下颚前伸能力、寰椎关节的伸展度的评估，并根据相应标准预测是否存在困难气道的可能。评估完成后应当连接生命体征监护，内容包括心率、血压、氧饱和度及呼吸频率。以上评估步骤可由学员口述，助教配合对答的形式完成。

2. **实施者的评估**　学员应当具有良好的健康状态、情绪稳定并有进行模拟教学的意愿，在正式进行操作前完成手卫生，妥善佩戴口罩及帽子。

3. **机构的评估**　进行操作前需向产妇告知气管插管相关事宜，并签署完成知情同意书，如为紧急气管插管可先操作再稍后补

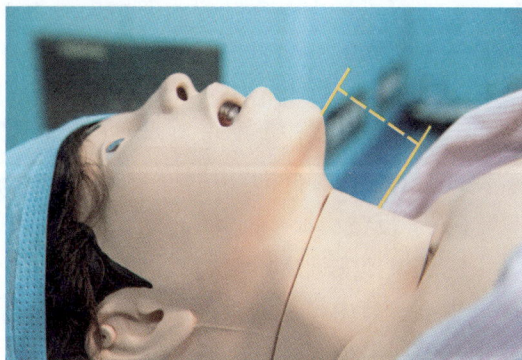

图4-3-1　甲颏间距测量

签。随后检查气管插管操作的药物、抢救药物与相关物品是否准备齐全。

（二）模拟实践

1. **计划制订**　由学员根据评估的情况决定气管插管的首选与备选方案，并告知导师。

2. **体位的摆放及预给氧**　通过改变手术床的侧倾角度，或是在产妇右部腰后方置入一斜枕将产妇置于子宫左倾位，然后在产妇枕骨下垫入软枕，使其肩背部紧贴于手术床面，再将寰枕关节部摆放成后伸体位，或称为嗅物位。完成体位摆放后给予产妇佩戴面罩吸氧，在普通潮气量状态下吸氧 3min，如时间紧急可嘱其深呼吸 8 次以达到理想氧合状态，或是在丧失自主呼吸能力等危急情况下手动球囊面罩辅助通气来完成给氧。

3. **可预计的困难气道**　对于事先评估为困难气道者（可由导师设定条件），如插管是为了完成气管内麻醉配合剖宫产，则应再次评估是否具有实施椎管内麻醉替代的可能，其次是考虑采用保留自主呼吸下的清醒气管插管。

在进行清醒气管插管操作前，应当与患者进行沟通，解释说明以求获得患者的配合，如放松全身肌肉，保持深慢的呼吸节律，以及尽可能避免屏气与减少呃逆。通常清醒气管插管需要在轻度的镇静、镇痛和充分的表面麻醉下完成，但产妇一般可不使用静脉镇静镇痛药物。而是使用 2% 利多卡因喷雾剂做咽、喉部的喷洒完成黏膜表面麻醉，然后取头后仰位，在产妇甲状软骨与环状软骨之间（环甲膜）定好穿刺点，注射器垂直刺过环甲膜进入气管，回抽见气体确认位置，嘱患者深呼吸并在呼气末将 2% 利多卡因 2mL 快速注入后迅速退针。表面麻醉完成后进行预给氧，再使用喉镜轻柔检查声门情况，如能看到声门的可直接气管插管，或在快诱导麻醉下气管插管。如显露声门情况不理想，可结合插管探条（喉镜下能看到会厌）、光棒、纤维气管镜辅助或经鼻盲探插管技术的方式尝试插管。

由于存在极高反流误吸风险，产妇通常不建议在预期困难气道处置时使用声门上气道装置（如喉罩）。当学员尝试失败两次后，应当主动建议更换其他人员进行操作并在旁辅助，而在完成气管插管后应当立即使用听诊器评估是否位置正确。

4. **非预期的困难气道**　评估为非预期困难气道的产妇可采用快速诱导气管插管，插管前常规面罩充分吸氧，然后按快速诱导程序给予麻醉药物（该步骤可省略）。当在喉镜显露过程中无法见到声门则评估为困难气道，此时首先需立即呼叫寻求帮助，同时尝试通过面罩保持通气（图 4-3-2）。

（1）无法插管但可通气：使用面罩正压通气，必要时配合置入口咽通气道或喉罩通气，如通气改善可考虑等待麻醉药效消失后唤醒产妇。然后依据困难气道方案尝试清醒气管插管。

（2）无法插管也无法通气（可选）：尝试面罩通气但失败后，可使用喉罩继续尝试通气（图 4-3-3），如果再次失败也无法安全唤醒产妇时，则需考虑使用外科气道装置如环甲膜穿刺保证通气维持氧合，并根据母亲及胎儿情况决定后续是否继续手术或唤醒产妇。

（三）反馈

完成模拟实训后，学员在助教引领下对整个过程进行反思，具体方式可参考本书导论部分中第五节内容。助教可对学员提问来帮助其进一步思考，如：急诊全麻面对饱胃产妇发生非预期困难气道时，如何来保障气管插管过程中的安全？此外，通过核查表（表 4-3-2）形式，复盘模拟过程中的不足之处。

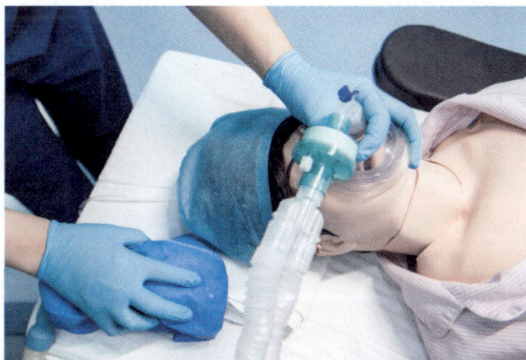

图 4-3-2　面罩通气

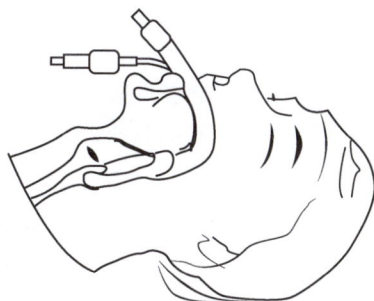

图 4-3-3　喉罩通气

表 4-3-2　困难气道处置模拟实践核查表

反馈要点（观察要点）	完成情况	备注
1. 插管前完善评估患者情况		
2. 气管插管物品准备是否完善		
3. 能熟练使用 2 种以上困难气道评估方法		
4. 保持子宫左倾位		
5. 保持嗅物位		
6. 所有插管操作前充分预给氧		
7. 发觉困难气道时即呼叫帮助		
8. 掌握表面麻醉方法		
9. 尝试气管插管不超过 2 次		
10. 会使用口咽通气道辅助通气		

（陶伟民　徐振东）

第四节　中心静脉穿刺置管技术

一、背景知识

在急危重症患者的救治过程中，经常会遇到高级血流动力学监测、特殊药物（如血管活性药物）输注、大量且快速地输血输液，或是困难静脉通路的情况。此时，建立有效且可靠的中心静脉通路有助于解决这些问题。中心静脉穿刺置管是指通过静脉穿刺技术，将静脉导管的顶端置于靠近右心房处的中心静脉内（如上腔静脉或下腔静脉），可分为经中央置入与经外周置入。前者通常包括经颈内静脉、经锁骨下静脉及经股静脉三条途径，本节仅讨论前两条途径穿刺方式。

2016 版英国皇家妇产科协会产后出血处置指南中指出，当产妇出现严重产后出血且累及心血管系统功能时，应当留置中心静脉导管进行中心静脉压的监测指导治疗。作为麻醉技能中的核心项目，中心静脉穿刺是麻醉科医生必备的基本功，可以通过模拟教学的反复演练获得提高与信心。

二、课程准备

（一）学习目标

1. 掌握中心静脉穿刺前的评估流程。

2. 掌握常见中心静脉穿刺入路。

3. 掌握颈内静脉穿刺置管的操作技能。

4. 熟悉锁骨下静脉穿刺置管的操作技能。

5. 熟悉超声引导中心静脉穿刺的操作步骤。

（二）理论知识储备

1. 影响中心静脉穿刺成功的因素　患者因素及非患者因素均可能对穿刺造成影响，前者包括患者的容量状态、解剖变异、配合能力等，后者包括操作者个人能力或心理压力、现场环境、时间限制等。

2. 提高中心静脉穿刺成功率的方法　利用超声技术辅助穿刺有助于提高成功率和减少并发症，现有指南均推荐使用超声引导中心静脉置管。但如果无法获得超声，或是对这项技术不熟练时，仍可以通过摆放合理的穿刺体位、提前补液扩充容量状态等办法提高置管穿刺成功率，而有效的模拟演练也是帮助实战能力提升的重要手段。

3. 中心静脉穿刺置管的并发症　穿刺并发症大致可分为机械性、感染性与血栓性三大类。机械性并发症多见于穿刺时发生，例如出血、气胸、动脉损伤甚至是心内膜损伤或心脏压塞。感染性与血栓性并发症发生较晚，多与管道因素相关。

（三）情境设置

1. 情境

（1）场所：模拟手术室。

（2）患者情况：产妇，足月顺产分娩，在娩出胎儿及胎盘后出现子宫收缩乏力，产后出血已达到 1 000mL，原有外周静脉导管有堵塞表现，其余静脉不易穿刺，同时有红细胞及新鲜冰冻血浆亟需输注，学员作为麻醉医生负责实施中心静脉穿刺置管。

2. 教学工具

（1）高仿真设备：中心静脉穿刺专用模拟人（分别模拟动、静脉系统内填充红、蓝液体模拟血液）（图 4-4-1）。

（2）物品准备：见表 4-4-1。

（3）音视频系统（可选）：有条件下提供，可录播回放，用于反思讨论。

3. 人员准备

（1）导师：1 名。

（2）助教：1 名，可扮演辅助人员（如产科医生）。

（3）标准化病人：1 名，与学员对话和沟通。

（4）学员角色：1 位学员进行操作。

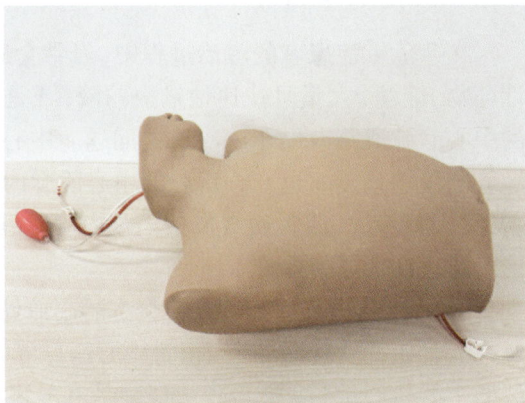

图 4-4-1　中心静脉穿刺模拟人

表 4-4-1　中心静脉穿刺模拟场景物品准备清单

设备	物品及耗材	道具
模拟心电监护仪	中心静脉穿刺套包(图 4-4-2)、无菌大单、生理盐水、一次性注射器(5mL)、超声仪(可选)、留置针、输液器、一次性口罩/帽子、灭菌手套、知情同意书、笔、空白纸张	氯己定消毒液、局部麻醉药(利多卡因)、常用抢救药品、红、蓝墨水

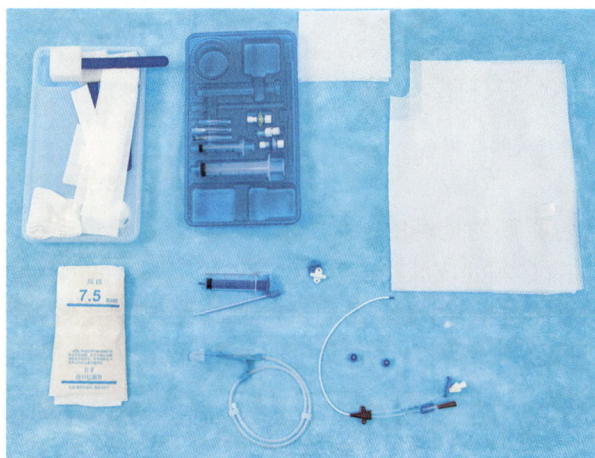

图 4-4-2　中心静脉穿刺套包

三、模拟实践

(一)评估

1. **评估产妇情况**　首先由学员对产妇进行评估,包括向产科医生询问当前患者失血量,凝血功能检查结果包括血小板计数、凝血时间、纤维蛋白原水平,药物过敏史等,检查所选择的穿刺处皮肤有无感染灶存在。评估完成后应当完善生命体征监护,监测项目包括心率、氧饱和度及血压。以上评估步骤可由助教配合通过问答的形式完成。

2. **实施者的评估**　学员应当具有良好的健康状态、情绪稳定并有进行模拟教学的意愿,在正式操作前完成手卫生,妥善佩戴口罩及帽子。

3. **机构的评估**　评估完毕后向产妇告知中心静脉穿刺相关事宜后并签署知情同意书,如为紧急置管可先操作再寻机补签。随后检查操作相关药物与物品是否准备齐全。

(二)模拟实践

1. **体位摆放、消毒及铺巾**

(1)颈内静脉入路:右侧颈内静脉通常为临床首选的穿刺入路。学员将床抬高或降低至适合操作的高度,患者采取仰卧、头低脚高,斜率为 15°～30° 的 Trendelenburg 位,嘱咐或主动摆放其头部偏向左侧。进行初步检查后识别右侧颈静脉三角区,即由胸锁乳突肌的锁骨头、胸骨头和锁骨顶端所围成的三角区,该区的顶部即为颈内静脉入路最常用穿刺点(图 4-4-3 黄色箭头顶端)。如平卧时解剖位置显示不明显,可嘱患者轻轻抬头来凸显胸锁乳突肌的轮廓。确定穿刺点后严格遵守无菌原则下打开穿刺用套包,在助教辅助下使用氯己定皮肤消毒液进行消毒工作,然后完成最大无菌屏障铺巾。

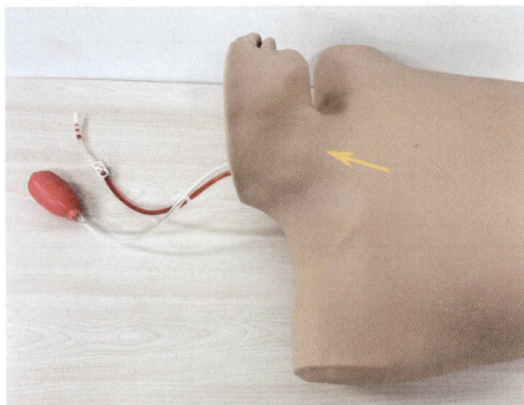

图 4-4-3　颈内静脉入路穿刺点

（2）锁骨下静脉入路：锁骨下静脉可作为颈内静脉的替代穿刺入路。通常取平卧位，在两肩胛骨之间的下方可垫放一小枕来帮助胸廓的展开及锁骨中段的抬高，此措施有利于锁骨下静脉向锁骨更为靠近。嘱咐或主动摆放患者的头部偏向左侧（穿刺右侧），右侧上臂紧贴躯干并向下尽可能延展，此措施同样有利于锁骨下静脉的穿刺成功。以锁骨中点下方或锁骨中外 1/3 段交界处下方 1～2cm 处为穿刺点，消毒及铺巾工作同上所述。

2. 实施穿刺置管

（1）颈内静脉入路：采用的是经皮穿刺技术，又称 Seldinger 技术。学员以 5mL 注射器抽取 2% 利多卡因后进行穿刺处皮肤浸润麻醉，然后于穿刺点区域颈动脉搏动的外侧，以与皮肤平面呈 30°～40° 继续进针，针尖瞄准患者同侧乳头方向。依次穿过皮肤和软组织，并保持注射器针栓温和负压，当刺破血管后即可回抽见血液。蓝色提示进入颈内静脉，红色提示进入颈动脉，后者需退针并选择合适的位置后再次缓慢进针找寻颈内静脉。确定血管穿刺方向后拔针，将中心静脉穿刺针连接空注射器按试穿方位缓慢刺入，穿刺过程中针栓保持温和负压，直至穿刺入颈内静脉并抽吸出血液（蓝色液体）后停止前进。可适当压低针尾并保持固定，将导引钢丝经穿刺针送入合适长度后拔除穿刺针。沿导引钢丝插入皮肤扩张器，扩张皮肤及皮下组织后退出扩张器。将中心静脉导管沿钢丝进入患者体内，置管时务必注意钢丝末端保留于导管末端外以免钢丝不慎滑入患者体内。导管留置深度通常为12～15cm，置管后拔除导引钢丝，助教帮助下连接输液导管。最后可适当缝合导管固定装置于患者皮肤上并敷贴专用薄膜，观察输液是否通畅，并询问患者有无不适，生命体征监测有无异常。

（2）锁骨下静脉入路：利多卡因局部麻醉穿刺点处皮肤后，直接改换中心静脉穿刺针连接空注射器进行穿刺，针尖方向指向胸骨上窝，针体与胸骨纵轴呈 45° 而与胸壁皮肤平面呈 30°。进针时保持针栓温和负压状态，紧贴锁骨下缘方向持续进针直至顺畅抽出静脉血（蓝色液体）后停止进针并固定位置，后续钢丝置入、扩张皮肤、导管置入及固定过程基本同颈内静脉相应步骤。

3. 超声辅助中心静脉穿刺　此项技术需要专用模拟人来完成，超声技术可用来帮助更为安全有效地实施中心静脉穿刺，尤其当采取颈内静脉入路时。学员选取合适探头（线阵高频探头），在穿刺前利用长短轴检查技术评估穿刺点处颈内静脉的大致位置、进针深度及血管走向，也可于操作时，在无菌原则前提下实时利用超声探头引导穿刺针的走向，并可视化地确定穿刺针、导丝有效进入血管腔内。

（三）反馈

完成模拟实训后，学员在助教引领下对整个过程进行反思，具体方式可参考本书导论部分中第五节内容。助教可对学员提问来帮助其进一步思考，如：你认为面对休克患者时中心静脉穿刺可能遇到哪些问题？可以采取何种措施帮助提升穿刺成功率？此外，通过核查表（表 4-4-2）形式，复盘模拟过程中的不足之处。

表 4-4-2　中心静脉穿刺置管模拟实践核查表

反馈要点（观察要点）	完成情况	备注
1. 穿刺前正确评估患者情况		
2. 熟悉中心静脉穿刺的适应证与禁忌证		
3. 穿刺前建立无菌屏障		
4. 体位摆放合适		
5. 熟悉不同入路的解剖位置并选择合适的穿刺点		
6. 熟练掌握 seldinger 技术		
7. 穿刺过程中始终遵循无菌原则		
8. 导管留置入静脉而非动脉		

（陶伟民　徐振东）

第五节　大量输血方案

一、背景知识

产科大出血是导致孕产妇死亡及发生严重并发症的主要原因，同时也是可预防的死亡。在给予患者产科常用止血措施同时，适时启动大量输血方案（massive transfusion protocol，MTP）是挽救生命的重要步骤。大量输血被定义为 24h 内需要输注≥10U 浓缩红细胞或 1~6h 内需要输注≥3~5U 浓缩红细胞的情况，临床上通常以合适比例的浓缩红细胞、凝血因子和血小板组合来弥补患者的大量且快速的血液丢失。延缓或错误地实施 MTP 或团队之间配合的生疏则可能导致严重的不良结局。为解决这一问题，依靠模拟实训的方式进行 MTP 的演练，是帮助产科急救团队提高应对严重产科出血技能的重要方法。

二、课程准备

（一）学习目标

1. 掌握紧急情况下启动 MTP 的指征。

2. 掌握迅速有效地实施 MTP 的流程。

3. 与输血科等跨专科工作人员沟通有效，确保整个过程中配合紧密。

（二）理论知识储备

总体来说，产科患者需要输血比例并不算高。但随着近年高龄产妇、多次生育史等危险因素增加，产后出血比例有逐渐升高的趋势，那些危及生命的大出血事件使得产妇在复苏期间可能需要接受大量血液制品输注。为了优化应对产科出血的管理质量，美国国家孕产妇安全合作组织建议分娩设施与当地输血服务机构合作，以确保快速、持续地提供血液制品。而美国麻醉学会建议将充足的血制品资源、MTP 及相关快速输血输液用设备作为应对产科出血性危机事件的有效手段。国际妇产科联盟则推荐所有产科医生都应该熟悉 MTP。

（三）情境设置

1. 情境

（1）场所：模拟手术室或模拟产房。

（2）患者情况：产妇，因中央型前置胎盘接受剖宫产手术，在娩出胎儿后出现严重产后出血，短时间内出血量已达到 1 800mL，目前已开放两路静脉并输注晶体液 2 000mL，红细胞 4U，血浆 200mL，心电监测提示心率（heart rate，HR）130 次/min，血压（blood pressure，BP）94/47mmHg，半小时前的动脉血气分析检查提示 pH 7.30，血红蛋白 7.5g/dL，碱剩余 −7mmol/L，乳酸 3.4mmol/L。产科医生正在进行积极止血。负责手术的麻醉医生（学员 2）已将麻醉方式由椎骨内麻醉改为气管内麻醉，并留置好桡动脉导管监测有创动脉压。学员 1 作为上级医生前来帮忙协助维护患者循环稳定，并制订及实施合适的后续输血方案。

2. 教学工具

（1）高仿真设备：常规模拟人。

（2）物品准备：大量输血方案准备物品见表 4-5-1，模拟输血用相关物品见图 4-5-1。

表 4-5-1　大量输血方案准备物品

设备	物品及耗材	道具
模拟心电监护仪、模拟麻醉机	医用保温箱、一次性输血器、输液泵、快速压力输液装置（可选）、18G 套管针、生理盐水、一次性注射器（5mL/20mL）、空气加温仪、测温器、电话机、病历卡、手腕带、床旁血气分析仪（可选）、空气加温仪、一次性口罩/帽子、笔、空白纸张	浓缩红细胞、冰冻血浆血小板、常用抢救及血管活性药物（麻黄碱、阿托品、去氧肾上腺素、肾上腺素）、钙制剂（氯化钙）

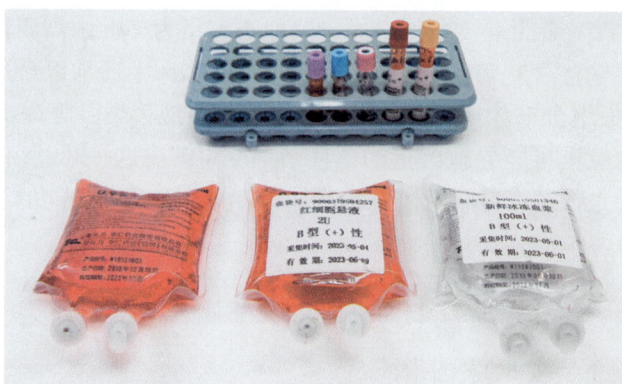

图 4-5-1　模拟输血用相关物品

（3）音视频系统（可选）：有条件下提供，可录播回放，用于反思讨论。

3. 人员准备

（1）导师：1 名。

（2）助教：1 名，可扮演辅助人员，如家属、麻醉护士、产科医生。

（3）标准化病人：1 名，与学员对话和沟通。

（4）学员角色：2 位学员进行操作（1 名上级麻醉医生，1 名普通麻醉医生）。

三、模拟实践

（一）评估

1. 患者的评估　首先由学员对产妇进行评估，向产科医生快速了解现病史、既往史、用药史、当前准确的失血量,预估后续失血量,以及有无手术区域广泛渗血等临床异常表现。简单回顾术前各项检查包括血常规、凝血功能、血生化、血型等结果,并与术中检测的血气分析结果进行比较。同时测量患者体温,立即再次行床旁血气分析、血栓弹力图检查,并外送血常规、凝血功能检查。评估完成后于外周再次留置18G(或更粗)静脉导管一根供输血输液,并时刻注意生命体征监护情况是否完善。以上评估步骤可由学员口述,助教配合对答的形式完成。

2. 实施者的评估 学员应当具有良好的健康状态、情绪稳定并有进行模拟教学的意愿,在正式进行操作前完成手卫生,妥善佩戴口罩及帽子。

3. 机构的评估 了解患者或家属有无签署输血治疗知情同意书,如缺少则应当向家属告知输血相关事宜,并签署完成知情同意书。

(二)模拟实践

1. 决定是否启动MTP 评估启动指征,可采用中国输血协会制订的产后出血患者血液管理专家共识标准。当具备以下条件之一即可启动MTP:①失血量达到2 500mL;②24h内输注红细胞≥10U;③休克指数(心率/收缩压)≥1.5;④日本妇产科协会产科DIC评分≥8分。该名患者目前休克指数已有1.55,应当立即启动MTP并告知手术医生。

2. 启动第一轮MTP 学员1立即电话联系输血科,告知对方患者信息、目前失血量及休克等紧急情况,以及需要立即启动MTP。通常第一轮输血成分包括红细胞10U、新鲜冰冻血浆600mL及治疗剂量(浓缩)血小板1U。告诉对方患者血型,询问是否需要再次抽取交叉配血。在与对方确认相关信息后,初步了解血液准备时间,并告知后续再次MTP需求可能后才能挂断电话。

3. 输血前准备 启动后2名学员应当立即着手准备,包括:①连接快速压力输液装置(如无则可利用输液加压袋替代);②连接输液加温器及空气加温仪;③提前配制抽取辅助用药如钙剂(氯化钙或葡酸钙);④当配血完成由护士取回后,一名学员与护士一起核对患者姓名、性别、年龄、病历号、床号、血型、供血者血型及交叉配血结果等相关信息。

4. 进行第一轮输血 核对完成后立即将血制品通过快速压力输液装置或输液加压袋进行输注。一般输血通常优先输注血浆与血小板,但MTP时优先输注红细胞。输注期间注意体温监测,并将体温维持37℃左右。注意快速输血后血流动力学反应,尽可能在止血完善前通过输液、输血及血管活性药物应用,将血压维持90/60mmHg以上适当水平即可。输注期间继续进行床旁相关检测及外送大实验室检测,并根据检查结果适时给予钙剂。

5. 评估是否需要第二轮MTP 根据第一轮启动标准以及输血期间多次获得之前的检查结果,决定是否给予第二次MTP。第二轮MTP输血成分通常包括红细胞10U、新鲜冰冻血浆600mL、治疗剂量(浓缩)血小板1U及冷沉淀10U。当有需要时(由助教提供依据),再次按照第一轮MTP的实施方法进行。如不具备再次MTP需要,则根据实际检测结果进行成分输血。

6. 终止MTP 当产妇出血情况稳定,各项生命体征及随访实验室检查结果好转后,应立即通知输血科终止MTP程序,停止后续准备工作。然后再次评估患者生命体征、容量状态、内环境、出入量等情况给予必要治疗措施。

(三)反馈

完成模拟实训后,学员在助教引领下对整个过程进行反思,具体方式可参考本书概论部分中相关章节。助教可对学员提问来帮助其进一步思考,如:为什么在大量输血时优先输注红细胞？大量输血所导致的常见电解质紊乱有哪些,应如何规避？此外,通过核查表（表 4-5-2）形式,复盘模拟过程中的不足之处。

表 4-5-2　大量输血方案模拟实践核查表

反馈要点（观察要点）	完成情况	备注
1. 准确评估是否 MTP 的指征		
2. 与输血科有效沟通,告知当前情况、需求及再次 MTP 可能		
3. 等待血制品到达过程中完善准备		
4. 是否建立适合 MTP 实施的静脉管路		
5. 熟悉不同轮次 MTP 的血制品组成		
6. 具有及时根据实验室结果进行合理输血的意识		

（陶伟民　徐振东）

第六节　孕妇心肺复苏

一、背景知识

心搏骤停是指由于心脏机械活动停止而继发引起的血液循环停止。心搏骤停的发生使得重要器官的血供及氧供停止,如果得不到及时的治疗则可迅速导致死亡或严重的心脑血管不良事件的发生。心肺复苏（cardiopulmonary resuscitation, CPR）是救治心搏骤停患者时采取的急救措施。简单来说,施救者通过人工呼吸替代患者的自主呼吸,依靠挤压心脏来形成暂时的血液循环,从而尽可能保证心、脑等重要脏器灌注水平,并诱发心脏自主搏动的恢复。如果在心脏危机事件发生时未给予正确的 CPR 措施,或是救治团队之间缺乏有效的沟通,则可能导致患者的不良结局或并发症的发生。

妊娠期心搏骤停是最紧急且危险的临床事件,极易导致母体和/或胎儿的死亡。《2020 American Heart Association Guidelines for Cardiopulmonary Resuscitation and Emergency Cardiovascular Care》推荐一旦发现心搏骤停后应当立即实施基础和高级心脏生命支持流程,所有医疗机构也应该建立孕妇心搏骤停心肺复苏的团队演练机制,细化应急预案,及时更新复苏流程图,不断优化抢救方案。

二、课程准备

（一）学习目标

1. 掌握快速识别心跳呼吸骤停的方法。
2. 掌握胸外按压、简易面罩通气的实施步骤。
3. 识别可除颤心率及不可除颤心率,并进行电除颤的操作。
4. 熟悉高效的团队配合与有效沟通。

（二）理论知识储备

CPR 的失败意味着患者的死亡,所以应当被视为每一位医护人员的最基本技能,同样也应该是必须熟练掌握的技能。对于出现院内心跳呼吸骤停的孕产妇,尽早识别情况与及时启动应急反应系统与抢救成功密切相关。而胸外按压、辅助通气等关键操作是否标准也十分重要，CPR过程中注意时刻保持子宫左倾位以提升复苏效果。医疗机构也应当持续监测本机构CPR的质量和效果，及时反馈与总结，并在平时的模拟演练中重点改进相关问题。

（三）情境设置

1. 情境

（1）场所：模拟病房。

（2）患者情况：年轻女性，孕32周，因胎死宫内行引产术，使用米索前列醇后不久出现四肢瘙痒不适，短期内突然呼之不应。家属赶至护士台呼救，2名学员（值班医生）闻讯后迅速赶至病房展开急救。

2. 教学工具

（1）高仿真设备：高仿真全身模拟孕妇（图4-2-1）。

（2）物品准备：见表4-6-1。

表4-6-1　心肺复苏操作模拟场景物品准备清单

设备	物品及耗材	道具
模拟除颤仪	呼吸球囊及面罩、导电胶、急救复苏车、硬板、复苏反馈器（可选）、踏脚凳、听诊器、生理盐水、平衡液、留置针、输液器、一次性注射器（5mL/20mL）、一次性口罩/帽子、灭菌手套、笔、空白纸张	肾上腺素

（3）音视频系统（可选）：有条件下提供，可录播回放，用于反思讨论。

3. 人员准备

（1）导师：1名。

（2）助教：1名，可扮演辅助人员（如护士、家属）。

（3）标准化病人：不需要。

（4）学员角色：3名学员进行操作（2名医生、1名护士）。

三、模拟实践

（一）实践

1. 学员1到场并开始评估　轻轻晃动患者肩膀，同时靠近其头部反复大声呼唤："你怎么了？"当无反馈时即判断为失去意识。此时可立即开始评估循环呼吸情况，首选检查颈动脉有无搏动，学员1用示指及中指沿正中气管处滑向近侧颈动脉区域，于胸锁乳突肌前缘处尝试触摸动脉波动。可轻声数"1001，1002，1003……"总检查脉搏时间不应超过10s。同时头部靠近患者口鼻，目光望向其胸廓方向，感受有无气体呼出以及胸廓起伏。如果无法明确感觉到搏动，未感受有明显自主呼吸，应立即启动应急反应系统。

2. 启动应急反应系统　立即嘱咐同伴（学员2）启动应急反应系统寻求帮助，包括通知科室内其他医护人员到场帮忙，联系麻醉科请求紧急气管插管的援助，并在护士（学员3）的协助下将急救复苏车推来房间，并将除颤仪、呼吸球囊及踏脚凳等物品取来。

3. 开始胸外按压　学员1将患者仰卧位放置于坚实平面上，若床面比较松软，可在患者背部放置硬板。学员1通常站于患者右侧颈部及肩膀旁，按压点的位置位于两乳头连线的中点或胸骨中下1/3处。一手掌根部置于按压点位后再将另一手覆盖上方并紧扣十指，确保除掌根接触患者胸壁外其余手部抬高脱离接触。按压时身体重心稍往前倾，确保肩、肘、腕三处关节位于同一轴线，并垂直于患者身体平面。利用自身重力进行按压，按压频率为100～120次/min，深度为5～6cm，按压间隙避免倚靠在患者身体上，应保证胸廓充分回弹。首先按压30次。此时学员2与学员3进场参与协同抢救。

4. **保持子宫左倾位** 对于子宫已可被触及或宫底超过脐水平的孕妇患者（孕周通常超过20周），在整个心肺复苏抢救过程中应始终保持其子宫于适度左倾的位置，以减少对于下腔静脉及腹主动脉的压迫从而影响复苏效果。学员2可站在学员1对侧，根据患者的位置，采取单手推向对侧或是双手拉向己侧的方式保持子宫左倾位（图4-6-1）。

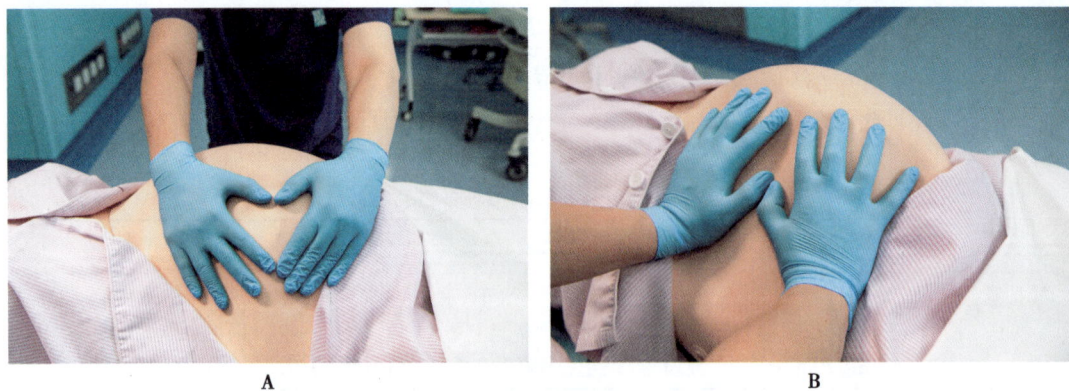

图4-6-1 复苏时子宫左倾位
A.拉位；B.推位。

5. **开放气道及球囊辅助通气** 学员1采用仰额抬颏法开放气道，检查气道内有无异物并清除。快速连接呼吸球囊与面罩，扣紧患者面部后按压球囊进行2次通气，每次吹气时间持续1s，以见到胸部起伏为宜（潮气量400～500mL）。在高级气道建前胸外按压与球囊辅助通气比例为30：2，当完成5组CPR操作后，可采用触摸颈动脉搏动的方式评估自主循环是否恢复（由导师宣布是否恢复），两次胸外按压之间间隔的时间不超过10s。持续心肺复苏超过一段时间（通常为2min）后，学员1与学员2应当进行交换。交换时两人并不改变位置而是在原地进行角色交替，继续保持一人负责按压，一人负责子宫左倾。

6. **给予抢救药物** 护士（学员3）到达现场后寻找时机开通静脉通道，通路应位于膈肌水平以上，建立后立即给予肾上腺素1mg，并持续静滴液体保证通畅，其后根据情况每3～5min再次给予相同剂量肾上腺素。部分操作部分可口头描述。

7. **识别可除颤心律并进行电除颤** 除颤仪到达现场后，学员3立即将监护电极片连接至患者身体，开机后调节旋钮至监护状态。根据模拟除颤仪上心电波形显示或是导师口头表示此时心电监护波形为心室颤动或无脉性室性心动过速（可除颤心律）时，学员1立即发出指令准备进行电除颤，由学员2进行胸外按压，学员3取出除颤板，按指示选择合适的能量（双相150～200J，模拟操作时可选择最低能量保证安全）后交给学员1，并辅助其涂抹导电凝胶至除颤板表面，学员1按下充电按钮听到机器提示音后将两块除颤板正确放置于胸骨右缘第二、三肋间（右侧锁骨下）与左腋前线第五肋间（左乳头外下方），高声嘱所有人离开，确保无旁人接触患者及再次确认心电监护波形后按下放电按钮进行放电。除颤后应立即将除颤板交给其他学员并恢复胸外按压，并在5组CPR完成后再次进行自主循环恢复与否的评估(由助教宣布是否恢复)。

8. **评估复苏效果**　在完成 5 组 CPR、1 次电除颤及 5 组 CPR 操作后,由助教喊停,嘱学员口述自主循环恢复的表现。

（1）心脏有节律和有效地跳动。

（2）可扪及颈动脉、股动脉等大动脉搏动。

（3）血压可测到(收缩压 60～80mmHg)。

（4）扩大的瞳孔缩小。

（5）自主呼吸恢复。

（6）意识逐渐恢复。

前三项为必要条件。口述完成后,由助教宣布演练结束。

（二）反馈

完成模拟实训后,学员在助教引领下对整个过程进行反思,具体方式可参考本书概论部分中相关章节。助教可对学员提问来帮助其进一步思考,如:急救团队成员间的沟通是顺畅的吗?请举例说明做得好与不好的地方。此外,通过核查表(表 4-6-2)形式,复盘模拟过程中的不足之处。

表 4-6-2　心肺复苏模拟实践核查表

反馈要点	完成情况	备注
1. 正确识别意识丧失及心跳呼吸骤停		
2. 及时启动应急反应系统		
3. 胸外按压:辅助通气为 30:2		
4. 按压频率为 100～120 次/min		
5. 30 次按压耗时 12～15s		
6. 按压深度为 5～6cm,保证胸廓充分回弹		
7. 两次按压间中断时间不超过 10s		
8. 心肺复苏过程中保持子宫左倾位		
9. 知晓可除颤心律的定义		
10. 除颤位置、能量准确		

（陶伟民　徐振东）

参考文献

[1] 亚洲急危重症协会中国腹腔重症协作组. 重症患者中心静脉导管管理中国专家共识(2022 版)[J]. 中华消化外科杂志, 2022, 21(3): 313-322.

[2] 中国输血协会临床输血学专业委员会. 产后出血患者血液管理专家共识(2022 年版)[J]. 中国临床新医学, 2022, 15(1): 1-5.

[3] HEIDEGGER T. Management of the difficult airway[J]. N Engl J Med, 2021, 384(19): 1836-1847.

[4] AMERICAN COLLEGE OF OBSTETRICIANS AND GYNECOLOGISTS' COMMITTEE ON PRACTICE B. ACOG practice bulletin no. 209: obstetric analgesia and anesthesia[J]. Obstet Gynecol, 2019, 133(3):

e208-e225.

［5］THE AMERICAN SOCIETY OF ANESTHE SIOLOGISTS COMMITTEE ON STANDARDS, PRACTICE PARAMETERS, THE TASK FORCE ON OBSTETRIC ANESTHESIA, THE SOCIETY FOR OBSTETRIC ANESTHESIA AND PERINATOLOGY. Practice guidelines for obstetric anesthesia: an updated report by the American Society of Anesthesiologists Task Force on obstetric anesthesia and the society for obstetric anesthesia and perinatology［J］. Anesthesiology, 2016, 124(2): 270-300.

［6］MUSHAMBI M C, KINSELLA S M, POPAT M, et al. Obstetric Anaesthetists' Association and Difficult Airway Society guidelines for the management of difficult and failed tracheal intubation in obstetrics［J］. Anaesthesia, 2015, 70(11): 1286-1306.

［7］IMAI E, KATAOKA Y, WATANABE J, et al. Ultrasound-guided central venous catheterization around the neck: Systematic review and network meta-analysis［J］. Am J Emerg Med, 2024, 78: 206-214.

［8］LIN V S, SUN E, YAU S, et al. Definitions of massive transfusion in adults with critical bleeding: a systematic review［J］. Crit Care, 2023, 27(1): 265.

［9］ESCOBAR M F, NASSAR A H, THERON G, et al. FIGO recommendations on the management of postpartum hemorrhage 2022［J］. Int J Gynaecol Obstet, 2022, 157Suppl 1(Suppl 1): 3-50.

［10］KOBAYASHI T. Obstetrical disseminated intravascular coagulation score［J］. J Obstet Gynaecol Res, 2014, 40(6): 1500-1506.

［11］OLASVEENGEN T M, MANCINI M E, PERKINS G D, et al. Adult basic life support: 2020 international consensus on cardiopulmonary resuscitation and emergency cardiovascular care science with treatment recommendations［J］. Circulation, 2020, 142(16_suppl_1): S41-S91.

［12］JEEJEEBHOY F M, ZELOP C M, LIPMAN S, et al. Cardiac arrest in pregnancy: a scientific statement From the American Heart Association［J］. Circulation, 2015, 132(18): 1747-1773.

第五章 围产期单项技能：新生儿

第一节 新生儿正压通气

一、背景知识

新生儿正压通气（positive-pressure ventilation）在新生儿复苏中是最重要和有效的措施。出生前，胎儿只有少部分血液流经胎肺，胎肺在宫内是扩张的，但是肺泡内充满着液体而不是空气，所以胎肺并不为胎儿供氧和排出二氧化碳。出生后，新生儿不再与胎盘相连，只能依靠肺呼吸作为氧气的唯一来源，所以数秒后肺泡内的液体必须被吸收，肺内必须充满氧气，肺血管必须扩张增加血流灌注以吸收氧气输送至全身。大多数情况下，新生儿最初的啼哭和深呼吸所产生的力量足以帮助排出气道内的液体。少部分婴儿可能在分娩前、分娩中、分娩后遇到困难，导致正常的过渡阻断，需要外力帮助来完成这一过程，即正压通气。

二、课程准备

（一）学习目标
1. 熟练掌握正压通气的指征。
2. 熟练掌握正压通气的正确操作方法。
3. 熟练掌握正压通气效果的评估方法。

（二）理论知识储备
1. **新生儿正压通气的指征** ①呼吸暂停或喘息样呼吸；②心率<100次/min。
2. **方法**
（1）压力：通常情况下吸气峰压为20~25cmH$_2$O（1cmH$_2$O=0.098kPa），少数病情严重的新生儿可用2~3次的30cmH$_2$O压力通气。对需要正压通气的新生儿，最好同时提供呼气末正压。
（2）频率和吸气时间：正压通气的频率为40~60次/min（用"吸-2-3"的节律大声计数以保持正确的速率）。
3. **用氧** 推荐使用空氧混合仪及脉搏血氧饱和度仪。足月儿和胎龄≥35周早产儿开始用21%氧气进行复苏。胎龄<35周早产儿自21%~30%氧气开始，根据脉搏血氧饱和度调整给氧浓度，使脉搏血氧饱和度达到目标值。
4. **判断通气有效性** 有效的正压通气表现为胸廓起伏良好、心率迅速加快。在需要复苏的新生儿，脉搏血氧饱和度仪和3导联心电监护仪是重要的辅助手段，可提供持续的心率评估。
5. **矫正通气步骤（MR.SOPA）** 如未达到有效通气，需做矫正通气步骤。首先，检查面罩和面部之间是否密闭[M（mask）]；其次通畅气道，可调整体位为鼻吸气位[R（reposition airway）]、清理气道分泌物[S（suction）]、使新生儿的口微张开[O（open mouth）]；最后，适当增加通气压力[P(increase pressure)]。上述步骤无效时,进行气管插管或使用喉罩气道[A(alternative airway)]。

6. **评估及处理** 30s有效正压通气后评估新生儿心率。①如心率≥100次/min,逐渐降低正压通气的压力和频率,同时观察自主呼吸是否良好。如心率持续>100次/min,自主呼吸好,则逐渐停止正压通气。如脉搏血氧饱和度未达到目标值,可常压给氧。②如心率在60~99次/min,再次评估通气的有效性,必要时再做矫正通气步骤,可考虑气管插管正压通气。③如心率<60次/min,再次评估通气有效性,必要时再做矫正通气步骤,给予气管插管,增加氧浓度至100%,连接3导联心电监护仪,开始胸外按压。

7. 持续面罩气囊正压通气>2min可造成胃充盈,需经口插入胃管,用注射器抽出胃内气体,并保持胃管远端处于开放状态。

(三)情境设置

1. 情境

(1)场所:模拟产房。

(2)患儿情况

场景1:39周,阴道分娩出生新生儿,经过初步复苏,仍未见明显自主呼吸,心率80次/min。

场景2:33周,阴道分娩出生新生儿,经过初步复苏,不规则自主呼吸,心率80次/min。

2. 教学工具

(1)仿真设备:新生儿正压通气专用模拟人(图5-1-1)。

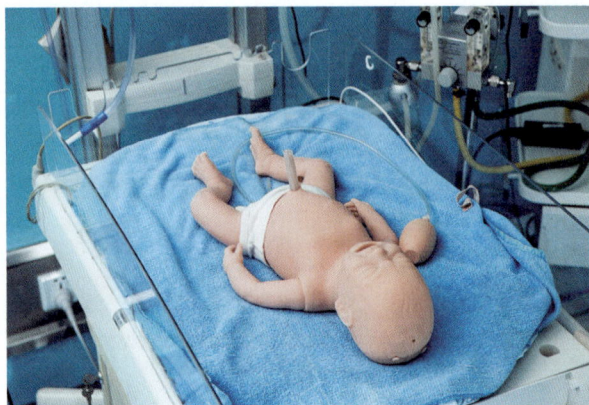

图5-1-1 新生儿正压通气专用模拟人

(2)物品准备:见表5-1-1。

表5-1-1 新生儿正压通气模拟场景物品准备清单

设备	物品及耗材
自动充气式气囊、T-组合复苏器、操作台	足月儿和早产儿面罩、6F和8F胃管、注射器、听诊器

3. 人员准备

(1)导师:1名。

(2)助教:1名。

(3)学员角色(2名):主复苏者1名(实施正压通气)和助手1名(协助实施者)。

三、模拟实践

（一）评估

1. **患者的评估**　评估患儿是否需要正压通气，除外正压通气禁忌证。
2. **实施者的评估**　实施者需具有实施正压通气的理论基础。
3. **机构的评估**　安全的环境，所有人员和用物准备完善。

（二）实践

通过讲解、讨论、演示和练习的方式进行。第一步，由导师边讲解边进行演示，可以是播放录像；第二步，由导师演示分解动作（图 5-1-2）；第三步，由导师演示，学员口述操作要领；第四步，由学员边口述操作要领边进行操作，由导师进行细节纠正；最后，反复练习。

（三）反馈

采用直接反馈的方法，直接指出学员操作中的不足。通过核查表来完成（表 5-1-2），学员完成的部分，在项目后面打钩，必须全部完成，为合格。未完成部分，可备注原因。

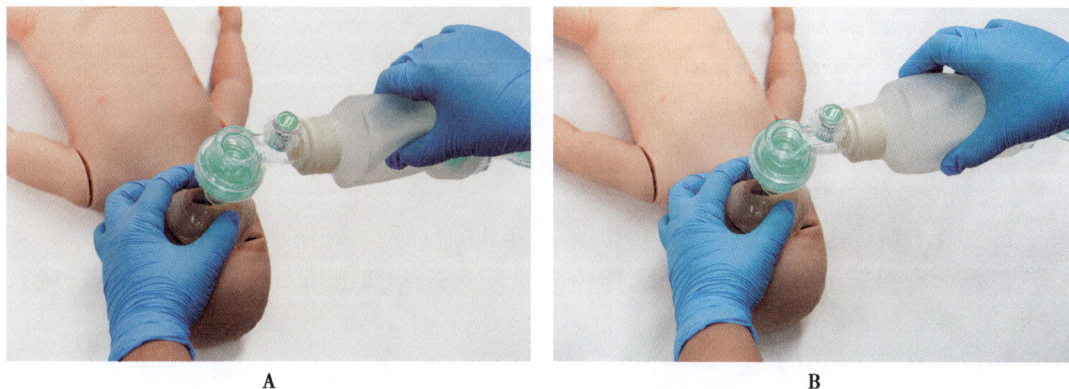

A   B

图 5-1-2　正压通气"C-E"手法及通气
A：吸气；B：呼气（按照 1-2-3 的节律，吸呼比 1：2 反复进行）。

表 5-1-2　新生儿正压通气模拟实训核查表

项目	反馈要点	完成情况	备注
1. 正压通气的指征	呼吸暂停、喘息样呼吸或者心率＜100 次/min		
2. 面罩	合适大小的面罩，能完全罩住口鼻		
	正确放置面罩："C-E"手法，垂直放置		
3. 通气有效性	通气频率 40～60 次/min，通过"吸-2-3"的口令来控制		
	评估心率、胸廓起伏及两侧呼吸音		
	有效通气 30s		
4. 矫正通气步骤 （MR.SOPA）	M，调整面罩		
	R，重新摆正体位		
	S，吸引口鼻		
	O，轻微张口		
	P，增加压力		
	A，替代气道		

（奚晓红）

第二节　新生儿胸外心脏按压

一、背景知识

如新生儿对有效的正压通气无反应，出现明显低氧血症、酸中毒，冠状动脉灌注减少，可引起心肌功能的严重抑制，同时继发性出现心脏泵血减少，重要脏器因继发性缺血缺氧出现损伤，此时重建心脏血液循环、改善冠状动脉血流是恢复心脏功能、减少重要脏器损伤的关键。胸外按压（chest compressions）是通过体外按压胸骨，将心脏向后压于坚硬的脊柱上，挤压心脏，同时增加胸腔内压力，心脏内血液排出，从而为重要脏器如大脑供血和供氧。按压放松时，胸廓因弹性回缩而扩张，心脏恢复原状，静脉血被动回流入心脏，同时冠状动脉扩张，血流入冠状动脉，维持心肌细胞的供血及供氧。反复按压推动血液流动而建立人工循环。

二、课程准备

（一）学习目标

1. 掌握胸外心脏按压的指征。
2. 掌握胸外心脏按压的正确操作方法。
3. 掌握胸外按压与正压通气有效配合。

（二）理论知识储备

1. 胸外心脏按压的指征　在至少30s有效正压通气后心率仍持续<60次/min。

2. 胸外心脏按压前的推荐准备工作　连接3导联心电监护仪；建立稳固的气道；吸入气氧浓度调至100%。

3. 胸外心脏按压的实施

（1）手法选择：首选拇指法，双手拇指端按压胸骨，推荐双拇指并列，指端垂直胸骨进行按压，双手其余四指环抱胸廓以支撑背部。《中国新生儿复苏指南（2021年修订）》推荐使用拇指法进行按压，此法可产生更好的人工循环、更好地保证血压及冠状动脉灌注压。胸外按压开始时按压者站立于患儿头位，通气者站立于患儿侧位。此站位既保证了脐静脉置管的空间，也可使胸外按压者不易疲劳，保证复苏的进程和效果。

（2）按压位置：正确的按压位置为胸骨中下段1/3，即两乳头连线下方至剑突上方之间的胸骨区域。

（3）按压深度：胸外按压时需要足够的力量挤压胸廓，才能建立心脏收缩和舒张的人工循环。按压深度为胸廓前后径的1/3，按压时需保证按压深度及位置准确，放松时需使胸廓能够充分回弹，保证血液回流心脏及冠脉充盈，需注意按压及放松时手指均不能离开胸壁。

（4）按压频率：目前推荐的胸外按压频率为90次/min，按压及放松的比例为按压时间略短于放松时间。同时胸外按压需配合正压通气，胸外按压下正压通气的频率为30次/min，两者比例为3∶1，交替进行，即每2s需完成3次胸外按压及1次正压通气，以此循环进行。按压及通气的有效性及正确的配合是复苏成功的关键。

4. 胸外心脏按压时心率的评估　在建立了协调的胸外按压和正压通气后，可在60s后短时间（6s）停止按压同时评估心率，1min内要尽量避免中断胸外按压。此时会有两种情况。

（1）如心率≥60次/min：可停止胸外按压，继续以40～60次/min频率进行通气，同时根据患儿的氧饱和度值调整吸入氧浓度。

（2）如心率＜60次/min：检查正压通气和胸外按压操作是否有效，是否已给予100%浓度的氧。如有效正压通气联合有效胸外按压1min，应考虑给予肾上腺素。

5. 胸外心脏按压时的团队配合　胸外按压时需要团队成员之间互相紧密有效地配合才能提高复苏效率。故需根据所知的危险因素和患儿对初步复苏的反应预估患儿需要胸外心脏按压的可能性，并尽早呼叫额外的帮助。同时需有效地动员并利用可获得的资源及人员尽早开始复苏。建议胸外按压的全程由按压者喊口令（"1-2-3-吸"），以保证按压及通气的频率及节奏，同时助手需负责记录胸外按压开始及持续的时间，保证胸外按压的持续时间，及时评估复苏效果，及评估是否需应用药物。负责建立静脉通道和静脉用药的助手需尽早开始做脐静脉置管前的准备工作。

6. 胸外心脏按压配合正压通气效果不好时的考虑

（1）检查通气：通气的有效性是复苏成功的关键，根据D.O.P.E.（气管插管位置不正确：displaced endotracheal tube. 气管插管堵塞：obstructed endotracheal tube. 气胸：pneumothorax. 设备故障：equipment failure）法判断有无插管位置变化、气道阻塞、听诊两侧呼吸音评估有无气胸，同时检查设备。

（2）检查胸外按压：胸外按压位置、深度、节律的异常以及与正压通气的无效配合均可能影响按压效果，对循环功能及冠状动脉供血的恢复产生不良影响，故此时需对胸外按压的步骤及方法进行评估，保证胸外按压的效果。

（3）评估有无其他特殊情况：新生儿合并先天性畸形如先天性膈疝、先天性心脏病、胸腔积液和/或心包积液、心肺发育的异常等情况时均可能导致患儿对复苏措施无反应。故需回顾患儿产前的高风险因素，评估并寻找可能的潜在问题，并通过体格检查、可实施的床旁检查等进行明确，并尽可能解决。

（三）情境设置

1. 情境

（1）场所：模拟产房。

（2）患儿情况：39周，阴道分娩出生新生儿，经过初步复苏，有效正压通气30s，心率50次/min。

2. 教学工具

（1）仿真设备：新生儿胸外心脏按压专用模拟人（图5-2-1）。

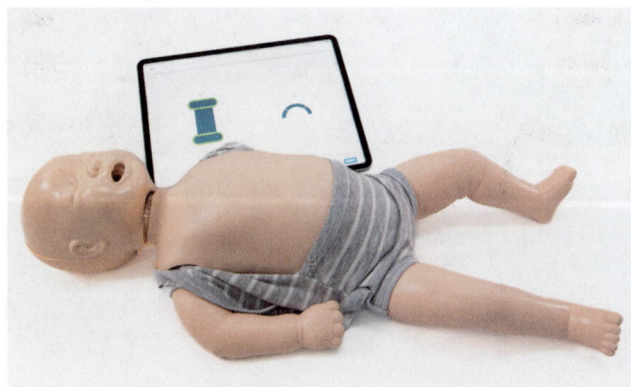

图5-2-1　新生儿胸外心脏按压专用模拟人

（2）物品准备：见表5-2-1。

表5-2-1　胸外心脏按压模拟场景物品准备清单

设备	物品及耗材
自动充气式气囊/T-组合复苏器、操作台、3-导联心电监护仪	气管导管（3.5#）

3. 人员准备

（1）导师：1名。

（2）助教：1名。

（3）学员角色：2名。主复苏者1名（实施胸外按压）；正压通气者1名（配合胸外按压给予通气）。

三、模拟实践

（一）评估

1. **患者的评估**　评估患儿是否需要胸外按压。

2. **实施者的评估**　实施者需具有胸外按压的理论基础。

3. **机构的评估**　安全的环境，所有人员和用物准备完善。

（二）实践

通过讲解、讨论、演示和练习的方式进行。第一步，由导师边讲解边进行演示，可以是播放录像；第二步，由导师演示分解动作（图5-2-2）；第三步，由导师演示，学员口述操作要领；第四步，由学员边口述操作要领边进行操作，由导师进行细节纠正；最后，反复练习。

（三）反馈

采用直接反馈的方法，直接指出学员操作中的不足；模拟人监控数据对按压质量进行评估。通过核查表来完成（表5-2-2），学员完成的部分，在项目后面画钩，必须全部完成，为合格。未完成部分，可备注原因。

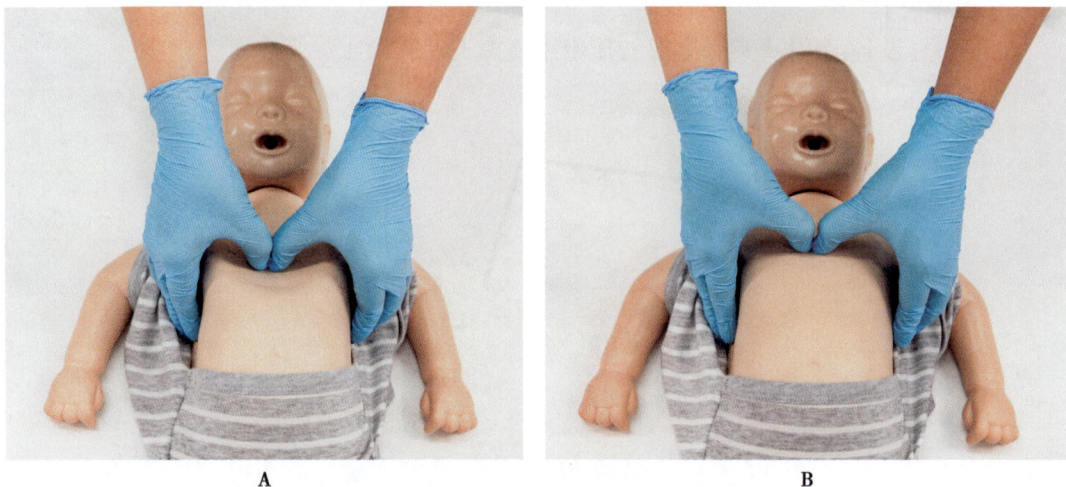

A   B

图5-2-2　胸外心脏按压部位及手法

A：按压；B：回弹。

表 5-2-2　胸外心脏按压模拟实训核查表

项目	反馈要点	完成情况	备注
1. 胸外按压的指征	呼吸暂停、喘息样呼吸或者心率<100 次/min		
2. 按压准备	稳固的气道		
	3 导联心电监测		
	氧浓度 100%		
3. 团队配合	按压者喊口令（"1-2-3-吸"），与通气配合		
4. 按压有效性	手法正确，双拇指环抱法		
	按压位置正确，胸骨中下段 1/3		
	按压深度		
	按压频率		

（奚晓红）

第三节　新生儿气管插管

一、背景知识

气管内插管（endotracheal intubation）是将一特制的气管内导管通过口腔或鼻腔，经声门置入气管或支气管内的方法，为呼吸道通畅、通气供氧、呼吸道吸引等提供最佳条件，是抢救呼吸功能障碍患者的重要措施。新生儿气管插管是新生儿复苏过程中非常重要的技术，每次新生儿复苏都必须有一名熟练掌握该技术的人员在场或在就近的位置可以即刻到场。

二、课程准备

（一）学习目标

1. 熟练实施气管插管。
2. 掌握判断气管插管在位的方法。
3. 熟练实施气道内胎粪吸引。

（二）理论知识储备

1. **气管插管指征**　①使用面罩给予正压通气临床改善不明显；②面罩正压通气持续超过数分钟；③需要进行胸外心脏按压；④插管不成功或无法插管，可以使用喉罩；⑤某些特殊情形下，如怀疑有先天性膈疝的新生儿、需要使用肺表面活性物质、黏稠的分泌物阻塞气道，为了直接进行气道内吸引。

2. **气管插管物品准备**　喉镜柄（备用电池及灯泡），合适的喉镜片［1#（足月儿），0#（早产儿），00#（超早产儿）］，合适的气管导管（2.5#，3.0#，3.5#），导丝，CO_2 监测仪，吸痰管，胎粪吸引管，卷尺或气管导管深度表，胶布（或者气管导管固定装置），剪刀，听诊器，正压通气装置（复苏气囊或者 T-组合复苏器），脉氧仪，喉罩或者其他可以开放声门上气道的装置（表 5-3-1）。

表 5-3-1 不同体重和孕周导管内径

体重/g	孕周/周	气管导管型号/mmID
<1 000	<28	2.5
1 000~2 000	28~34	3.0
>2 000	>34	3.5

3. 气管插管实施

（1）告知助手选择的喉镜叶片及气管导管，由助手将物品放至功能位。

（2）将患儿置于合适的位置，维持"鼻吸气"位，如有需要调整辐射保暖台的高度。

（3）操作者左手持喉镜，拇指放在喉镜柄上面，小拇指在插管时可协助按压环状软骨，暴露声门。

（4）操作者用右手轻轻地打开新生儿的嘴巴，左手持喉镜将镜片从右侧嘴角滑入，将舌推至口腔的左边，镜片沿舌面滑至会厌软骨谷，沿镜柄方向提升整个喉镜，将舌面向上压住，暴露声门。声门位于视野的上方，呈倒 V 形。有时可能需要助手协助轻轻按压环状软骨。此时，切忌将喉镜片尖端上翘，以免损伤上唇及上牙龈。若视野中感觉声门离视线较远，说明喉镜镜片未达会厌软骨谷，可将镜片继续推入少许；若视野中，未发现声门，或者只发现食管，镜片位置可能过深，可将镜片退出少许。若视野中因黏液较多，需由助手协助清理分泌物，以便更好地暴露声门。

（5）一旦确定好声带，要保持喉镜的稳定，维持对声带的观察，视线不要从声门处离开，要求助手将气管导管放在操作者右手。右手持气管导管，从右侧嘴角插入，看到声带线过声门，固定导管。插入气管导管时，声门应该是张开的，避免在声门闭合时插管，以免损伤声带。

（6）用右手稳定导管，导管对着新生儿的硬腭，小心地退出喉镜，而不移动导管，喉镜退出后，关闭喉镜电源。如有导芯，助手应将导芯从气管导管中撤出，操作者一定要小心保证导管的位置。

（7）助手协助连接 CO_2 监测仪（如有）和正压通气设备：气管插管的操作应在 30s 内完成，若插管过程中新生儿生命体征恶化（严重心动过缓或氧饱和度下降），通常需停止插管，重新面罩正压通气，如仍有需要，再一次尝试或评估其他选择（包括请更有经验的人员，放置喉罩气道，或者继续面罩正压通气）。

4. 气管插管位置的判断 确定气管导管在气管内正确位置的主要方法是 CO_2 排出气的检测及心率迅速地增快。如导管位置正确，还可以观察到：正压通气时，双肺听到对称的呼吸音，建议双侧腋下听诊；每次正压通气可以看到对称的胸廓起伏；在正压通气期间没有或很少自口腔漏出气体；很少或没有空气进入胃，胃部听诊无明显通气传输声或气过水声。

（1）如何估计气管导管插入的深度：目前认为两个方法对估计插入深度都可应用，即 NTL（鼻中隔至耳屏的距离：nasal-tragus length）方法及孕周。NTL 方法：测量鼻中隔至耳屏的距离（cm），确定 NTL。估计气管导管插入深度为 NTL+1cm。孕周确定导管深度见表5-3-2。

（2）气管导管的固定：建议使用防水胶布固定气管导管。确定导管邻近上唇的刻度，固定导管靠近右侧嘴角；建议剪一条宽 1~1.5cm，长约从一侧面颊跨越上唇至另一侧面颊的长度，从中间剪胶带到一半的长度，让胶带看起来类似 Y 形；胶带未剪开的部分放在右侧

表 5-3-2　经口插管最初的气管插管深度("管端至唇")

孕周/周	导管距唇边距离/cm	新生儿体重/g
23～24	5.5	500～600
25～26	6.0	700～800
27～29	6.5	900～1 000
30～32	7.0	1 100～1 400
33～34	7.5	1 500～1 800
35～37	8.0	1 900～2 400
38～40	8.5	2 500～3 100
41～43	9.0	3 299～4 200

面颊并使剪开部分靠近右侧嘴角,剪开部分一侧横过上唇粘于左侧面颊,一侧包绕气管导管,固定过程中始终注意导管深度;固定后,再次听诊器听诊两侧呼吸音,确定气管导管无移位;如复苏后需要保留气管导管,需拍 X 线胸片最终确定导管位置。

5. 插管后患儿情况无好转或者病情突然恶化,需要考虑

D:气管导管移位(过深或拔出气管外)。

O:气管导管阻塞(导管可被血块、胎粪及黏稠的分泌物堵塞)。

P:气胸。

E:设备障碍(气管导管与压缩气源分离、发生气漏等)。

(三)情境设置

1. 情境

(1)场所:模拟病房、手术室、产房。

(2)患儿情况

场景 1:39 周,阴道分娩出生新生儿,经过初步复苏,面罩正压通气,矫正通气后,心率 50 次/min。

场景 2:41 周,阴道分娩出生新生儿,出生时羊水Ⅲ度污染,初步评估无活力(肌张力低、无明显自主呼吸)。

2. 教学工具

(1)仿真设备:新生儿气管插管专用模拟人(图 5-3-1)。

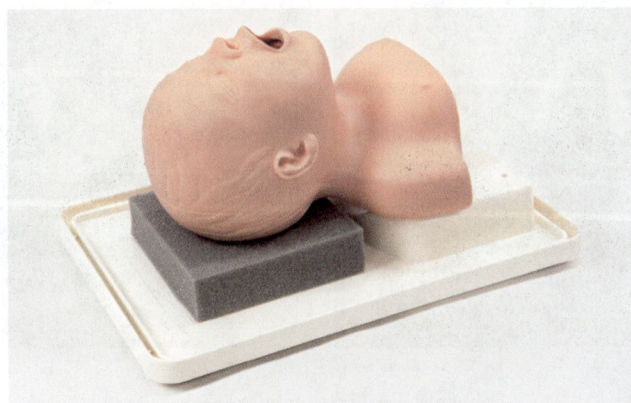

图 5-3-1　新生儿气管插管专用模拟人

（2）物品准备：见表5-3-3。

表5-3-3　气管插管模拟场景物品准备清单

设备	物品及耗材
自动充气式气囊/T-组合复苏器、操作台、听诊器、喉镜柄（备用电池、灯泡）、喉镜片（1#、0#、00#）	气管导管（2.5#、3.0#、3.5#）

3. 人员准备

（1）导师：1名。

（2）助教：1名。

（3）学员角色：2名。主复苏者1名（实施气管插管）和助手1名（协助气管插管的实施）。

三、模拟实践

（一）评估

1. **患者的评估**　评估患儿是否需要气管插管。

2. **实施者的评估**　实施者需具有气管插管的理论基础。

3. **机构的评估**　安全的环境，所有人员和用物准备完善。

（二）实践

通过讲解、讨论、演示和练习的方式进行。第一步，由导师边讲解边进行演示，可以是播放录像；第二步，由导师演示分解动作；第三步，由导师演示（图5-3-2），学员口述操作要领；第四步，由学员边口述操作要领边进行操作，由导师进行细节纠正；最后，反复练习。

（三）反馈

采用直接反馈的方法，直接指出学员操作中的不足；引导学员思考插管者和协助者如何配合更默契。通过核查表来完成（表5-3-4、表5-3-5），学员完成的部分，在项目后面画钩；未完成部分，可备注原因。

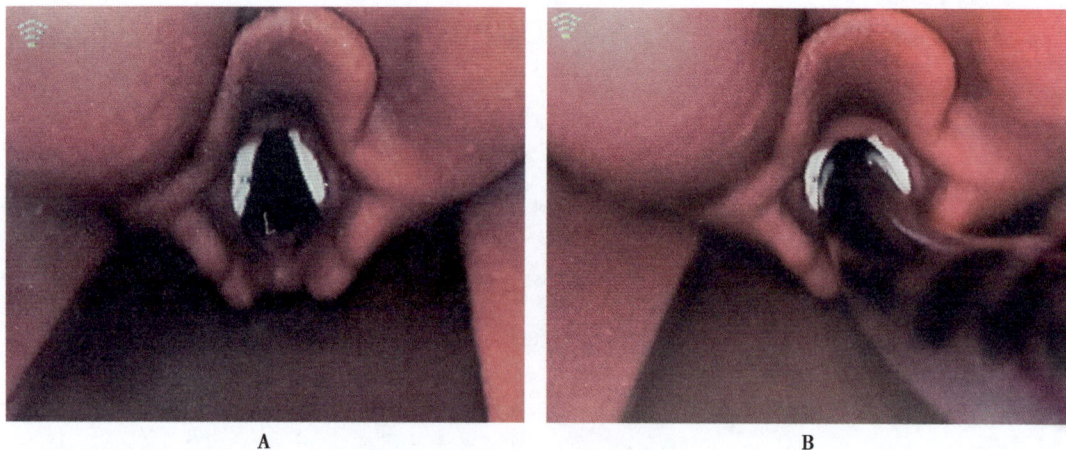

A 　　　　　　　　　　　　　　　　　　　　B

图5-3-2　声门及插管图片

A.插管前视野暴露；B.插管后视野暴露。

表 5-3-4 气管插管模拟实训核查表

项目	反馈要点		完成情况	备注
1. 准备气管插管	选择相应的导管型号			
	正确插入导芯(如果需要)			
	检查镜片灯泡的亮度			
	确认吸引装置			
	固定胶带			
	测量软尺			
2. 操作步骤	插管者操作	助手操作		
	正确使用左手持喉镜	摆好新生儿头位		
	小心插入喉镜片至舌基底部	为顺利插管监护 30s		
	如有可见的分泌物需要吸引	如需要将吸引管放在气管插管者手中,必要时吸引,插管者的视线不能离开插管标志		
	使用提起的动作(不是向后转动)	轻拍心率次数(如无监护显示心率),告知插管者心率变化		
	如需要可按压环状软骨	如插管者需要,压环状软骨		
	识别可见的插管标志			
	进行正确的操作暴露声门			
	从喉镜右侧插入导管			
	使声带线与声门一致			
	撤喉镜(和金属导芯),固定导管在新生儿的上腭骨	从正压通气装置撤面罩,气管导管接正压通气装置		
	一手固定导管,另一手持正压通气装置继续正压通气	助手将正压通气装置交给插管者		
3. 插管后评估	保证正确的插管深度			
	看和听确定正确导管位置的体征			

表 5-3-5 气管插管吸引胎粪模拟实训核查表

项目	反馈要点		完成情况	备注
1. 准备气管插管	选择相应的导管型号			
	正确插入导芯(如果需要)			
	检查镜片灯泡的亮度			
	确认吸引装置			
	固定胶带			
	测量软尺			
2. 操作步骤	插管者操作	助手操作		
	正确使用左手持喉镜	摆好新生儿头位		
	小心插入喉镜片至舌基底部	为顺利插管监护 30s		

项目	反馈要点		完成情况	备注
2. 操作步骤	如有可见的分泌物需要吸引	如需要将吸引管放在气管插管者手中，必要时吸引，插管者的视线不能离开插管标志		
	使用提起的动作（不是向后转动）	轻拍心率次数（如无监护显示心率），告知插管者心率变化		
	如需要可按压环状软骨	如插管者需要，压环状软骨		
	识别可见的插管标志			
	进行正确的操作暴露声门			
	从喉镜右侧插入导管			
	使声带线与声门一致	连接胎粪吸引管到吸引器导管		
	撤喉镜（和金属导芯），固定导管在新生儿的上腭骨	连接胎粪吸引管至气管导管		
	在适当的位置托着气管导管并用胎粪吸引管吸引胎粪，缓慢地自气管内撤出导管			
3. 插管后评估	评估是否需要用清洁的导管重复插管吸引或继续进行初步复苏			

（奚晓红）

第四节　新生儿脐静脉置管

一、背景知识

脐静脉是新生儿最快速、直接的静脉通路。脐静脉进入胎儿体内，从肝门入肝，再分为两条途径：一部分连接肝门静脉，经肝静脉汇入下腔静脉；另一部分经静脉导管直接连接下腔静脉。脐静脉置管是新生儿复苏时紧急情况下用药的最佳静脉通路，也是危重新生儿、极低出生体重儿早期最重要的中心静脉通路。目前的证据表明，在复苏过程中通过脐静脉给药，肾上腺素达到有效血药浓度的速度最快，外周静脉次之，气道内给药的有效性不确定，需要的药物剂量较大，达到有效血药浓度的时间较长。《中国新生儿复苏指南（2021 年修订）》亦推荐脐静脉途径是使用肾上腺素和扩容的最佳途径。

二、课程准备

（一）学习目标

1. 熟练掌握脐静脉置管的方法。

2. 掌握脐静脉置管深度的确定方法。

（二）理论知识储备

1. **脐静脉识别**　新生儿脐带通常有三根血管：一根脐静脉，管腔粗大，血管壁较菲薄；

两根脐动脉,管腔相对偏小,管壁较厚。如果胎儿脐带中只有一条脐动脉和一条脐静脉,称为单脐动脉。

2. 脐静脉置管步骤 复苏时脐静脉置管和病房内脐静脉置管略有不同。

(1)复苏时脐静脉置管:戴无菌手套,准备无菌手术视野。由于复苏时紧急操作的过程,完全无菌有一定困难,需尽可能无菌;用消毒液消毒脐带,沿脐根部用线打一个松松的结。如在切断脐带后出血过多。可将此结拉紧;用生理盐水预注入 3.5F 或 5F 脐静脉导管,连接三通管和 5mL 注射器;导管应只有一个端口。关闭连接导管的三通管,防止液体流失和空气进入;在距离皮肤 1~2cm 处用手术刀断脐带,垂直切,不要斜切;找到壁薄而腔大的血管结构,两根脐动脉壁较厚,互相靠近;将导管插入脐静脉。脐静脉是向上流入心脏的,所以应按照这个方向插入导管;继续插入导管 2~4cm,打开导管和注射器之间的三通管,轻轻抽吸出现回血即可。复苏期间紧急使用时,导管尖端进入静脉不宜过深,以刚能抽出回血为准,防止过深,注入药物直接进入肝脏,造成肝损伤。

(2)病房脐静脉置管:一定要在完全无菌的条件下进行,置管步骤与紧急置管基本相同,置管深度可根据公式:体重(kg)×1.5+5.6cm+脐残端长度,初步确定,后通过摄片或者超声检查进一步明确,避免置管进入右心房或肝内。

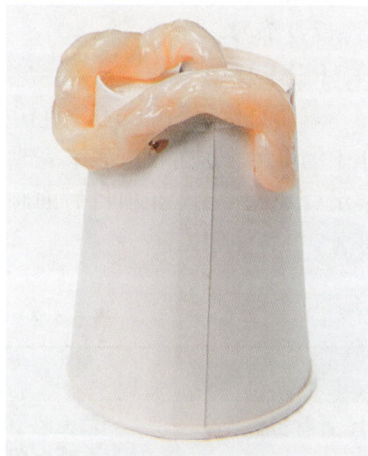
图 5-4-1 生理盐水浸泡过的新鲜脐带

(三)情境设置

1. 情境

(1)场所:模拟病房、手术室、产房。

(2)患儿情况:38 周,胎盘早剥,急诊剖宫产出生新生儿,生后全身苍白,经过初步复苏,气管插管正压通气,有效胸外按压 1min,心率 50 次/min。

2. 教学工具

(1)仿真设备:生理盐水浸泡过的新鲜脐带(图5-4-1)。

(2)物品准备:见表5-4-1。

表 5-4-1　脐静脉插管模拟场景物品准备清单

设备	物品及耗材	道具
操作台	脐静脉导管 3.5F 或者 5F、脐静脉置管包(洞巾 1 块、治疗盘 1 个、镊子 2 个、大纱布 2 块、小纱布 2 块等)、无菌手套、隔离衣、手术刀片、结扎棉线、000 带针缝线、消毒棉签、注射器 1mL,5mL,10mL	生理盐水浸泡的新鲜脐带、消毒碘伏

3. 人员准备

(1)导师:1 名。

(2)助教:1 名。

(3)学员角色:置管者 1 名和助手 1 名。

三、模拟实践

（一）评估

1. **患者的评估**　评估患儿是否需要脐静脉置管，患儿脐带是否适合进行置管。
2. **实施者的评估**　实施者需具有脐静脉置管的理论基础。
3. **机构的评估**　安全的环境，所有人员和用物准备完善。

（二）实践

通过讲解、讨论、演示和练习的方式进行。第一步，由导师边讲解边进行演示，可以是播放录像；第二步，由导师演示分解动作；第三步，由导师演示（图 5-4-2），学员口述操作要领；第四步，由学员边口述操作要领边进行操作，由导师进行细节纠正；最后，反复练习。

（三）反馈

采用直接反馈的方法，直接指出学员操作中的不足。通过核查表来完成（表 5-4-2），学员完成的部分，在项目后面画钩；未完成部分，可备注原因。

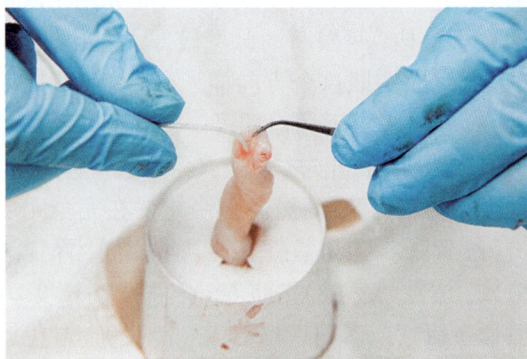

图 5-4-2　脐静脉置管

表 5-4-2　紧急情况下的脐静脉置管模拟实训核查表

项目	反馈要点	完成情况	备注
1. 置管物品准备	戴无菌手套，准备无菌手术野 充满生理盐水的注射器 连接三通管到脐静脉导管 用盐水冲脐静脉导管和三通管 关闭连接脐静脉导管的三通管		
2. 紧急脐静脉导管置入	消毒脐带基底部及根部以上 2cm 脐带 沿脐根部用线打一个松松的结 距离 1～2cm 处用手术刀垂直切断脐带 将导管插入脐静脉 2～4cm 打开导管和注射器之间的三通管，轻轻抽吸至出现回血 清除导管和三通管内的空气		
3. 用药	有效正压通气联合胸外按压 1min，心率＜60 次 /min 1∶10 000 肾上腺素使用剂量、途径 3mL 生理盐水冲管 评估灌注不良，考虑低血容量，予扩容 生理盐水 10mL/kg，扩容，静脉输注 5～10min		

（奚晓红）

第五节　新生儿胸腔穿刺术

一、背景知识

胸腔穿刺是指用消毒过的针经皮肤、肋间组织、壁层胸膜穿刺进入胸膜腔的操作,排出胸腔内液体或者气体,以达到诊断和治疗的目的。胸腔穿刺是呼吸科常用的技术,也是临床操作中必须掌握的技术。新生儿复苏过程中,遇到气管插管后仍不能获得有效通气时,一定需要考虑到是否存在气胸。确诊气胸,紧急胸腔穿刺是复苏成功的关键。

二、课程准备

(一)学习目标

1. 掌握胸腔穿刺术的适应证。

2. 熟练掌握胸腔穿刺术的操作方法。

3. 掌握胸腔穿刺术的并发症及处理。

(二)理论知识储备

1. **胸腔穿刺的适应证**　气胸或者胸腔积液的诊断;气胸或者胸腔积液的引流。

2. **穿刺用器械和物品**　胸腔穿刺用弹簧套针导管(如无,可用连有透明塑料管的 8 号或 9 号针头代替),蚊式钳、三通开关、20mL 注射器。如需持续引流,需备一次性使用的14G 中心静脉导管包引流装置/水封瓶,吸引器,1% 利多卡因,常规消毒用品,无菌巾,纱布,胶布等。

3. **操作步骤**

(1)患儿置仰卧位,选取穿刺点,常规消毒皮肤,铺无菌孔巾。如为排出气体,导管穿刺点应放置在胸前锁骨中线上第 2 肋间或腋前线第 4 肋间下一肋的上缘;液体引流应以腋前线第 4、5、6 肋间为穿刺点。乳头是第 4 肋间的标记。切记肋间神经、动静脉位于肋骨的下缘。因此,穿刺针应沿肋骨的上缘刺入。

(2)术者戴无菌口罩、手套,将盛有部分生理盐水的注射器、三通开关与针头连接后,用小量利多卡因进行皮下注射或皮内注射(也可用安抚奶嘴吸吮,或使用阿片类药物止痛)。在穿刺点沿着肋骨上缘向内侧与平面呈 45° 进针,进针时以蚊式钳夹住距针尖 1～1.5cm处,以防止刺入过深损伤肺组织,进针至有落空感时即提示进入胸膜腔,抽吸时可见盛有生理盐水的注射器中不断有气泡或积液抽出。

(3)用注射器通过三通开关分次抽出气体或积液。拔针后重新消毒皮肤并覆盖以纱布块后,可贴上胶布固定。

(4)需要持续引流者,局部麻醉后用穿刺针从穿刺点进针,有明显落空感,提示进入胸膜腔,然后将导引钢丝从穿刺针针芯送入胸膜腔,固定导引钢丝,退出穿刺针(此时注意避免导引钢丝脱出),将 14G 中心静脉导管沿导引钢丝插入胸膜腔,取出导引钢丝(拔出一半时夹紧导管,再全部拔出,防止气体进入)。将导管紧贴胸前壁向胸骨方向或向气胸部位推进 2～3cm。

(5)穿刺处用透明敷贴将导管固定后行 X 线检查导管位置。

(6)将导管与气胸引流装置连接,再与吸引器连接,吸引负压一般调到 0.049～0.098kPa

（5～10cmH_2O）。

（7）严重张力性气胸，尤其在应用持续气道正压（continuous positive airway pressure，CPAP）给氧或呼吸机的情况下，必要时可在多个穿刺点插入导管引流，此时可将吸引负压调节到0.294kPa（30cmH_2O）。

（8）当患儿呼吸窘迫消失，胸腔导管无气体吸出，胸部 X 线片示气胸消失24～48h，可停止负压吸引并夹住导管，如6～12h后仍无气漏征象，可以拔管。

（9）拔管后局部重新消毒，用凡士林纱布块覆盖穿刺点，予纱布覆盖，胶布固定。

4. 并发症及处理

（1）感染：常见的感染为蜂窝织炎。严格无菌操作有助于减少感染。

（2）出血：如在操作过程中遇到大血管被刺破或发生肺损伤，可以发生大出血。要求术前确认身体固定标志给予穿刺点定位（锁骨中线，腋前线，乳头是第四肋间的标志）以免损伤。如持续出血，可请外科会诊。

（3）神经损伤：导管从肋骨的上缘进针可避免肋间神经的损伤。

（4）肺损伤：避免过度用力强行进针，能减少肺损伤。

（5）膈肌损伤。

（6）皮下气肿。

（三）情境设置

1. 情境

（1）场所：模拟病房、手术室、产房。

（2）患儿情况：40周，羊水Ⅲ度污染，生后无活力，经过初步复苏，气管插管正压通气，有效胸外按压1min，心率50次/min，检查胸廓起伏，发现双侧呼吸音不对称。

2. 教学工具

（1）仿真设备：新生儿胸腔穿刺模拟人（图5-5-1）。

（2）物品准备：见表5-5-1。

3. 人员准备

（1）导师：1名。

（2）助教：1名。

（3）学员角色：胸腔穿刺者1名，助手1名。

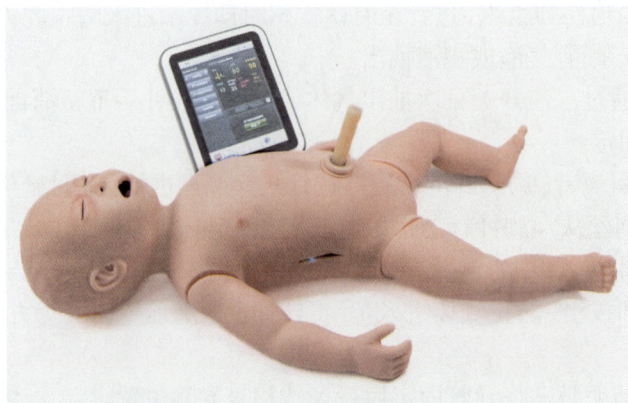

图 5-5-1　新生儿胸腔穿刺模拟人

表 5-5-1　胸腔穿刺术模拟场景物品准备清单

设备	物品及耗材	道具
操作台	胸腔穿刺用弹簧套针（如无，可用连有透明塑料管的 8 号或 9 号针头代替）、洞巾 1 块、大纱布 2 块、小纱布 2 块、无菌手套、手术衣 蚊式钳、三通开关、消毒棉签、注射器 20mL，50mL、胶布、14G 中心静脉导管包引流装置/水封瓶	碘伏、1% 利多卡因（可选）

三、模拟实践

（一）评估

1. **患者的评估**　评估患儿是否需要胸腔穿刺，确认气胸部位及穿刺点。
2. **实施者的评估**　实施者需具有胸腔穿刺的理论基础。
3. **机构的评估**　安全的环境，所有人员和用物准备完善。

（二）实践

通过讲解、讨论、演示和练习的方式进行。第一步，由导师边讲解边进行演示，可以是播放录像；第二步，由导师演示分解动作；第三步，由导师演示（图 5-5-2），学员口述操作要领；第四步，由学员边口述操作要领边进行操作，由导师进行细节纠正；最后，反复练习。

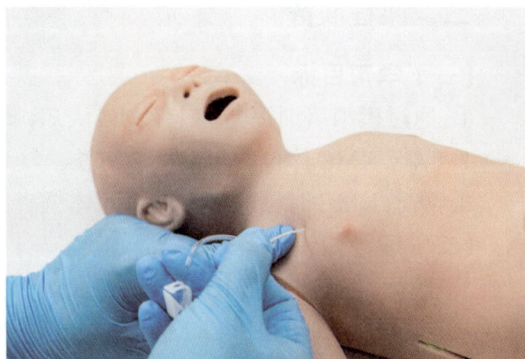

（三）反馈

采用直接反馈的方法，直接指出学员操作中的不足。通过核查表来完成（表 5-5-2），学员完成的部分，在项目后面画钩，未完成部分备注原因。

图 5-5-2　新生儿气胸常用胸腔穿刺部位

表 5-5-2　紧急情况下的胸腔穿刺模拟实训核查表

项目	反馈要点	完成情况	备注
1. 穿刺物品准备	胸腔穿刺用弹簧套针导管（如无，可用连有透明塑料管的 8 号或 9 号针头代替） 常规消毒用品：消毒棉签、碘伏等 戴口罩、帽子、无菌手套、手术衣 部分生理盐水的注射器、三通开关与针头连接		
2. 穿刺操作	选取穿刺点：胸前锁骨中线上第 2 肋间或腋前线第 4 肋间下一肋的上缘选取穿刺点 常规消毒皮肤，铺无菌孔巾 穿刺点沿着肋骨上缘向内侧与平面呈 45° 进针，进针时以蚊式钳夹住距针尖 1～1.5cm 处，以防止刺入过深损伤肺组织，进针至有落空感时即提示进入胸膜腔，抽吸时可见盛有生理盐水的注射器中不断有气泡抽出 用注射器通过三通开关分次抽出气体或积液		
3. 操作结束	拔针后重新消毒皮肤并覆盖以纱布块后，可贴上胶布固定 整个穿刺过程顺序合理、手法熟练、动作流畅		

（奚晓红）

第六节　袋鼠式护理

一、背景知识

袋鼠式护理(kangaroo mother care,KMC)又称肌肤接触护理(skin-to-skin contact,SSC)。世界卫生组织(World Health Organization,WHO)将KMC定义为早产儿或低出生体重儿提供的与母亲、父亲或其他家庭成员进行的早期、持续性(持续时间8~24h/d)或间歇性(每天一次或每天多次)的肌肤接触,同时给予纯母乳喂养支持的护理措施,是以家庭为中心的照护模式的重要组成部分。WHO推荐出生体重≤2 000g的新生儿出生后常规进行KMC。在医疗机构中,一旦新生儿病情稳定,应尽快开始KMC,尽可能进行持续KMC。若因新生儿病情或环境准备不适合持续性KMC时,间断实施KMC对新生儿也有很大裨益。

二、课程准备

(一)学习目标

1. 通过模拟培训提高护士KMC认知,提升KMC技能。
2. 掌握KMC体位的正确摆放方法。
3. 熟悉KMC时母乳喂养支持的体位。

(二)理论知识储备

自1978年首次实施KMC以来,KMC在临床上的应用越来越广泛。关于袋鼠式护理研究的荟萃分析结果显示,KMC的实施有效降低了早产儿和低出生体重儿的病死率,减少新生儿败血症、低体温及低血糖的发生,也有效降低了新生儿再入院比例,对新生儿生长发育及提高纯母乳喂养具有显著影响。在正式情境模拟演练之前,对参与模拟演练的学员进行KMC相关理论培训,课程包括KMC的定义、发展历史、益处及研究证据;如何评估婴儿、家长及机构的准备度情况;KMC实施过程中监测及异常情况的处理;KMC对母乳喂养的影响;KMC的家庭支持等。

(三)情境设置

1. 情境

(1)场所:模拟新生儿病房或新生儿重症监护室。

(2)患者情况:新生儿出生时体重1 800g,目前生后3天,置暖箱中,箱式用氧下心率维持在140~150次/min,经皮血氧饱和度维持90%~94%,生命体征平稳,推荐实施KMC。

2. 教学工具

(1)高仿真设备:高仿真模拟娃娃(早产儿),见图5-6-1。

(2)物品准备:KMC支持物品、保暖用物及必要的监护设备等(表5-6-1)。

3. 人员准备

(1)导师:1名。

(2)助教:1名。

(3)标准化病人:1名扮演早产儿母亲,产后身体状况可,愿意进入新生儿重症监护室进行床旁袋鼠式护理,希望给予指导与帮助。

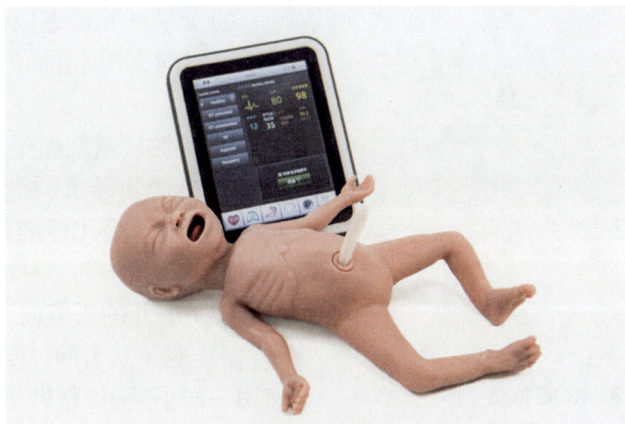

图 5-6-1　高仿真模拟娃娃（早产儿）

表 5-6-1　袋鼠式护理模拟实践物品清单

设备	物品及耗材	道具
模拟心电监护仪	脉搏血氧饱和度探头、KMC 支持物品（屏风、躺椅、靠枕）、袋鼠护理衣（固定婴儿用织物）、KMC 保暖用物（婴儿帽子、盖毯）、其他（小镜子、管道固定装置）	病史（知情同意书）

（4）学员角色：学员 1 扮演责任护士。

三、模拟实践

（一）评估

1. **新生儿的评估**　在开展 KMC 前，应评估新生儿的准备情况，包括生命体征（心率、呼吸、氧饱和度、体温）、肢体活动及患儿的耐受程度等。当新生儿出现下列情况之一，判断为病情不稳定，可暂缓实施：心率<85 次/min，需要刺激才能恢复正常范围；每小时出现 4 次心率维持在 85~100 次/min；频繁呼吸暂停，每小时超过 3 次；低血氧饱和度［动脉血氧饱和度（oxygen saturation, SaO_2）<85%］；血压不稳定或使用血管活性药物。目前新生儿生命体征平稳，适合进行 KMC。

2. **实施者的评估**　实施者应保证有良好的身体状况、良好生活卫生情况、有实施 KMC 的意愿和母乳喂养的意愿，同时避免吸烟等不健康行为。指导实施者严格注意手卫生，彻底洗手，穿着宽松棉质前开襟的衣物。指导者提前与实施者沟通，了解 KMC 实施者现状，并告知 KMC 相关注意事项。

3. **机构的评估**　评估实施 KMC 相关的物资、设备准备，指导者自身及接受 KMC 培训情况等。实施 KMC 前与家属签署知情同意书，并开具 KMC 医嘱。

（二）实践

1. **转运新生儿**　早产儿母亲（标准化病人）进入病房后，学员 1（责任护士）与其核对新生儿信息，指导早产儿母亲（标准化病人）取舒适体位，学员 1（责任护士）将新生儿从暖箱中抱出，抱新生儿时注意保持其上下肢维持在中线并将其包裹。

2. **KMC 体位**　取斜向支撑屈曲位实施 KMC（图 5-6-2）。

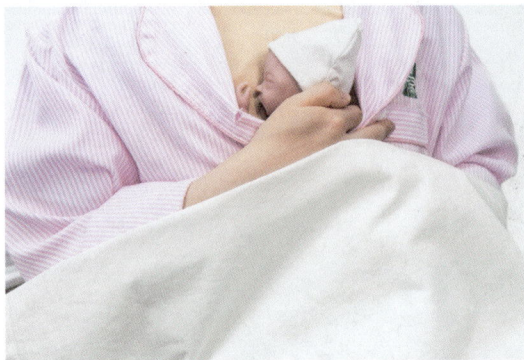

图 5-6-2　KMC 体位

（1）早产儿母亲（标准化病人）暴露胸部，取斜向支撑屈曲位，身体与水平面呈30°～45°。

（2）将只佩戴帽子和穿着尿布的婴儿放置在早产儿母亲（标准化病人）前胸，婴儿与早产儿母亲（标准化病人）胸对胸，皮肤与皮肤的接触面尽可能最大化。

（3）婴儿的头偏向一侧，保持呼吸道畅通，但应避免其头部过度屈曲和伸展。可以使用一面小镜子，帮助早产儿母亲看到婴儿表情。

（4）婴儿膝关节自然屈曲呈"青蛙"体位，俯卧于早产儿母亲（标准化病人）胸部。

（5）婴儿手臂屈曲放置在身体两侧，或放置在早产儿母亲（标准化病人）前胸或婴儿嘴旁。

（6）使用带弹性的袋鼠护理衣包裹支撑婴儿，将其安全地固定于早产儿母亲的胸前，早产儿母亲一手托起婴儿的臀部，一手托住婴儿头背部。

（7）将温暖的织物覆盖于婴儿的后背，注意保暖。

（8）整理并妥善固定婴儿身上所有导线。

3. **持续时间**　在新生儿病情允许情况下，KMC 持续时间应尽可能长（至少 1h），除必要的护理或医疗操作外，尽量避免干扰 KMC 过程。在 KMC 开始的最初 10min 内，学员 1（责任护士）陪伴在侧，观察新生儿及实施者的耐受程度，若患儿发生低氧血症、呼吸暂停等异常情况应及时进行干预。高仿真模拟娃娃可以模拟新生儿不规则呼吸、心动过缓等。学员 1（责任护士）应教会早产儿母亲（标准化病人）识别新生儿危险征象：呼吸急促（>60 次/min），呼吸不规则或呼吸音粗大，胸部凹陷、呼吸暂停（呼吸停止>20s），唇周及嘴唇苍白或发紫等。

4. **母乳喂养支持**　在 KMC 时早产儿取的体位是竖立位，在母乳喂养时体位通常是交叉式或橄榄球式，因此在 KMC 时如果进行母乳喂养，需要调整早产儿的体位。学员 1（责任护士）应有效指导早产儿母亲（标准化病人）进行母乳喂养与 KMC 体位的转换。学员 1（责任护士）可以协助早产儿母亲（标准化病人）将包裹住新生儿的弹性织物调松，并将新生儿的体位转换至母乳喂养姿势。早产儿母亲（标准化病人）需紧紧抱住患儿，尽可能增加与早产儿间皮肤接触面积，并支撑早产儿的身体，使早产儿的耳、颈、肩部、臀部与身体呈一直线，鼻尖对准乳头，学员 1（责任护士）可向早产儿母亲（标准化病人）演示帮助早产儿含接乳房的姿势。详见本章第八节。

（三）反馈

在情境模拟实践之后，及时对演练过程进行反馈。评估在实践过程中高仿真模拟娃娃模拟的真实情景（呼吸暂停）时，指导者与实施者的反应及应对情况，评价指导者 KMC 健康教育指导的有效性。通过核查表（表 5-6-2），复盘演练过程中的不足，通过不断演练提升 KMC 实施技能。

表 5-6-2　KMC 模拟实践核查表

反馈要点	完成情况	备注
1. 实施前准确评估新生儿、实施者及机构的准备度		
2. 实施前充分知情同意,签署知情同意书		
3. 实施者进入病房前严格手卫生		
4. 转运新生儿时注意安全,妥善安置管道		
5. KMC 体位正确		
6. KMC 时注意保暖		
7. 开始 10min 内评估新生儿及家长耐受度		
8. 宣教新生儿危险征象识别		
9. KMC 母乳喂养指导		

（姚莉莉　赵敏慧）

第七节　早产儿体位护理

一、背景知识

早产儿出生时各器官及系统尚未成熟,过早暴露于宫外环境中,极易使早产儿因转换不良而发生各种问题。早产儿对抗或应对外界刺激的能力较弱,出生后由于重力的作用,早产儿无法维持适当体位,通常四肢紧贴床垫,这种体位会导致早期臀部肌肉和骨骼畸形。在新生儿重症监护病房（neonatal intensive care unit, NICU）中,体位支持作为一种易于操作的护理实践,是促进早产儿神经系统发育与减少并发症的重要非侵入性干预措施,早产儿发育支持护理的重要措施之一。研究显示,体位支持通过减少早产儿头部大幅度移动减少颅内出血的发生,促进早产儿自我安抚及自我调节,以利于早产儿神经行为发展。积极的体位支持可改善早产儿动脉血氧饱和度,使肺和胸壁呼吸同步,减少呼吸暂停发生,促进睡眠,减少胃食管反流。因此体位支持是必要的护理措施,也是神经系统发育的基础。

在 NICU 中,护理人员使用统一的工具评估体位摆放的规范性至关重要,体位评估工具可以从客观上帮助护理人员评估体位摆放是否规范合理,针对体位摆放不规范的行为,可以依据工具进行改进,从而保证早产儿在住院期间获得正确的体位支持,促进其生长发育。2010 年,Mary 等开发了婴儿体位评估工具（infant position assessment tool, IPAT）,以规范临床中医护人员新生儿最佳摆位方法。实践证明 IPAT 能客观地评估护理人员体位摆放的合理性,经过 IPAT 使用后,早产儿中规范的方法在使用过程中护士较能接受,早产儿吸吮吞咽的能力得到提高,缩短了胃管留置的时间,更早达到经口喂养。

二、课程准备

（一）学习目标

1. 掌握早产儿常规体位摆放方法,根据早产儿不同护理需求,调整适当体位。
2. 熟练使用 IPAT 体位评估工具,提高早产儿体位摆放的安全性和正确性。

3. 了解早产儿体位支持相关辅助工具,合理使用辅助设备保持早产儿屈曲体位。

（二）理论知识储备

舒适的体位能促进早产儿自我安抚和自我行为控制,有利于早产儿神经行为和肌肉骨骼的发展。在正式情境模拟演练之前,对参与模拟演练的学员进行早产儿体位管理相关理论培训,学员需了解不同体位对早产儿的作用并掌握各种体位的正确摆放方式。俯卧位通常用于危重早产儿,利用重力作用利于口鼻腔、咽喉部的分泌物排出,减轻肺部并发症的发生风险,促进其生理的稳定,帮助早产儿肺部发育;但俯卧位易导致早产儿髋关节外旋、外展,不可长时间维持该体位,应与其他体位交替进行。仰卧位便于医护人员观察病情及进行治疗护理操作,也是安全的睡眠姿势,可以减少婴儿猝死综合征的发生风险。侧卧位是过渡性的体位,也是最接近于胎儿在母亲子宫内的体位,该体位下早产儿髋部抬高、下肢屈曲体位,可减轻肩部和髋部的外旋和外展。

学员应熟悉早产儿体位评估工具的内容,熟练使用早产儿体位评估工具客观地判断早产儿体位是否合理。IPAT 提供的理想的体位:肩部伸展;手碰触到面颊;髋部对准,柔韧地弯曲;膝盖、足踝及足部对齐,自然柔软地弯曲;头部居中;颈部中立,头略向前弯曲10°。IPAT 包含肩部、手、髋部、下肢、头部和颈部 6 个指标,每个指标有 3 个等级,根据早产儿体位情况对每个指标进行评分,总分 0~12 分。12 分是理想体位,9 分以上是可取的体位,8分及以下则需要调整体位或重新摆放体位。

体位辅助工具主要用于维持早产儿生理性屈曲体位及促进肢体保持中线位,并使早产儿位于有边界感的环境中,增加早产儿安全感,减轻早产儿对疼痛的刺激感受,学员应在模拟实践开始前了解不同体位辅助工具的材质及作用,正确使用体位辅助工具,根据早产儿体型选择适宜尺寸的体位辅助工具,能为早产儿提供轻微支撑阻力,不可限制早产儿活动,且不能将体位辅助工具的重量完全放在早产儿身上。手工自制鸟巢是目前 NICU 中常用的体位辅助工具,在使用过程中应遵循以下原则:①当早产儿脚踢或推挤鸟巢边界时,边界应足够稳定支撑早产儿;②鸟巢的边界应足够高,以便能更好包裹住早产儿;③鸟巢的边界应尽可能靠近早产儿,以便更好支撑早产儿。

（三）情境设置

1. 情境

（1）场所:模拟新生儿病房或新生儿重症监护室。

（2）患者情况:早产儿,出生时孕周 32 周,出生体重 1 850g。目前生后第 10 天,纠正胎龄 33^{+2} 周,今日体重 1 800g,箱式用氧下生命体征平稳。根据早产儿发育支持护理,给予早产儿体位管理,按照仰卧—俯卧—侧卧—仰卧的顺序,每 2h 更换体位。

2. 教学工具

（1）高仿真设备:高仿真模拟娃娃(早产儿)见图 5-6-1。

（2）物品准备:新生儿暖箱、监护设备、早产儿鸟巢及其他体位支持辅助工具(表5-7-1)。

3. 人员准备

（1）导师:1 名。

（2）助教:2 名。

（3）学员角色:1~2 名。

表 5-7-1　早产儿体位模拟实践物品清单

设备	物品及耗材
模拟心电监护仪、新生儿暖箱	脉搏血氧仪探头、暖箱遮光罩、早产儿鸟巢、其他体位支持辅助工具（垫枕、固定绑带等）

三、模拟实践

（一）评估

1. **患者的评估**　对早产儿进行体位摆放前，应评估早产儿的病情和个体情况及睡眠-觉醒周期，评估体位摆放前受压部位皮肤完整性情况，确保早产儿躺卧在没有皮肤不适或损伤风险的体位。

2. **实施者的评估**　在摆放早产儿体位前，实施者应接受过早产儿体位管理相关培训，处理烦躁患儿或使用复杂的医疗设备时，应根据早产儿病情、个体情况和行为提示进行个体化的体位评估和摆放，根据患儿睡眠周期进行体位调整，避免因调整体位而打扰患儿。

3. **机构的评估**　评估医疗机构实施体位管理相关辅助工具的情况，如体位辅助工具应能提供三维包裹和支持，具有弹性，能较好地适用和支持医疗管道等。

（二）实践

1. **环境支持**　病房内拉起窗帘，使用暖箱罩遮盖暖箱，给予早产儿相对幽暗的环境，避免声光的刺激。工作时学员说话声音轻，监护仪报警音量调至可听见的最小范围，及时处理监护报警，尽量保持室内声音强度＜60dB。

2. **改变体位**　准备好早产儿鸟巢（图5-7-1），调节暖箱呈床头抬高30°，根据早产儿体重使用垫枕、固定绑带等体位辅助工具，提供类似子宫般的包裹感。对于使用呼吸机进行辅助通气的患儿，改变患儿体位时需两人进行配合。

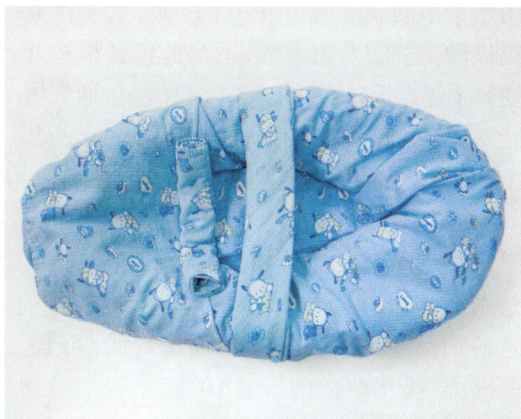

图 5-7-1　鸟巢

3. **体位摆放**

（1）仰卧位：早产儿仰卧于鸟巢中，肩部使用小垫枕或支撑垫支持，开放患儿气道。固定体位时使早产儿双手及双足自然屈曲，靠近躯干部，双手可自由活动。摆放体位时将早产儿头部与身体轴线呈直线，头部处于中线位（图5-7-2）。

（2）侧卧位：学员改变患儿体位时，将手从新生儿背后包绕住患儿整个头颈，使其头部轻柔地放于学员手中，并使早产儿头部处于放松状态，双手举起靠近脸部。同时，另一只手掌及前臂支撑早产儿的臀部及脊柱，使早产儿整个身体都包绕在学员的手和前臂中，缓慢轻柔地开始改变体位。侧卧位时保持早产儿身体呈中线位的方法为使用辅助支撑用具支撑早产儿背部，保持头部与身体轴线呈直线，维持正中位（图5-7-3）。

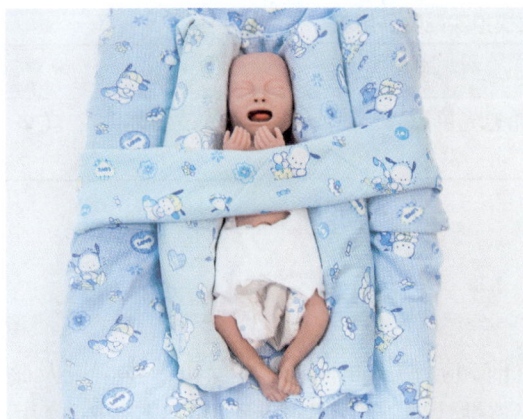

图 5-7-2　仰卧位

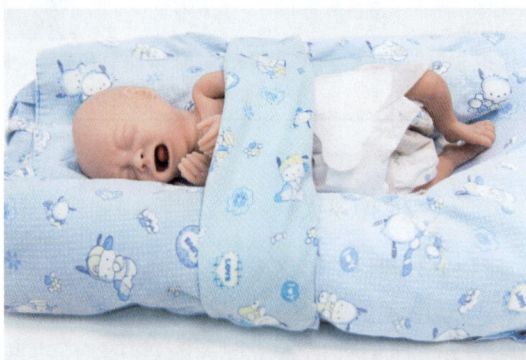

图 5-7-3　侧卧位

（3）俯卧位：改变体位方法同侧卧位，早产儿腹部朝下，头偏向一侧，四肢自然屈曲呈蛙状，早产儿髋关节呈屈曲位避免体位不当引起髋关节外翻。可使用柔软的小毛巾垫在骨盆下，起到抬高骨盆及固定体位作用，从而减轻前膝承受的力。在早产儿身体两侧使用软毛巾制成围兜包裹住早产儿，为早产儿提供触觉刺激及边界感，适当地包裹早产儿使其手能靠近口唇（图 5-7-4）。俯卧位通气可能增加婴儿猝死综合征的风险，因此，早产儿俯卧位时，应持续监测心肺功能和氧饱和度。

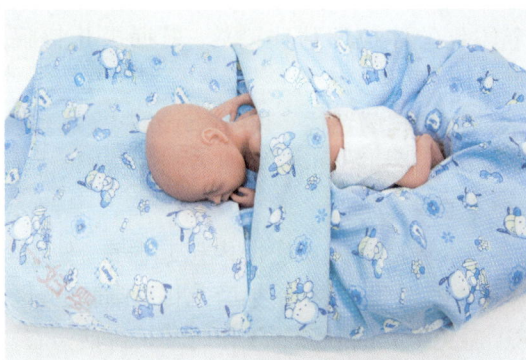

图 5-7-4　俯卧位

（三）反馈

使用早产儿体位模拟实践核查表（表 5-7-2）客观地判断学员（责任护士）早产儿体位是否合理，增强早产儿体位摆放一致性。根据评估工具要求，理想体位是：肩部伸展；手碰触到面颊；髋部对准，柔韧地弯曲；膝盖、足踝及足部对齐，自然柔软地弯曲；头部居中；颈部中立，头略向前弯曲 10°。

表 5-7-2　早产儿体位模拟实践核查表

反馈要点	完成情况	备注
1. 头部（头部居中、略向前弯曲 10°）		
2. 颈部（颈部中立）		
3. 肩部（肩部伸展）		
4. 手部（手碰触到脸颊）		
5. 髋部（髋部对准，柔韧地弯曲）		
6. 下肢（膝盖、脚踝及脚部对齐，自然柔软地弯曲）		

（姚莉莉　赵敏慧）

第八节　早产儿母亲哺乳指导

一、背景知识

新生儿重症监护室常常以婴儿是否可以奶瓶喂养以及喂养效果来评估其经口喂养能力，然后才从奶瓶喂养过渡到直接哺乳。母婴分离的早产儿母亲在出院后的母乳喂养上常常面临诸多问题，如直接母乳喂养困难、哺乳不确定性、母乳不足以及哺乳知识的缺乏所带来的困惑等。许多研究显示，与奶瓶喂养相比，直接哺乳时早产儿能够自行控制节奏，血氧饱和度更稳定，推荐在 NICU 内对早产儿进行直接母乳喂养。母乳喂养对于早产儿是治疗性措施，可显著改善早产儿尤其是极低或超低出生体重儿的临床结局，提高其远期生存质量。因此，在早产儿住院期间为母亲提供哺乳指导，对减少出院后直接母乳喂养困难，帮助母亲平稳、安全地过渡到直接母乳喂养有重要意义。

二、课程准备

（一）学习目标

1. 正确指导母亲直接哺喂早产儿，帮助母亲掌握早产儿哺喂姿势。
2. 帮助早产儿母亲掌握早产儿喂养相关行为暗示知识。

（二）理论知识储备

在正式情境模拟演练之前，对参与模拟演练的学员进行早产儿母乳喂养相关知识的培训，根据《住院早产儿母乳喂养循证指南》推荐意见，提供支持以建立及维持母乳喂养。学员在正式模拟演练之前应了解早产儿在喂养过程中的相关行为暗示及生理稳定性，保证早产儿喂养过程的安全性并促进早产儿经口喂养的发展。早产儿喂养相关行为暗示包含饥饿暗示、饱食暗示和压力暗示。当早产儿出现扭动胳膊和双腿，觅乳表现，伸手到口，发出"哼哼唧唧"甚至哭闹时，提示早产儿出现了饥饿暗示，可指导早产儿妈妈开始哺乳喂养。当早产儿出现瞌睡、停止吸吮、扭头、面部放松无表情、手臂松垂、手推拒、身体扭开等表现时，提示早产儿出现了饱食暗示。当早产儿出现疲劳、呛奶、咳嗽、呼吸暂停、呼吸急促、气喘、口鼻发绀、肤色改变、震颤、惊跳等表现时，提示早产儿存在压力，可适时停止哺乳。经口喂养涉及较多系统的协调统一，其中包含如运动、神经及自主系统等的成熟。早产儿缺乏吸吮-吞咽-呼吸的协调，喂养过程容易引起生理稳定性下降的情况，学员在正式模拟前应认识早产儿生理不稳定状态的各种表现，包括血氧饱和度下降、心动过缓、心律不齐、呼吸暂停或呼吸形态改变等，需要护理人员更细致地观察和仔细辨别。

（三）情境设置

1. 情境

（1）场所：模拟新生儿病房或新生儿重症监护室。

（2）患者情况

场景 1：早产儿，出生时孕周 31^{+4} 周，出生体重 1 720g。目前生后第 20 天，纠正胎龄 34^{+3} 周，目前患儿置暖箱中，无创持续气道正压通气（noninvasive continuous positive airway pressure，NCPAP）下生命体征平稳，管饲喂养中。

场景 2：早产儿，出生时孕周 34 周，出生体重 2 260g，目前生后第 16 天，纠正胎龄 36^{+2}

周,患儿现置小床中,自主呼吸平稳,生命体征平稳。患儿喂养欠佳,可自行经口奶瓶喂养完成一半奶量,其余喂养量经管饲喂养。

2. 教学工具

(1)高仿真设备:高仿真模拟娃娃(哺乳宝宝)见图5-8-1。

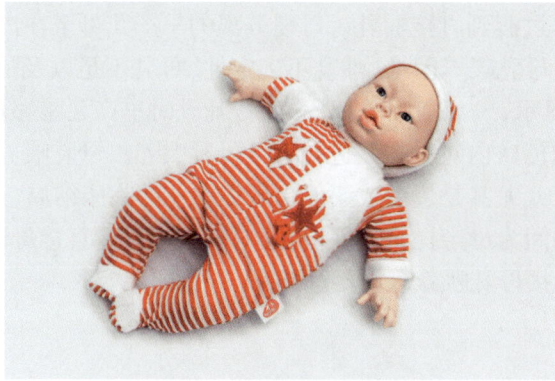

图5-8-1 高仿真模拟娃娃(哺乳宝宝)

(2)物品准备:见表5-8-1。

表5-8-1 早产儿妈妈哺乳指导模拟实践物品清单

设备	物品及耗材
模拟心电监护仪、医用级吸奶器	脉搏血氧仪探头、磅秤(精确至2g)、躺椅、枕头、干净毛巾、湿纸巾、乳头护罩(必要时)

(3)音视频系统:有条件下提供早产儿喂养行为暗示视频,供学员反复学习观看。

3. 人员准备

(1)导师:1名。

(2)助教:1名。

(3)标准化病人:1名早产儿妈妈,产后身体情况可,愿意母乳喂养,需要给予母乳喂养指导与帮助。

(4)学员角色:学员1扮演责任护士。

三、模拟实践

(一)评估

1. **早产儿的评估** 在进行喂养前评估早产儿生命体征及喂养行为状态,保证早产儿喂养过程的安全性。

2. **实施者的评估** 在实施母乳喂养指导前实施者应具备良好的健康状态、卫生状态、情绪、进行母乳喂养的意愿。指导实施者严格注意手卫生。指导者提前与实施者沟通,了解实施者目前状况,并告知哺乳相关注意事项。

3. **机构的评估** 评估实施哺乳指导相关设备准备,有条件者在新生儿病室设置母乳喂养室,配备哺乳休息的靠椅或沙发、婴儿护理台等设施,提供洗手设备及医用级吸奶器,在哺乳时保护好早产儿妈妈的隐私。

（二）实践

1. 向直接哺乳过渡 ①学员在早产儿母亲产后早期尽早指导其开始吸奶,最好生后 1h 内开始,最晚不超过 6h,每 2～3h 吸乳一次,联合手挤乳及医用级吸奶器吸乳,尽早开奶,并指导早产儿母亲正确收集初乳。根据早产儿状况给予初乳口腔干预。②早产儿病情稳定后,使早产儿母亲进入病房进行袋鼠式护理,帮助早产儿在母亲吸空的乳房上进行非营养性吸吮。③随着早产儿非营养性吸吮的锻炼,其吸吮 - 吞咽 - 呼吸的协调性得以逐步改善,其后开始尝试营养性吸吮,学员指导早产儿母亲在袋鼠式护理前逐步减少奶量的吸出,使早产儿在吸吮母亲乳房时可以吸出少量乳汁。此阶段并不需要使早产儿含住整个乳头及大部分乳晕进行吸吮动作。在直接哺乳前,学员通过播放视频,帮助早产儿母亲掌握早产儿喂养相关暗示行为知识。

2. 直接哺乳 早产儿经过多次的尝试营养性吸吮后,可逐渐从乳房获得少量乳汁并适应较快流速的乳汁时,可正式进行直接母乳。直接哺乳时学员可指导早产儿母亲选择合适哺乳体位,根据需要使用乳盾等辅助工具。早产儿颈部肌肉相对较弱,传统的摇篮式哺乳姿势在使用过程中易造成早产儿前倾或后仰,不能很好支撑早产儿颈部,同时也不利于早产儿含接状态的保持。适合早产儿哺乳的姿势为橄榄球式（图 5-8-2）或交叉式（图 5-8-3）,橄榄球式和交叉式在使用过程中能便于母亲将早产儿靠近乳房,在喂养过程中也能更好支撑早产儿颈部。学员指导早产儿母亲用手环住早产儿头部,使用手腕和前臂支撑婴儿的肩颈部,使早产儿头部处于适当位置。母亲用 C 形手法托起乳房,手指避开乳晕部分,将乳头轻触早产儿嘴巴使其张大,下唇翻开,含住整个乳头及大部分乳晕。在此哺乳姿势下早产儿不能有效维持含接时,可使用乳头护罩,帮助早产儿有效含接,减少在吸吮暂停后呼吸期从母亲乳房上脱离的概率,减少早产儿因再次含接引起的体力消耗,能有效增加早产儿乳汁摄入量。

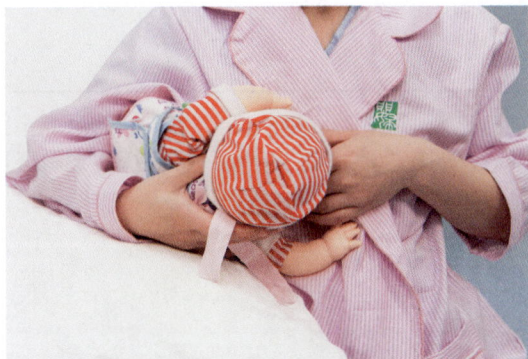

图 5-8-2　橄榄球式哺喂姿势

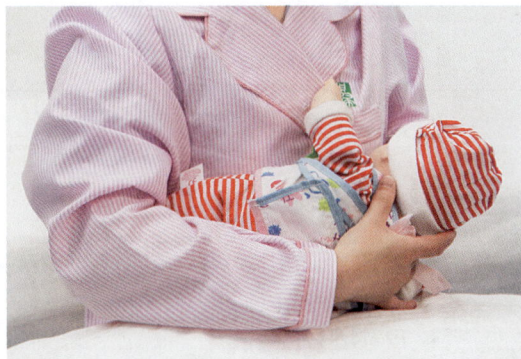

图 5-8-3　交叉式哺喂姿势

3. 哺乳过程中生命体征评估 早产儿哺乳过程中应监测其呼吸状况、心率、氧饱和度等指标。在学员指导下,早产儿母亲发现早产儿发生呼吸急促（>60 次/min）,皮肤苍白或发绀、呼吸暂停、心动过缓（<100 次/min）,氧饱和度水平过低（<85%）时及时停止哺乳,同时学员指导早产儿母亲在哺喂过程中使早产儿取头高足低位,促进吞咽,减少呛奶的风险。

4. 哺乳结束摄入量评估　采用哺乳前后婴儿称重法测定哺乳时的摄入量,使用刻度精确到2g的婴儿磅秤再次称重,得出的前后两次体重差即约等于摄入乳汁量。

5. 补充摄入量　当婴儿直接哺乳未能获得营养所需全部奶量时,仍需要通过管饲等方式补充摄入量。

6. 母亲泵乳　早产儿妈妈在分娩后做到早吸吮、勤吸吮、排空乳汁。在母婴分离阶段使用吸乳器将乳汁吸出,每次吸乳前需正确安装吸奶器及其配件,开机进入泌乳程序,调节合适负压,使早产儿妈妈在最大舒适负压下吸乳,为增大泌乳量,建议吸乳至乳汁停止流出后2min。吸乳结束后,将乳汁收集于储奶瓶(袋)中,贴好标签,标签内容包含姓名、床号、吸乳的日期及时间、乳量等,记录吸乳日记。

(三)反馈

早产儿妈妈哺乳指导模拟实践重点在于指导早产儿妈妈掌握早产儿哺喂姿势,通过观看视频,母亲能准确反馈出早产儿喂养行为状态,在早产儿最理想的喂养状态进行哺喂,同时帮助早产儿妈妈学习早产儿喂养的异常情况观察及处理。通过核查表(表5-8-2)反馈早产儿妈妈情境模拟情况,针对不足之处及时进行巩固。

表5-8-2　早产儿妈妈哺乳指导模拟实践核查表

反馈要点	完成情况	备注
1. 操作前评估早产儿状态		
2. 早产儿表现饥饿暗示行为		
3. 早产儿表现出压力暗示行为		
4. 早产儿表现出饱食暗示行为		
5. 哺乳姿势正确		
6. 哺乳过程生命体征观察与处理		
7. 哺乳结束后称重		
8. 喂养量不足时及时补充摄入量		

(姚莉莉　赵敏慧)

第九节　新生儿蓝光治疗

一、背景知识

蓝光治疗是一种治疗新生儿黄疸简单易行的方法。新生儿出生后早期胆红素生成量大于排泄量,因此,新生儿高胆红素血症在我国新生儿中是比较常见的疾病之一。新生儿黄疸往往在出生后3~5天达到高峰,之后逐渐消退。其中一部分存在病理性因素需要及时干预和治疗,严重的高胆红素血症会导致新生儿神经系统后遗症甚至死亡。新生儿生后早期血脑屏障发育不成熟,过高的胆红素容易经血脑屏障进入大脑,引起神经系统后遗症,且出生胎龄越小,出生体重越低,血清胆红素对其神经系统的毒性就越大。

二、课程准备

（一）学习目标

1. 掌握新生儿蓝光治疗操作流程及皮肤保护措施。

2. 熟悉光照疗法的相关并发症及处理。

3. 了解新生儿蓝光治疗的指征、新生儿高胆红素血症危险因素、发生相关危险因素高胆红素血症神经毒性的危险因素及停止光疗指征。

（二）理论知识储备

蓝光光照疗法通过将脂溶性胆红素转变为水溶性胆红素，将胆红素从体内排出，避免血清胆红素进行性升高，减少换血的风险。自验证该方法对新生儿血清胆红素的疗效以来，充分的临床研究已证实其应用的安全性和有效性。在正式情境模拟演练之前，对参与模拟演练的学员进行新生儿黄疸相关理论培训，学员需熟悉光疗指征、光疗设备选择、胆红素监测、停止光疗指征、新生儿光疗的不良反应及处理等。

1. **光疗指征** 光疗标准很难用单一数值来界定，不同胎龄、不同日龄新生儿都有不同光疗指征。足月儿及早产儿光疗血清总胆红素阈值参考标准可参见国内 2014 年发布的《新生儿高胆红素血症诊断和治疗专家共识》及美国儿科学会 2022 年修订的《临床实践指南修订：胎龄 35 周及以上新生儿高胆红素血症的管理》等相关文献。

2. **光疗设备与方法** 光源可选择蓝光（波长 425～475nm）、绿光（波长 510～530nm）或白光（波长 550～600nm）。光疗设备可采用光疗箱、荧光灯、LED 灯和光纤毯。光疗方法有单面光疗和双面光疗。光疗效果与暴露的面积、光照的强度及持续时间有关。

3. **胆红素监测** 密切监测新生儿胆红素水平的变化，根据血清胆红素水平监测指导进行光疗。美国儿科学会《临床实践指南修订：胎龄 35 周及以上新生儿高胆红素血症的管理》推荐，所有新生儿应在分娩后至少每 12h 进行 1 次黄疸目测评估，直至出院。对于生后 24h 内出现黄疸的患儿，应尽早测定血清胆红素或经皮胆红素水平。若经皮胆红素水平超过光疗阈值 3mg/dL 或经皮胆红素值达 15mg/dL 时，需检测血清胆红素水平。对于接受蓝光治疗的新生儿，应在光疗开始后 12h 内测定血清胆红素。光疗开始后的首次血清胆红素测量时间和光疗过程中血清胆红素的监测频率应根据患儿日龄、是否存在高胆红素血症神经毒性危险因素、血清胆红素浓度及变化轨迹进行调整。停止光疗后胆红素检测的随访时机根据反跳性高胆红素血症的风险而定。通常情况下，应至少在停止光疗后 12h 进行检测，如有条件最好在停止光疗后 24h 检测。若新生儿存在反跳性高胆红素风险，如生后 48h 内即接受光疗、抗球蛋白试验阳性或疑似或已知存在溶血性疾病，应在光疗停止后 6～12h 测定血清胆红素水平，并在光疗停止后第 2 天重复测定血清胆红素。

4. **停止光疗** 美国儿科学会 2022 年修订的《临床实践指南修订：胎龄 35 周及以上新生儿高胆红素血症的管理》指出，新生儿生后接受蓝光治疗主要结合胎龄及是否存在胆红素神经毒性危险因素，并给出了不同胎龄有胆红素神经毒性危险因素及无胆红素神经毒性风险的不同光疗阈值。根据指南，停止光疗的决定是基于以下两方面的权衡：一方面是希望尽量减少光疗暴露和母婴分离，另一方面是希望避免光疗后血清胆红素的反弹。一般地，当血清胆红素值低于接受蓝光治疗时血清胆红素值阈值 2mg/dL 时可以停止光疗。停止光疗后记录光疗停止时间，检查患儿全身皮肤有无破损、观察记录患儿生命体征及黄疸情况。

5. 光疗过程中并发症监测及护理

（1）发热：光疗过程中灯管会产生热能，患儿体温会随环境温度的上升而升高，因此需要较好监测患儿体温。最好使用有温度伺服器的暖箱进行光疗，每4h监测体温，测量体温时应关闭光疗灯减少误差。当肤温在37.5～38℃时，可适当下调箱温0.5℃，当肤温超过38℃时，遵医嘱予以降温处理。

（2）体液不足：光疗过程中不显性失水增加，应注意补充液体，保证足够的尿量排出。

（3）眼部损伤：蓝光对视网膜存在潜在的毒性作用，易对视网膜黄斑造成伤害。因此在进行光照疗法时需佩戴遮光眼罩以保护眼睛。眼罩建议一次性使用，每日更换，每日评估患儿眼部情况，保持眼部清洁。

（4）生殖器损伤：长时间强光疗可能增加男婴外生殖器鳞癌的风险，光疗时应用尿布遮盖会阴部。

（5）腹泻：光照3～4h后即刻开始出现腹泻现象，大便稀薄呈绿色，每天4～5次，光疗结束后不久即停止。注意观察患儿进出液量的平衡，做好大便次数、性状及量的记录，观察患儿有无脱水症状。患儿大便后，及时更换尿布，涂抹鞣酸软膏，防止尿布性皮炎的发生。

（6）皮疹：光疗时光疗灯管会产生极微量紫外线，新生儿照光时有时可见红斑及瘀点，常分布于面部、下肢及躯干，暂停光疗后皮疹逐渐消退，消退后不留痕迹。

（7）青铜症：胆汁淤积性黄疸患儿接受光照治疗后皮肤可见青铜色，通常很少有不良后果，光疗停止后，经过一段时间皮肤颜色可逐渐消退。但对于胆汁淤积的患儿发生的严重高胆红素血症，光疗不能迅速降低胆红素水平时，需考虑换血。

（三）情境设置

1. 情境

（1）场所：模拟新生儿病房或新生儿重症监护室。

（2）患者情况：①足月新生儿，出生时孕周40周，出生体重3 300g，目前生后第60h，血清总胆红素为265μmol/L，皮肤黄染，考虑蓝光治疗；②早产儿，出生时孕周32^{+5}周，出生体重1 675g，目前生后72h，血清总胆红素为205.2μmol/L，皮肤黄染，考虑蓝光治疗；③蓝光治疗过程中，监测患儿体温37.8℃，心率158次/min，氧饱和度100%，呼吸56次/min。

2. 教学工具

（1）高仿真设备：高仿真模拟娃娃（足月儿），见图5-9-1。

（2）物品准备：见表5-9-1。

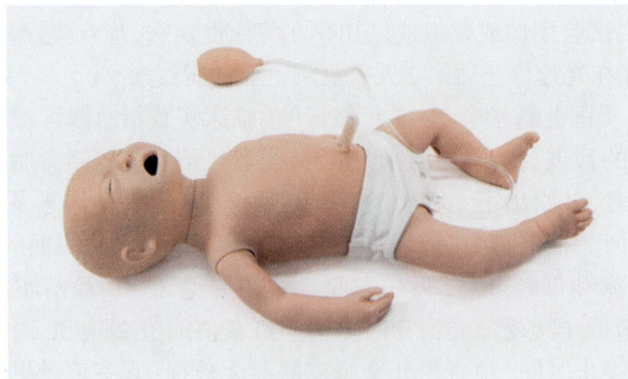

图5-9-1 高仿真模拟娃娃（足月儿）

表 5-9-1　新生儿蓝光治疗模拟实践物品清单

设备	物品及耗材	道具
模拟心电监护仪、经过校准的经皮胆红素仪、光疗仪	脉搏血氧仪探头、光疗罩、床围、小枕头、手脚套、光疗眼罩、光疗尿布、水胶体敷料、体温计	病史(知情同意书)

3. 人员准备

（1）导师：1名。

（2）助教：1名。

（3）标准化病人：1名,扮演患儿家属,因患儿血清胆红素值达光疗水平收治入院,缺乏疾病相关护理知识,需给予帮助和指导。

（4）学员角色：学员1扮演责任医生,学员2扮演责任护士。

三、模拟实践

（一）评估

1. 患者的评估　评估新生儿是否存在高胆红素血症及高胆红素血症神经毒性的风险。在进行蓝光治疗前,需进行皮肤清洁,避免在皮肤上涂抹粉剂或油剂等,以免影响治疗效果;四肢骨突处给予水胶体敷料保护,使用手脚套保护患儿手和脚,避免因烦躁哭闹造成皮肤损伤;保护患儿眼部及会阴部。

2. 实施者的评估　实施者在进行蓝光治疗操作前,应严格手卫生,了解患儿健康史,包括出生胎龄、分娩方式、Apgar评分,母婴血型、体重、喂养及保暖情况等,评估患儿反应及精神状态,监测心率、呼吸、氧饱和度及体温等。

3. 机构的评估　评估医疗机构进行蓝光治疗的设备情况,如光疗箱水槽内需保证充足的蒸馏水,使箱内达到合适的温湿度,光疗箱外围需有床围保护,及时清洁灯管并定时检测、更换灯管,保证治疗效果。实施前与家属充分知情同意,并开具医嘱。

（二）实践

1. 光疗前宣教　学员1(责任医生)与学员2(责任护士)分别与患儿家属(标准化病人)进行相关注意要点宣教,包括疾病的病因、护理、预后相关知识,蓝光治疗操作方法、并发症及相应防护措施。

2. 光疗前准备

（1）光疗箱准备：检查光疗箱有无损坏,电源线有无松脱、老化,检查光疗灯管有无损坏、灯管表面是否存在灰尘。光疗箱湿化槽内加入足量灭菌水,接通电源,将箱温预热至30～32℃(早产儿32～35℃)。光疗箱外铺光疗罩,光疗箱内铺设好床围,新生儿头部放置小枕。

（2）新生儿准备：去除衣物,清洁皮肤,患儿眼部佩戴避光眼罩、双手及双足佩戴手套和袜子,避免光照时患儿哭闹抓破皮肤,更换光疗尿布保护会阴部,新生儿双手、肘关节及双足、外踝处予以水胶体敷料保护(图5-9-2)。

3. 光疗过程　核对好新生儿身份信息,将新生儿置于光疗箱中央进行蓝光治疗(图5-9-3),记录光疗开始时间。根据患儿病情选择标准光疗或强光光疗,光疗时间有连续照射和间断照射,后者照射6～12h后停止2～4h继续,也有照射8～12h后停止12h或16h,以临床实际情况而定。对于存在胆红素神经毒性危险因素的新生儿,应适当延长光疗时间。

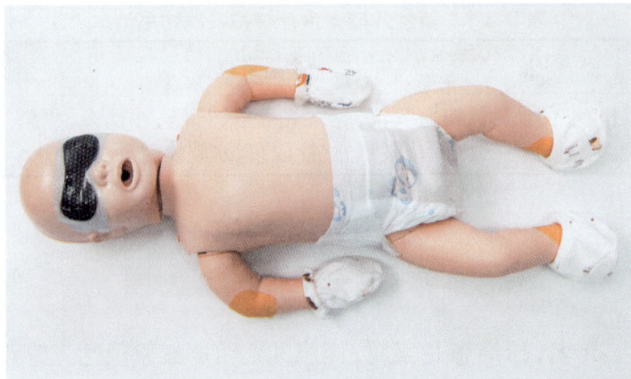

图5-9-2　新生儿蓝光治疗皮肤保护

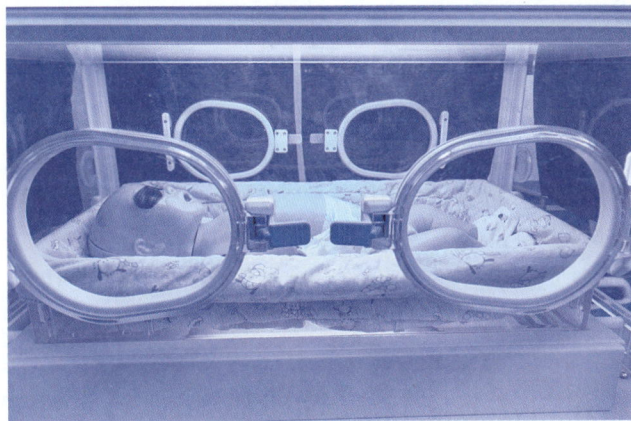

图5-9-3　新生儿蓝光治疗

蓝光治疗期间每小时监测箱温、新生儿生命体征、每2h更换体位，每4h监测体温，密切观察患儿病情变化。光照过程中监测患儿体温37.8℃，予以下调箱温0.5℃，30min后再次监测体温，体温正常则继续进行蓝光治疗。患儿体温持续上升，学员需与医生及时沟通患儿情况，做好降温处理。

4. 停止光疗　当血清胆红素水平低于接受蓝光治疗时的血清胆红素水平阈值2mg/dL时可以停止光疗。学员将新生儿从光疗箱中转移至新生儿小床中，核对新生儿身份信息，再次监测患儿体温，摘除眼罩及手脚套，采用无张力的手法撕除手足关节处的水胶体敷料，并更换普通尿布。检查患儿全身皮肤是否完整，注意保暖。

（三）反馈

在情境模拟实践之后，及时对演练过程进行反馈。针对情境模拟中的不足，根据新生儿蓝光治疗模拟实践核查表（表5-9-2）着重进行巩固。理论知识是本节的基础，因此，应注重理论知识的反馈，并根据案例中新生儿胆红素的实际情况进行设置，同时，在光疗过程中对于并发症的处理也是反馈的重点之一，学员应掌握相关并发症的观察并给予积极处理。

表 5-9-2　新生儿蓝光治疗模拟实践核查表

反馈要点	完成情况	备注
1. 进行蓝光治疗前检查灯管清洁情况		
2. 进行蓝光治疗前给予患儿佩戴眼罩进行蓝光治疗前需使用光疗尿布遮盖会阴部		
3. 进行蓝光治疗前在光疗箱外围包裹床围保护患儿		
4. 进行蓝光治疗前在患儿关节部位予以水胶体敷料保护		
5. 进行蓝光治疗时定时监测患儿体温变化		
6. 蓝光治疗过程中，每4～6h监测血清胆红素判断发展变化		
7. 蓝光治疗过程中做好观察（胆红素脑病早期表现、光疗后体温、皮疹或青铜症、大便次数及性状）		
8. 掌握光照疗法相关并发症观察及处理		

（姚莉莉　赵敏慧）

参考文献

［1］中国新生儿复苏项目专家组, 中华医学会围产医学分会新生儿复苏学组. 中国新生儿复苏指南（2021年修订）［J］. 中华围产医学杂志, 2022, 25（1）: 4-12.

［2］中国医师协会新生儿科医师分会循证专业委员会. 早产儿和低出生体重儿袋鼠式护理临床实践指南（2022）［J］. 中国循证医学杂志, 2023, 23（3）: 249-264.

［3］上海市护理学会. 袋鼠式护理方法: T/SHNA 0011—2024［S］. 上海: 上海市护理学会, 2024: 5.

［4］李蕊, 王晶, 韩志英, 等. IPAT 在 NICU 低出生体重早产儿发育支持中的应用效果［J］. 护理研究, 2020, 34（5）: 875-877.

［5］李变, 杜雪燕, 蒙景雯. 新生儿重症监护病房早产儿体位支持的研究进展［J］. 中华新生儿科杂志, 2022, 37（1）: 85-87.

［6］林楠, 诸纪华, 徐红贞, 等. 早产儿体位管理的最佳证据总结［J］. 中华护理杂志, 2022, 57（4）: 486-492.

［7］童笑梅, 封志纯. 早产儿母乳喂养（第 2 版）［M］. 北京: 人民卫生出版社, 2022: 160-173.

［8］杨漂羽, 施姝澎, 张玉侠, 等. 住院新生儿母乳喂养循证指南的改编及评价［J］. 中华护理杂志, 2018, 53（1）: 57-64.

［9］霍怡萱, 彭程. 美国儿科学会新生儿高胆红素血症临床指南修订: 胎龄 35 周及以上新生儿高胆红素血症的管理［J］. 中华新生儿科杂志（中英文）, 2023, 38（9）: 513-524.

［10］American Academy of Pediatrics, American Heart Association. Textbook of Neonatal Resuscitation［M］. 8th ed. Illinois: American Heart Association, 2021.

［11］World Health Organization.WHO recommendations for care of the preterm or low-birth-weight infant［M］. Geneva: World Health Organization, 2022.

［12］WORLD HEALTH ORGANIZATION. Kangaroo mother care: a transformative innovation in health care. Global position paper［R］. Geneva: World Health Organization, 2023.

［13］KEMPER A R, NEWMAN T B, SLAUGHTER J L, et al. Clinical practice guideline revision: management of hyperbilirubinemia in the newborn infant 35 or more weeks of gestation［J］. Pediatrics, 2022, 150（3）: e2022058859.

第六章　团队模拟实训

第一节　产 前 出 血

一、背景知识

产前出血是指在妊娠期间出现的阴道出血情况,可能在妊娠期的任何阶段,包括早孕期、中孕期和晚孕期。不同孕周的产前出血的原因不同。早孕期产前出血,常见原因有宫外孕、流产、宫颈疾病等;中孕期产前出血常见原因有流产、胎盘位置问题、宫颈疾病等;晚孕期常见原因有胎盘早剥、前置胎盘、前置血管、子宫破裂或是先兆临产。其中胎盘早剥和前置胎盘出血属于产科的危急重症,前置血管是属于胎儿急症,会引起胎儿宫内猝死。

晚孕期产前出血主要是由于前置胎盘,胎盘早剥,无论何种原因引起的产前出血,都有可能因出血多,引起母体血流动力学不稳定、胎儿宫内窘迫。助产机构的医护需要迅速决定后续的处理及严密监测生命体征,预防并发症。本节将模拟演练胎盘早剥的场景。

胎盘早剥(placental abruption)是指妊娠 20 周后正常位置的胎盘在胎儿娩出前,部分或全部从子宫壁剥离,发病率 0.4%~1%。属于妊娠晚期严重并发症,疾病发展迅猛,若处理不及时可能危及母儿生命。孕产妇死亡率为 1%,围产儿死亡率为 4.4%~6.7%。

二、课程准备

(一)学习目标

1. 掌握产前出血的原因鉴别,诊断胎盘早剥。
2. 熟悉胎盘早剥的处理,判断疾病进展。
3. 建立有效的团队,保障母婴安全。

(二)理论知识储备

在正式情境模拟演练之前,实施学员需要复习产前出血的鉴别诊断,胎盘早剥的高危因素,诊断依据,可能发生的严重的并发症。并且需要复习失血性休克的早期识别、纠正休克、控制 DIC、减少并发症相关知识。

(三)情境设置

1. 情境

(1)场所:模拟急诊室或者原位模拟(真实产科急诊室)。模拟急诊室:模拟妈妈(含胎儿或者采用出血子宫模块,呈现子宫高张状态,但需要注意的是采用出血子宫模块,要注意将子宫高度提至脐水平线以上,以免混淆最终处理方式),仰卧床上,护理垫上呈现鲜红色血液替代品模拟阴道新鲜血液流出，阴道内可使用子宫出血模块，持续鲜红色流血。或标准化病人仰卧床上，护理垫上呈现鲜红色血液替代品模拟阴道新鲜血液流出，并伴有持续腹痛不缓解。注意保护标准化病人隐私。

（2）患者情况：孕妇，29岁，定期产检，此次自然受孕。G_1P_0，孕30周，因"阴道流血1h，伴腹痛"来院急诊就诊。宫口未开，宫颈质硬，宫颈管未容受，宫颈居中，先露高浮。胎心消失。孕24周时产检发现血压升高，予以口服拉贝洛尔降压。1h前觉下腹痛，不能缓解，阴道鲜红色流血，量如月经第2天。

2. 教学工具
（1）高仿真设备：高仿真全身模拟孕妇（图6-1-1）。
（2）物品准备：见表6-1-1。

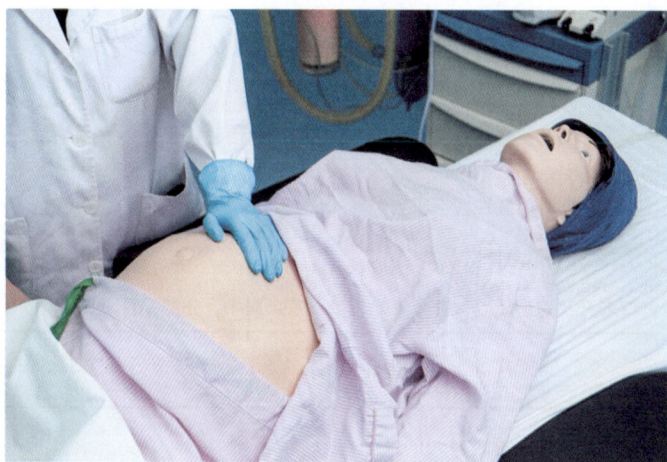

图6-1-1　高仿真全身模拟孕妇

表6-1-1　产前出血模拟场景物品准备清单

设备	物品及耗材	道具
模拟心电监护仪、模拟胎心监护仪	输液全套物品、抽血全套试管、导尿管、集尿袋、记号笔、标签贴、记录用纸、胎监带	产检病史（根据学习目标，设置病史，如胎盘早剥原因为妊娠期高血压者，在产检病史中需要包含妊娠期高血压的相关病情）、实验室检查报告（必须有凝血功能、纤维蛋白原）、平衡液500mL、0.9%氯化钠注射液500mL、5%葡萄糖注射液500mL、模拟血制品、原始胎心监护图形1张（呈现胎心率变异消失，胎心减速或使用模拟胎心监护仪自行设置）、超声图像1张（呈现胎盘后方血肿或胎盘边缘大片积血块）

（3）音视频系统：可选。
3. 人员准备
（1）导师：1名。
（2）学员角色：护士2名，医生2名，麻醉医生1名。

三、模拟实践

（一）课前介绍

1. **模拟课程简介**　明确学习目标，通过案例学习重视产前出血的疾病诊治，提高应对紧急事件的能力。

2. **模拟环境介绍**　向所有学员介绍本次模拟所处的环境，所有物品的摆放位置，物品或设备的使用方法。如果使用高仿真设备，可以让学员学习如何使用高仿真设备，如触摸颈动脉的搏动、对光反射等。并告知学员，需要爱护现场及设备，不可以损坏、污染。若现场有实时摄像记录，也需要告知学员。

3. **情境案例介绍**　留下产前出血：胎盘早剥模拟演练流程图（图6-1-2）中最初需要在场的学员，其他学员在外场等候。情境案例见上。

（二）流程图

产前出血：胎盘早剥模拟演练流程图见图6-1-2。

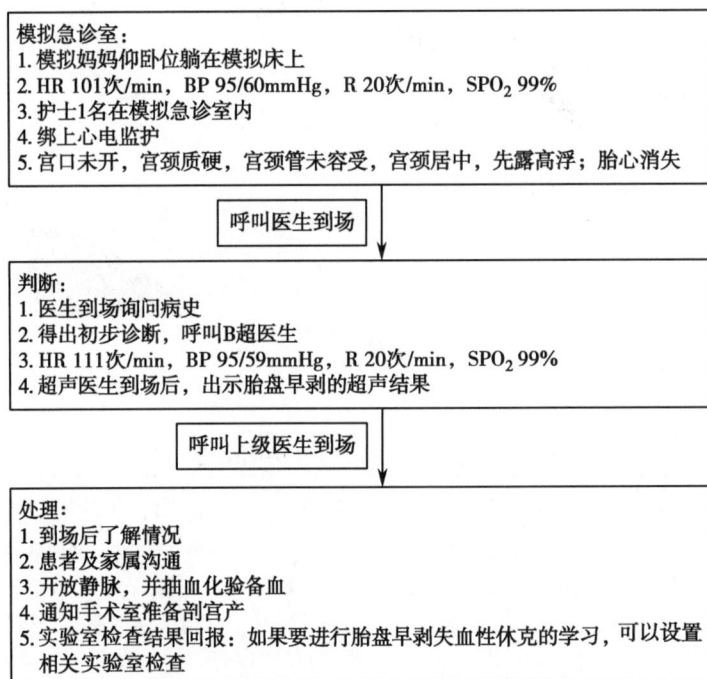

```
┌─────────────────────────────────────────────────────────────┐
│ 模拟急诊室：                                                   │
│ 1. 模拟妈妈仰卧位躺在模拟床上                                  │
│ 2. HR 101次/min，BP 95/60mmHg，R 20次/min，SPO₂ 99%           │
│ 3. 护士1名在模拟急诊室内                                       │
│ 4. 绑上心电监护                                                │
│ 5. 宫口未开，宫颈质硬，宫颈管未容受，宫颈居中，先露高浮；胎心消失 │
└─────────────────────────────────────────────────────────────┘
                    │  呼叫医生到场
                    ▼
┌─────────────────────────────────────────────────────────────┐
│ 判断：                                                        │
│ 1. 医生到场询问病史                                           │
│ 2. 得出初步诊断，呼叫B超医生                                  │
│ 3. HR 111次/min，BP 95/59mmHg，R 20次/min，SPO₂ 99%          │
│ 4. 超声医生到场后，出示胎盘早剥的超声结果                     │
└─────────────────────────────────────────────────────────────┘
                    │  呼叫上级医生到场
                    ▼
┌─────────────────────────────────────────────────────────────┐
│ 处理：                                                        │
│ 1. 到场后了解情况                                             │
│ 2. 患者及家属沟通                                             │
│ 3. 开放静脉，并抽血化验备血                                   │
│ 4. 通知手术室准备剖宫产                                       │
│ 5. 实验室检查结果回报：如果要进行胎盘早剥失血性休克的学习，可以设置 │
│    相关实验室检查                                             │
└─────────────────────────────────────────────────────────────┘
```

图6-1-2　产前出血：胎盘早剥模拟演练流程

（三）关键步骤

1. 在此场景中，设置的产前出血场景为胎盘早剥；可根据学习目标，设置不同的场景，在场景设置中，尽量做到真实。根据不同场景和不同症状来设置场景中的环境、物品、人员。

2. 如果使用标准化病人，需要进行培训产前出血相关的知识，要考虑到医生可能询问的关于产前出血鉴别诊断的要点。以免造成场景混淆。

（四）反馈

在情境模拟实践之后，及时对演练过程进行反馈。产前出血的演练可以因学习目标的改变而选择添加相应的观察要点，比如设置的场景为产前出血的原因鉴别，则可以在观察要点中添加需要的项目，并细化。如果场景演练着重于产前出血的处理，则在这一项中可以细化观察要点（表6-1-2、表6-1-3）。

表6-1-2　产前出血模拟演练核查表

项目	观察要点	完成情况	备注
产前出血的基本情况收集	病史询问 有无伴随症状 诱因 适当地查体及辅助检查		
产前出血的诊断及鉴别诊断	胎盘早剥（是否存在高危因素，如妊娠期高血压疾病、外伤等） 前置胎盘（超声检查） 子宫破裂（是否存在高危因素如子宫瘢痕） 宫颈阴道病变		
产前出血的处理	判断母体血流动力学是否稳定 抗休克治疗 输血治疗（根据实验室检查结果，出、凝血情况选择合适的血制品） 剖宫取胎		

表6-1-3　产前出血模拟实训团队管理核查表

项目	核查要点	需要改进或未完成项目	理由
及时呼叫	呼叫产科医生、麻醉医生		
沟通	闭环式沟通 医护之间医嘱的下达及执行 告知家属患者的情况及进一步可能的处理		
领导力	现场组建团队，有领导抢救指挥		
角色和职责	每个学员角色明确，现场井然有序		

（郁君　应豪）

第二节　妊娠糖尿病酮症酸中毒

一、背景知识

糖尿病酮症酸中毒（diabetic ketoacidosis，DKA）是一种严重的并发症，严重者会导致多器官功能障碍，增加死亡风险。

妊娠糖尿病酮症酸中毒多发生于孕中晚期，发生率高于非孕期，为1%～3%。常见诱因有感染、妊娠糖尿病漏诊或延误诊治、胰岛素使用不规范、饮食控制不合理、产程和手术应激、使用糖皮质激素等。产科医生识别和处理糖尿病酮症酸中毒，需要内分泌科、重症医学科、新生儿科、麻醉科、助产等多学科团队协助。所以要进行妊娠期孕妇糖尿病酮症酸中毒的演练，以提高医护人员应对此类紧急情况的能力，建立有效的多学科团队，改善临床判断和干预技能，提高救治能力。

二、课程准备

（一）学习目标

1. 掌握妊娠糖尿病酮症酸中毒诊断。
2. 熟悉妊娠糖尿病酮症酸中毒的处理原则。
3. 建立有效团队。

（二）理论知识储备

在正式情境模拟演练之前，必须对所有参与模拟演练的学员进行理论知识的培训，以授课形式进行，确保在实施该场景演练之前，学员已经掌握酮症酸中毒的诊断和处理措施。

（三）情境设置

1. 情境

（1）场所：模拟急诊室或是原位模拟。

（2）患者情况：产妇，36岁，G_4P_1，孕34^{+2}周，不规律产检。1个月前开始出现多饮多食多尿，1周前产检行口服葡萄糖耐量实验（oral glucose tolerance test，OGTT），今日恶心、呕吐，多次解尿后感觉虚弱，来院就诊翻看报告，OGTT：9.0-15.2-18.5mmol/L。无见红及规律下腹痛，无腹泻便秘等其他胃肠道症状。生育史：1-0-2-1，既往剖宫产1次，早孕人流2次，此次自然受孕。身高160cm，体重75kg。

2. 教学工具

（1）仿真设备：高仿真全身模拟孕妇（图6-1-1）。

（2）物品准备：见表6-2-1。

表6-2-1　妊娠糖尿病酮症酸中毒模拟场景物品准备清单

设备	物品及耗材	道具
模拟心电监护仪、模拟胎心监护仪、输液泵	输液全套物品、抽血全套试管、导尿管、集尿袋、记号笔、标签贴、记录用纸	模拟药品（胰岛素、氯化钾注射液、碳酸氢钠）、实验室检查报告、平衡液500mL、0.9%氯化钠注射液500mL、5%葡萄糖注射液500mL

（3）音视频系统：可选。

3. 人员准备

（1）导师：1名。

（2）助教：1名。

（3）标准化病人：原位模拟可采用标准化病人扮演。

（4）学员角色：护士1名，医生2名，家属1名。

三、模拟实践

（一）课前介绍

1. **模拟课程简介**　明确学习目标，通过孕妇糖尿病酮症酸中毒模拟训练，能够识别酮症酸中毒,并学会处理。

2. **模拟环境介绍** 向所有学员介绍本次模拟所处的环境、所有物品的摆放位置、物品或设备的使用方法。如果使用高仿真设备,可以让学员学习如何使用高仿真设备,如触摸颈动脉的搏动、对光反射等。并告知学员,需要爱护现场及设备,不可以损坏、污染。若现场有实时摄像记录,也需要告知学员。

3. **情境案例介绍** 留下妊娠糖尿病酮症酸中毒模拟演练流程图(图 6-2-1)中最初需要在场的学员,其他学员在外场等候。情境案例见上。

(二)流程图

妊娠糖尿病酮症酸中毒模拟演练流程图见图 6-2-1。

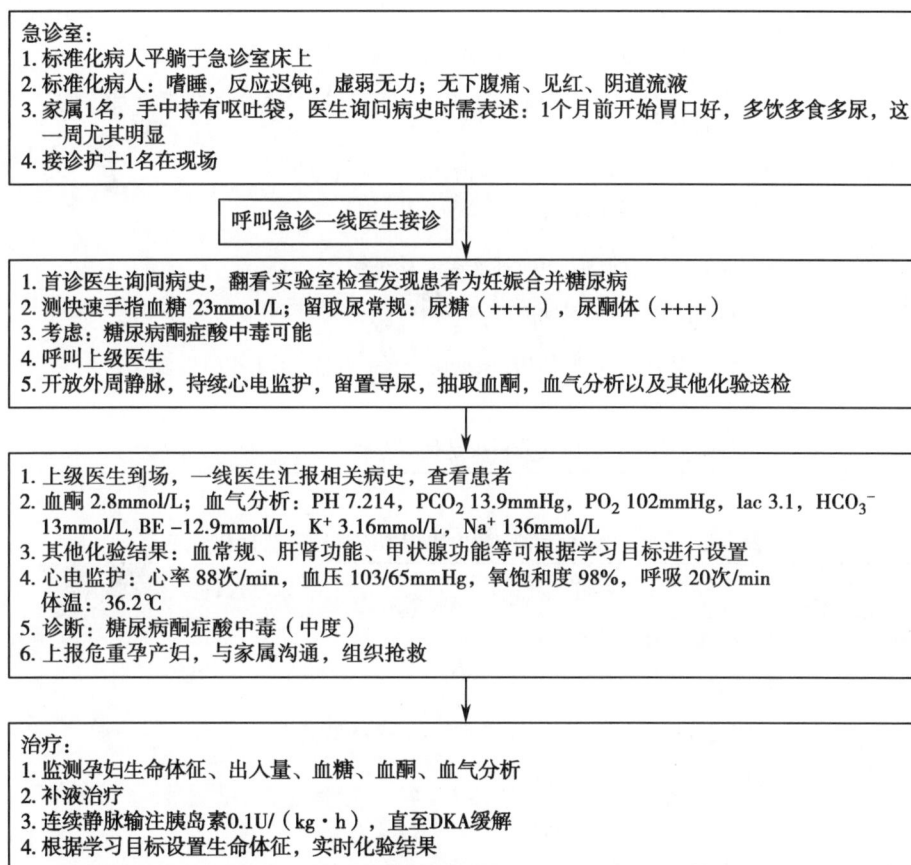

急诊室:
1. 标准化病人平躺于急诊室床上
2. 标准化病人:嗜睡,反应迟钝,虚弱无力;无下腹痛、见红、阴道流液
3. 家属1名,手中持有呕吐袋,医生询问病史时需表述:1个月前开始胃口好,多饮多食多尿,这一周尤其明显
4. 接诊护士1名在现场

呼叫急诊—一线医生接诊

1. 首诊医生询问病史,翻看实验室检查发现患者为妊娠合并糖尿病
2. 测快速手指血糖 23mmol/L,留取尿常规:尿糖(++++),尿酮体(++++)
3. 考虑:糖尿病酮症酸中毒可能
4. 呼叫上级医生
5. 开放外周静脉,持续心电监护,留置导尿,抽取血酮,血气分析以及其他化验送检

1. 上级医生到场,一线医生汇报相关病史,查看患者
2. 血酮 2.8mmol/L;血气分析:PH 7.214,PCO$_2$ 13.9mmHg,PO$_2$ 102mmHg,lac 3.1,HCO$_3^-$ 13mmol/L,BE −12.9mmol/L,K$^+$ 3.16mmol/L,Na$^+$ 136mmol/L
3. 其他化验结果:血常规、肝肾功能、甲状腺功能等可根据学习目标进行设置
4. 心电监护:心率 88次/min,血压 103/65mmHg,氧饱和度 98%,呼吸 20次/min 体温:36.2℃
5. 诊断:糖尿病酮症酸中毒(中度)
6. 上报危重孕产妇,与家属沟通,组织抢救

治疗:
1. 监测孕妇生命体征、出入量、血糖、血酮、血气分析
2. 补液治疗
3. 连续静脉输注胰岛素0.1U/(kg·h),直至DKA缓解
4. 根据学习目标设置生命体征,实时化验结果

图 6-2-1 妊娠糖尿病酮症酸中毒模拟演练流程图

(三)关键步骤

1. 妊娠是 DKA 的独立高危因素。通过模拟场景的演练,达到如何识别诊断糖尿病酮症酸中毒。任何引起加重胰岛素绝对或相对不足的因素,都能成为 DKA 的诱因;不规范产前检查导致糖尿病漏诊;治疗不规范;胃肠功能紊乱;应激状态;影响血糖的药物使用。

2. 图 6-2-1 列出了与糖尿病酮症酸中毒诊断中关键的实验室检查结果。在实际模拟演练过程中,根据实际情况制作完整的实验室检查单,根据学习目标,将模拟演练的流程进行更改,以适应教学目标。

（四）反馈

在情境模拟实践之后，及时对演练过程进行反馈。孕妇糖尿病酮症酸中毒的演练可以结合内科学进行情境模拟反馈。也可以邀请内科及产科医生共同实施该情境的反馈，以确保实施学员能学到关键的知识点（表 6-2-2、表 6-2-3）。

表 6-2-2　妊娠糖尿病酮症酸中毒模拟演练核查表

项目	观察要点	完成情况	备注
妊娠糖尿病酮症酸中毒的识别	诊断为妊娠糖尿病或妊娠合并糖尿病者		
	症状：恶心、呕吐、口渴、多尿、烦渴、腹痛、呼吸过速 重度者有神志改变		
	实验室检查：高血糖、酸血症、阴离子间隙增高、酮血症（血清 β-羟丁酸升高、尿酮阳性）、血清碳酸氢盐浓度低、肾功能障碍		
妊娠糖尿病酮症酸中毒的处理	监测生命体征、出入量、血糖、血酮、血气分析		
	补液治疗（起始剂量 0.9% 氯化钠注射液 1L/h）		
	根据血清钠水平，更改补液浓度及剂量		
	补钾治疗（根据血钾浓度，见尿补钾）		
	胰岛素治疗：静脉使用，根据血糖水平调节，第 1 小时内血糖下降 50～70mg/dL		
	补碱治疗：根据血气分析决定是否补碱		

表 6-2-3　妊娠糖尿病酮症酸中毒模拟实训团队管理核查表

项目	核查要点	需要改进或未完成项目	理由
及时呼叫	呼叫上级医生、麻醉医生		
	联系多学科会诊		
沟通	闭环式沟通		
	医护之间医嘱的下达及执行		
	麻醉医生与儿科医生通过现场沟通，了解患者情况		
	告知家属患者的情况及进一步可能的处理		
领导力	现场组建团队，有领导抢救指挥		
角色和职责	每个学员角色明确，现场井然有序		
	合理分配任务		
	利用可利用的资源		
	需要时及时寻求帮助		

（郁君　应豪）

第三节 产时子痫

一、背景知识

子痫(eclampsia)是妊娠期高血压疾病最严重的阶段,是在子痫前期的基础上孕产妇发生不能用其他原因解释的抽搐或昏迷。子痫及妊娠期高血压疾病在全球范围内仍然是导致孕产妇死亡的主要原因之一。

子痫在发达国家发病率为 1.5～10 例/10 000 例分娩,发展中国家的发病率为 19.6～142 例/10 000 例分娩。子痫抽搐发作的确切原因尚不明确,但高血压是根本原因。子痫和妊娠期高血压疾病有时起病急骤或者会同时发生,需要快速诊断及鉴别诊断、应对及处理母体和胎儿并发症。由于子痫处理需要多学科协作,涉及多种技能,包括高血压管理、抽搐紧急处理、产科手术。所以需要通过不断模拟实训来提高团队的协作能力,提升医务人员在处理紧急情况的自信心。

二、课程准备

(一)学习目标

1. 掌握子痫的诊断及处理措施。

2. 建立有效的多学科团队。

3. 建立有效的沟通。

(二)理论知识储备

在开始模拟实训之前,需要进行理论知识的复习,包括子痫的诊断及鉴别诊断标准,处理原则及措施,控制血压和监测并发症。

(三)情境设置

1. 情境

(1)场所:模拟手术室或者原位模拟(真实手术室或产房手术室)。高仿真设备(含胎儿),仰卧位置于产床上。胎先露:头,+2 位。如果要设置成最终结局为剖宫产终止妊娠,则模拟人的头先露需要放置更高位置,以免混淆处理,也可以使用标准化病人,若剖宫产为终点,模拟产妇或标准化病人采取平卧位体位。

(2)患者情况:产妇,35 岁,未产检,自然受孕,G_1P_0,孕 36 周,因"见红伴下腹痛 5h"来院。查宫口已开全,胎膜已破,先露头位,直接入室准备分娩。拒绝分娩镇痛。既往否认高血压、糖尿病、心脏病、甲状腺疾病等病史,否认其他疾病史。血压 140/90mmHg,心率 101 次/min,诉孕期体重增长 20kg,近 1 周体重增长 3kg,全身水肿明显。随机血糖 5.6mmol/L。

2. 教学工具

(1)高仿真设备:高仿真全身模拟孕妇(图 6-1-1)。

(2)物品准备:见表 6-3-1。

(3)音视频系统:可选。

3. 人员准备

(1)导师:1 名。

(2)学员角色:护士 2 名,医生 3 名,麻醉医生 1 名,儿科医生 1 名。

表 6-3-1　产时子痫的模拟场景物品准备清单

设备	物品及耗材	道具
模拟心电监护仪、模拟胎心监护仪（胎监带）、静脉推泵、模拟呼吸机	输液全套物品、抽血全套试管、导尿管、集尿袋、记号笔、标签贴、记录用纸、子痫盘、墨镜、气管插管套装、可视喉镜、鼻导管、呼吸球囊、面罩	模拟药品（硫酸镁、地西泮、苯妥英钠、冬眠灵合剂、肌松药）、实验室检查报告、平衡液 500mL、5% 葡萄糖注射液 10mL、25% 葡萄糖注射液 20mL

三、模拟实践

（一）课前介绍

1. **模拟课程简介**　明确学习目标，通过此次学习，熟悉子痫的处理流程，建立子痫抢救团队，分工合作。

2. **模拟环境介绍**　向所有学员介绍本次模拟所处的环境，所有物品的摆放位置，物品或设备的使用方法。使用高仿真设备，先让学员学习如何使用高仿真设备，如触摸颈动脉的搏动、对光反射等。并告知学员，需要爱护现场及设备，不可以损坏、污染。若现场有实时摄像记录，也需要告知学员。

3. **情境案例介绍**　留下产时子痫模拟演练流程图（图 6-3-1）中最初需要在场的学员，其他学员在外场等候。情境案例见上。

（二）流程图

产时子痫模拟演练流程图见图 6-3-1。

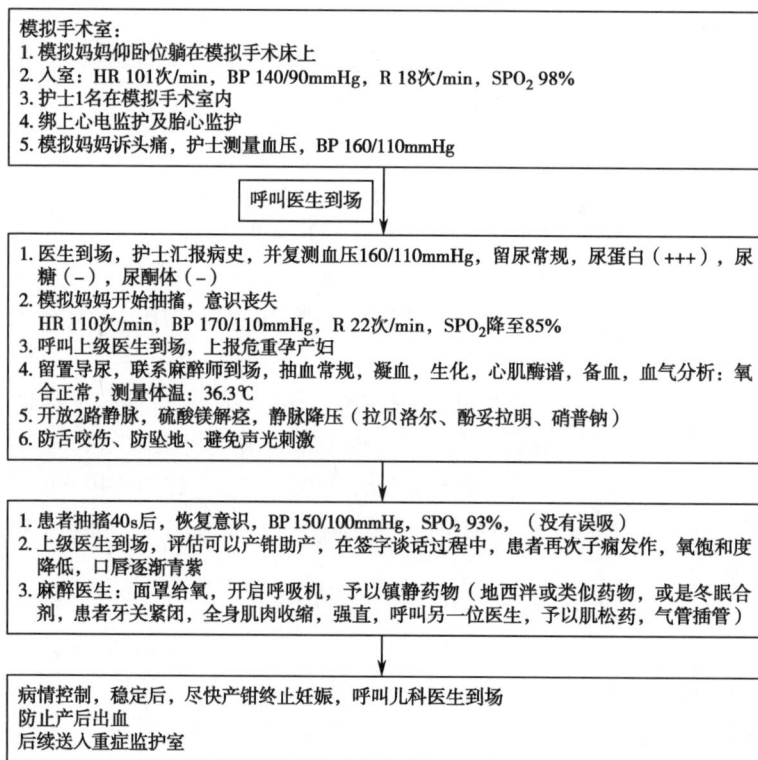

模拟手术室：
1. 模拟妈妈仰卧位躺在模拟手术床上
2. 入室：HR 101次/min，BP 140/90mmHg，R 18次/min，SPO$_2$ 98%
3. 护士1名在模拟手术室内
4. 绑上心电监护及胎心监护
5. 模拟妈妈诉头痛，护士测量血压，BP 160/110mmHg

呼叫医生到场

1. 医生到场，护士汇报病史，并复测血压160/110mmHg，留尿常规，尿蛋白（+++），尿糖（−），尿酮体（−）
2. 模拟妈妈开始抽搐，意识丧失
   HR 110次/min，BP 170/110mmHg，R 22次/min，SPO$_2$降至85%
3. 呼叫上级医生到场，上报危重孕产妇
4. 留置导尿，联系麻醉师到场，抽血常规，凝血，生化，心肌酶谱，备血，血气分析：氧合正常，测量体温：36.3℃
5. 开放2路静脉，硫酸镁解痉，静脉降压（拉贝洛尔、酚妥拉明、硝普钠）
6. 防舌咬伤、防坠地、避免声光刺激

1. 患者抽搐40s后，恢复意识，BP 150/100mmHg，SPO$_2$ 93%，（没有误吸）
2. 上级医生到场，评估可以产钳助产，在签字谈话过程中，患者再次子痫发作，氧饱和度降低，口唇逐渐青紫
3. 麻醉医生：面罩给氧，开启呼吸机，予以镇静药物（地西泮或类似药物，或是冬眠合剂，患者牙关紧闭，全身肌肉收缩，强直，呼叫另一位医生，予以肌松药，气管插管）

病情控制，稳定后，尽快产钳终止妊娠，呼叫儿科医生到场
防止产后出血
后续送入重症监护室

图 6-3-1　产时子痫模拟演练流程图

（三）关键步骤

1. 在此场景中，设置患者未产检，对子痫的诊断设置一定的困难，需要询问病史，及根据主诉、实验室检查结果进行鉴别诊断。根据学习目标，设置实验室检查结果和患者的反应。

2. 在抢救过程中，可以根据模拟实训的学习目标，增加或删减药物，或是流程，但要确保子痫的抢救原则不变。

（四）反馈

在情境模拟实践之后，及时对演练过程进行反馈。子痫的演练反馈可以结合重症医学科进行情境模拟反馈。建议邀请重症医学科医生共同参与子痫的诊治，提高助产人员处理子痫时的技能及信心，对子痫高危人员做到预防预测，及时干预。反馈内容可以参考表6-3-2、表6-3-3。

表6-3-2 产时子痫模拟演练核查表

项目	观察要点	完成情况	备注
子痫的诊断	有妊娠期高血压疾病（妊娠期高血压、子痫前期、HELLP综合征）； 新发强直-痉挛性抽搐		
子痫的鉴别诊断	排除癫痫、脑动脉缺血、脑梗死、颅内出血、使用毒品等		
基本处理	保持呼吸道通畅 防止误吸 防止缺氧（吸氧） 防止外伤（坠床）		
子痫的处理	解痉 终止抽搐发作 防止抽搐复发 控制血压 监测母儿情况 待病情稳定后终止妊娠		

表6-3-3 产时子痫模拟实训团队管理核查表

项目	核查要点	需要改进或未完成项目	理由
及时呼叫	呼叫上级医生、儿科医生、麻醉医生		
沟通	闭环式沟通 医护之间医嘱的下达及执行 麻醉医生与儿科医生通过现场沟通，了解患者情况 告知家属患者的情况及进一步可能的处理		
领导力	现场组建团队，有领导抢救指挥		
角色和职责	每个学员角色明确，现场井然有序		
上报危重	上报相应领导，以备后续转科或转院及多学科诊治		

（郁君 应豪）

第四节 脐 带 脱 垂

一、背景知识

脐带脱垂（prolapse of umbilical cord）是指脐带脱垂超过胎先露部和宫颈内口，脐带先露指脐带在胎先露前方但未达宫颈内口，复合脐带先露指脐带和胎先露均未达宫颈内口。这三种临床情况均可在胎膜完整或破裂时发生。

脐带脱垂发生率为 0.16%～0.18%，由于超声广泛应用使脐带脱垂尤其是隐形脐带脱垂可提前诊断。脐带脱垂主要发生在以下 2 种情况：胎先露与骨盆之间存在空隙，某些产科干预使胎先露部脱离衔接。脐带脱垂危险因素包括先露异常（臀先露、横位、胎位易变）、胎儿体重过低、经产妇、羊水过多、先露部未衔。先露部未衔接时进行产科干预如人工破膜、手法转胎头等，容易发生脐带脱垂。

脱垂脐带受压易导致脐静脉受压迫或脐动脉血管痉挛而造成胎儿急性缺氧，严重者可致死胎或死产。脐带脱垂属于产科急症，助产人员需要快速诊断，并采取措施解除脐带血管受压，数分钟内将胎儿娩出。

二、课程准备

（一）学习目标
1. 掌握脐带脱垂的诊断及处理。
2. 建立非接产地点脐带脱垂的预案。
3. 提高团队急救能力。

（二）理论知识储备
实施人员需要复习脐带脱垂诊断标准。熟悉脐带脱垂宫内复苏方法：抬高先露部，使患者保持膝胸位或倾斜角度较大的头低脚高仰卧位；上推先露部，并持续解除脐带压迫状态，直至胎儿娩出；宫缩抑制剂减少宫缩对脐带压迫。实施人员中需要高年资产科医生进行即刻剖宫产或是熟练操作产钳助产。

（三）情境设置

1. 情境

（1）场所：模拟急诊室和模拟手术室（或真实世界的急诊室、手术室）。模拟急诊室内模拟妈妈（含胎儿）仰卧位置于急诊室床上；麻醉医生及手术室医护在模拟手术室中等候。

（2）患者情况：产妇，29 岁，G_2P_1，孕 39^{+3} 周，因"见红伴下腹痛 1h"急诊就诊，孕期规律产检，3 天前超声提示胎儿为头位，估计胎儿体重 3 100g。生育史：1-0-0-1，1 年前足月顺产一男婴，重 3 500g，产程顺利，此次自然受孕。

2. 教学工具

（1）高仿真设备：高仿真全身模拟孕妇（图 6-1-1）。

（2）物品准备：见表 6-4-1。

（3）音视频系统：可选。

3. 人员准备

（1）导师：1 名。

（2）学员角色：护士、麻醉医生、手术室医护人员、儿科医生。

表 6-4-1 脐带脱垂模拟场景物品准备清单

设备	物品及耗材	道具
模拟胎心监护仪	输液全套物品、手套若干、导尿管、集尿袋、记号笔、标签贴、记录用纸、产包、产钳器械包、手术器械包（备麻醉急救箱）、计时器或时钟、碘伏、儿科急救箱	模拟药品、门诊病史、平衡液 500mL

三、模拟实践

（一）课前介绍

1. **模拟课程简介** 明确学习目标，通过模拟演练，缩短脱垂脐带受压时间，改进和优化脐带脱垂急救流程，改善围产儿结局。

2. **模拟环境介绍** 向所有学员介绍本次模拟所处的环境，所有物品的摆放位置，物品或设备的使用方法。让学员观察模拟脐带，感受模拟宫颈的触感，并且提醒学员模拟脐带并没有搏动感。提醒学员需要爱护现场及设备，不可以损坏、污染。若现场有实时摄像记录，也需要告知学员。

3. **情境案例介绍** 留下脐带脱垂模拟演练流程图（图 6-4-1）中最初需要在场的学员，其他学员在外场等候。情境案例见上。

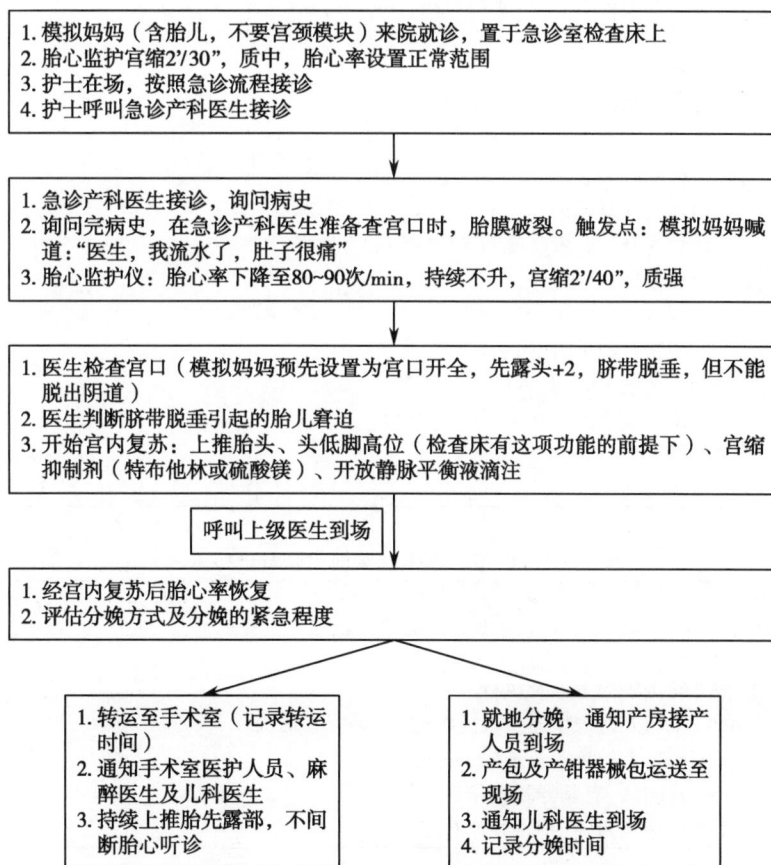

图 6-4-1 脐带脱垂模拟演练流程图

（二）流程图

脐带脱垂模拟演练流程图见图 6-4-1。

（三）关键步骤

1. 对于产科医生而言，脐带脱垂是时刻需要高度警惕的事件，胎膜破裂后胎心率持续下降，首先要排除脐带脱垂。临床遇到脐带脱垂的机会可能并不高，虽然有紧急预案，但在实际救治过程中可能会遇到种种问题，从而耽误处理时间。为评估医护人员在应对这一紧急情况时的决策及应变能力，可通过改变场景，以确保演练达到预期效果。

2. 可通过真实世界场景进行模拟，并为场景设置干扰因素，如出现其他紧急状况、设备故障、家属情绪激动、医护人员沟通错误等，用以完善脐带脱垂紧急处置预案和流程。

（四）反馈

在情境模拟实践之后，及时对演练过程进行反馈。脐带脱垂模拟演练核查表见表 6-4-2，脐带脱垂模拟实训团队管理核查表见表 6-4-3。

表 6-4-2　脐带脱垂模拟演练核查表

项目	观察要点	完成情况	备注
识别脐带脱垂	胎心率变化		
	检查宫口，扪及脐带搏动		
呼叫帮助	护士、产科医生		
	通知麻醉医生、手术室医护人员		
	儿科医生		
宫内复苏	上推胎先露部		
	头低较高位		
	使用宫缩抑制剂		
紧急分娩	持续监测胎心率		
	启动宫内复苏操作		
	评估为减轻脐带受压而采取措施的有效性		
	评估分娩的紧迫性		
	决定分娩方式		
记录	发现脐带脱垂时间		
	新生儿娩出时间，评分		
	分娩并发症		
	人员到场时间		
	转运时间		

表 6-4-3　脐带脱垂模拟实训团队管理核查表

项目	核查要点	需要改进或未完成项目	理由
沟通	闭环式沟通		
	医护之间医嘱的下达及执行		
	麻醉医生与儿科医生通过现场沟通，了解患者情况		
	告知家属患者的情况及进一步可能的处理		
领导力	现场组建团队，有领导抢救指挥		
角色和职责	每个学员角色明确，现场井然有序		

（郁君　应豪）

第五节　即刻剖宫产

一、背景知识

即刻剖宫产,也称5分钟剖宫产,从决定剖宫产到胎儿娩出时间≤5min。当孕妇发生心搏骤停或者胎儿急性重度缺氧时,胎儿大脑耐受缺氧的时间为5min,需要尽快娩出胎儿以争取最大存活率和减少围产儿脑损伤。基于此,提出"5分钟剖宫产"的概念。

证据来源于英国卫生与服务优化研究院(National Institute for Health and Care Excellence)的官方网站,根据紧急程度,剖宫产分为4类。第1类:对母体或胎儿的生命造成直接威胁,做决定到胎儿娩出的间隔时间为30min内,包括即刻剖宫产。第2类:出现但不会立即危及母儿生命的事件,做决定到胎儿娩出的间隔时间为75min内。第3类:出现事件需要提早娩出胎儿,在做快速分娩决定时,要充分考虑母胎状况和获益,某些情况下快速分娩可能会造成伤害。第4类:为有剖宫产指征的女性,在合适分娩时间进行剖宫产。

二、课程准备

(一)学习目标

1. 掌握使用即刻剖宫产的适应证。
2. 优化即刻剖宫产流程,减少不必要步骤,提高手术准备效率。
3. 配置高效医护团队,确保在最短时间内集结所需的专业人员和资源。

(二)理论知识储备

实施学员需要知道产科急诊病例的分类、识别和评估方法,以便迅速决定是否需要进行即刻剖宫产。熟悉通往手术室的路径,手术室设备的摆放和使用,确保手术室能够迅速投入使用。学会有效的团队沟通技巧,了解在团队中不同成员的职责和作用,以促进协作。在此次场景演练中,需要行政部门人员参与,以便在进行实训后,制订和/或改进即刻剖宫产流程。

(三)情境设置

1. 情境

(1)场所:模拟病房,模拟手术室或是真实世界急诊室和急诊手术室。

(2)患者情况:产妇,G_3P_1,孕36^{+3}周,头位,瘢痕子宫,因"腹胀见红1h"急诊来院。见床垫上出血鲜红色、量多。床旁超声提示胎盘增厚,胎盘边缘见大片弱回声,胎心率90～120次/min。生育史:1-0-1-1,5年前因"臀位"选择性剖宫产;2年前因胎儿畸形,孕20周优生引产。此次为三代试管受孕。

2. 教学工具

(1)高仿真设备:高仿真全身模拟孕妇(图6-1-1)。

(2)物品准备:见表6-5-1。

表6-5-1　即刻剖宫产模拟场景物品准备清单

设备	物品及耗材	道具
模拟胎心监护仪、模拟心电监护仪、便携式胎心多普勒仪	输液全套物品、手套若干、导尿管、集尿袋、记号笔、标签贴、记录用纸、手术器械包(备麻醉急救箱)、计时器或时钟	模拟药品

（3）音视频系统：可选。

3. 人员准备

（1）导师：1名。

（2）标准化病人：（可选择）1名标准化病人躺在诊疗床上。

（3）学员角色：护士，手术室护士2名，产科医生2～3名，麻醉医生，儿科医生。

三、模拟实践

（一）课前介绍

1. 模拟课程简介 明确学习目标，通过模拟演练，优化即刻剖宫产流程，缩短手术准备时间，保证孕产妇及围产儿的安全。

2. 模拟环境介绍 向所有学员介绍本次模拟所处的环境，所有物品的摆放位置，物品或设备的使用方法。提醒学员需要爱护现场及设备，不可以损坏、污染。若现场有实时摄像记录，也需要告知学员。

3. 情境案例介绍 留下即刻剖宫产模拟演练流程图（图6-5-1）中最初需要在场的学员，其他学员在外场等候。情境案例见上。

（二）流程图

即刻剖宫产模拟演练流程图见图6-5-1。

（三）关键步骤

1. 设置即刻剖宫产场景的目的主要是为实现即刻剖宫产（5分钟剖宫产）提供实施方案，设定实施流程，并通过模拟实训发现可能会延误手术的细节问题，针对问题进行改进，并不停地进行演练，以期望能尽可能缩短即刻剖宫产的时间，为拯救母儿生命尽可能赢得时间，改善母儿不良结局。

2. 场景根据医疗机构的需求和背景不同，会出现不同的演练流程，取决于学习目标，演练的目标来设置符合本医疗机构的流程，观察在演练过程中，出现的问题，并提出改进方案。

（四）反馈

在情境模拟实践之后，及时对演练过程进行反馈。即刻剖宫产模拟演练极其考验团队和领导力。在进行反馈时，学员可以围绕在演练过程中可能会影响到抢救的问题提出问题，进行改进，即刻剖宫产模拟演练核查表见表6-5-2。

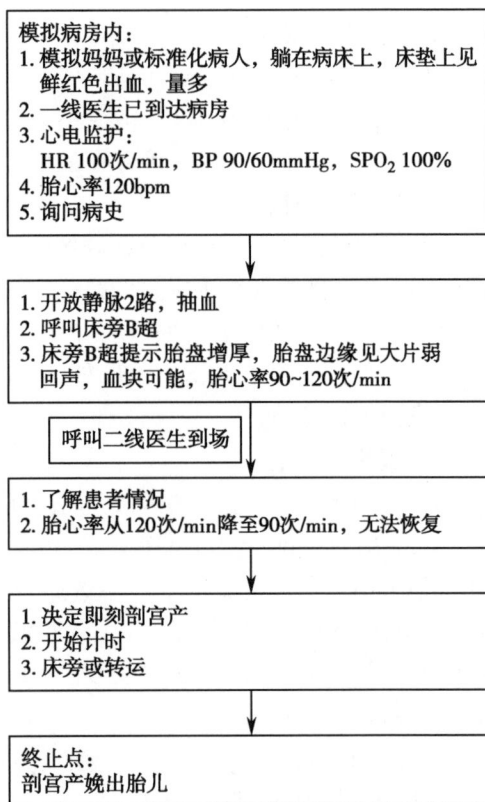

图 6-5-1 即刻剖宫产模拟演练流程图

表 6-5-2　即刻剖宫产模拟演练核查表

项目	观察要点	完成情况	备注
即刻剖宫产决策	适应证 决策者是否有剖宫产资质 与患者及家属简明扼要沟通即刻剖宫产的必要性和风险 下达明确指令医嘱 转运至手术室手术（或就地手术）		
术前准备	患者病例及信息录入至住院系统 护士执行手术医嘱，术前备血备皮 询问有无手术禁忌证、妊娠并发症/合并症、药物过敏情况、禁食禁水情况 查对患者身份，检查确认患者不携带贵重易碎物品带入手术室 通知手术室，注意信息传递准确 通知儿科医生到手术室准备新生儿复苏 抽血时开放静脉，补液维持或是留置针 留置导尿		
计时	从决定手术开始计时直到胎儿娩出		
转运	如果床不能直接移动，需要转运平车 注意转运安全，拉起床两边护栏，保护好患者 注意拆除患者身上的心电监护仪，胎儿监护仪 护士携带患者病例，胎心多普勒跟随患者一同转运		
汇报	汇报上级医生，以获得更多的资源和帮助 上级医生呼叫帮助 汇报行政职能部门，协调转运过程中直达电梯，手术室门禁等开放，开放血检、血库等绿色通道		
手术室	麻醉方式的选择 有经验的器械护士及巡回护士 有经验，能熟练进行剖宫产的产科医生主刀 经验丰富的儿科医生，准备好新生儿复苏及可随时获得需要的设备		
其他	学员提出可能会延误剖宫产时间的其他因素并讨论解决方案		

（郁君　应豪）

第六节　子宫破裂

一、背景知识

　　子宫破裂（uterine rupture）是一种严重的产科紧急情况，指在妊娠期或分娩过程中，子宫体或子宫下段裂开。子宫破裂可能导致大出血、休克，甚至死亡，也会对胎儿造成严重威胁。子宫破裂与瘢痕子宫、梗阻性难产、宫缩剂使用不当、产钳助产不当、暴力人工剥离胎盘、子宫手术操作不当等有关。子宫破裂发生率为 0.3%，后果非常严重，需要紧急处理和团队协作。

发生子宫破裂时,医护人员需要面临诸多问题:血流动力学不稳定、手术麻醉团队的支持、具有新生儿窒息复苏经验的儿科团队支持及剖腹探查术中意外发现。为了提高医疗团队对子宫破裂等紧急情况的应对能力,医疗机构通常进行子宫破裂团队模拟演练,旨在培训医护人员使其能够在紧急情况下迅速、有效地应对,保障产妇和胎儿的生命安全。

二、课程准备

(一)学习目标

1. 识别及诊断子宫破裂,并予以相应的处理。
2. 提高团队合作能力。
3. 改善沟通技能。

(二)理论知识储备

在正式情境模拟演练之前,对所有参与模拟演练的学员进行相关理论知识的复习,必要时需要以授课形式进行相关理论知识的培训。知识点包括高危因素、临床表现、诊断和鉴别诊断和处理原则。

(三)情境设置

1. **情境**

(1)场所:产房和模拟手术室或原位模拟(真实工作场所)。产房:模拟产妇(含胎儿),仰卧位置于产床上,穿着病号衣服(分体式),心电监护仪和胎心监护仪需显示数据。原位模拟可采用标准化病人扮演。

(2)患者情况:产妇,33 岁,G_3P_1,孕 39^{+5} 周,头位,瘢痕子宫,规律产检,未发现妊娠期并发症。既往因 39 周臀位行子宫下段剖宫产术。否认既往其他疾病史及手术外伤史。此次要求尝试阴道分娩。孕 39 周超声提示:单胎,头位,胎儿估计重量 3 500g,子宫下段切口厚度 2.5mm。因"阴道流液 3h"入院,宫口开 0.5cm,硬膜外麻醉已置管,宫缩不规律,予以缩宫素静脉滴注加强宫缩。

2. **教学工具**

(1)高仿真设备:高仿真全身模拟孕妇(图 1-4-1)。

(2)物品准备:见表 6-6-1。

表 6-6-1 子宫破裂模拟场景物品准备清单

设备	物品及耗材	道具
模拟胎心监护仪、床旁超声机	输液全套物品、胎监带 2 根、导尿管、集尿袋、记号笔、标签贴、记录用纸、手套若干、镇痛泵、转运床、计时器或时钟	模拟药品(缩宫素)、实验室检查报告、平衡液 500mL

(3)音视频系统:可选。

3. **人员准备**

(1)导师:1 名。

(2)标准化病人:1 名(可选)。

(3)学员角色:护士两名,医生 2 名,麻醉医生 1 名,儿科医生 1 名。

三、模拟实践

（一）课前介绍

1. **模拟课程简介** 明确学习目标，通过案例学习提高学员对子宫破裂的认识，根据现场情况决定剖宫产紧急程度，是否抗休克治疗。对学员而言是一场综合性能力的实训。

2. **模拟环境介绍** 向所有学员介绍本次模拟所处的环境，所有物品的摆放位置，物品或设备的使用方法。如果使用高仿真设备，可以让学员学习如何使用高仿真设备，如触摸颈动脉的搏动、对光反射等。并告知学员，需要爱护现场及设备，不可以损坏、污染。若现场有实时摄像记录，也需要告知学员。

3. **情境案例介绍** 留下子宫破裂模拟演练流程图（图6-6-1）中最初需要在场的学员，其他学员在外场等候。情境案例见上。

（二）流程图

子宫破裂模拟演练流程图见图6-6-1。

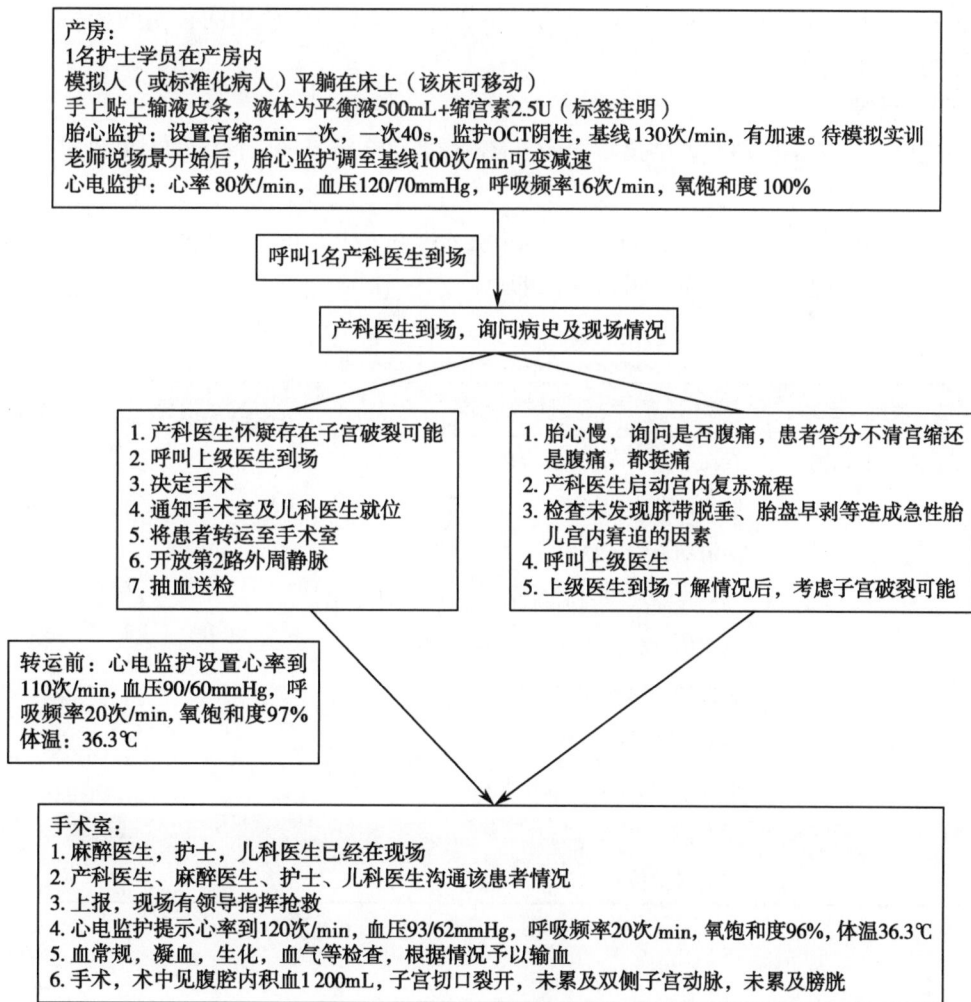

图6-6-1 子宫破裂模拟演练流程图

（三）关键步骤

1. 按照流程图（图 6-6-1）中的步骤，布局整个子宫破裂的场景，在准备模拟实训中，如果没有专业的培训基地和设备，可进行原位模拟，也可以将产房子宫破裂更改成急诊室子宫破裂。根据学习目标调整场景设置。

2. 在现实模拟实训的过程中，可能会出现场景无法按照流程继续，需要导师或在场助教进行引导，在流程图（图 6-6-1）中当产科医生到场后，可能会出现 2 种处理方式：立即识别子宫破裂，启动子宫破裂预案，场景按照流程继续向前推进；未发现子宫破裂，考虑为胎儿宫内窘迫，进行宫内复苏措施。此时导师或助教需要推进场景，可通过让模拟人喊"腹痛"，床旁超声查看等措施，间接引导，直至子宫破裂被诊断。

3. 观察学员之间沟通的情况，观察要点：有没有呼叫其他人员帮忙；到场后交接班沟通情况；在处理事件的过程中，有没有进行闭环式沟通；在现场有无指挥者（团队领导）；各位学员之间，角色分配和职责是否明确。若现场设置有家属在场，需观察医生与家属之间的沟通。

4. 在场景演练的过程中，需要仔细和轻柔操作模拟人或环境物品，不可污染模拟人，破坏模拟人和现场物品，因为有可能现场物品都是现实生活中使用的真实的物品，价格昂贵，或者需要重复使用。

（四）反馈

情境模拟反馈是模拟实训中最重要的一部分，需要 2 倍于场景演练的时间来进行反馈。尽量创造安全、放松的环境与学员进行反馈，不可责备或是责问学员的一些表现。以学员为主，采取互相讨论的方式进行反馈。可以借鉴表 6-6-2 和表 6-6-3，根据学习目标，进行反馈。备注记录在场景演练中需要进行反馈的点。

表 6-6-2　子宫破裂模拟演练核查表

项目	观察要点	完成情况	备注
子宫破裂的识别	存在子宫手术史，符合瘢痕子宫的诊断		
	胎心监护出现异常		
	血流动力学不稳定		
	突发腹痛或腹痛加剧、阴道出血、血尿		
	宫缩模式改变或胎先露部位回缩		
	影像学（超声或其他）		
子宫破裂的处理	血流动力学的监测		
	通知手术麻醉科、新生儿科		
	手术治疗		
	输血或抗休克治疗		

表6-6-3　子宫破裂模拟实训团队管理核查表

项目	核查要点	需要改进或未完成项目	理由
及时呼叫	呼叫上级医生、儿科医生、麻醉医生		
沟通	闭环式沟通； 医护之间医嘱的下达及执行； 麻醉医生与儿科医生通过现场沟通，了解患者情况； 告知家属患者的情况及进一步可能的处理		
领导力	现场组建团队，有领导抢救指挥		
角色和职责	每个学员角色明确，现场井然有序		

（郁君　应豪）

第七节　胎儿宫内复苏

一、背景知识

胎儿宫内复苏（intrauterine resuscitation）是指在孕妇子宫内，对胎儿进行紧急抢救和监测的过程。通常发生在产程中，当胎儿出现突发的心率异常、缺氧等情况时，医疗团队采取措施以保障胎儿在子宫内的安全。胎儿宫内复苏的目标是保持胎儿氧供和氧需平衡，确保足够氧气和营养物质通过胎盘传递给胎儿，同时防止胎儿受到缺氧或其他损害。这可能包括调整孕妇体位、给予氧气、增加母体液体摄入或者采取其他医疗干预措施，例如停用缩宫素、抑制过强宫缩、连续胎心监护、产钳助产、紧急剖宫产等。

胎儿宫内复苏需要由经验丰富的产科医生和护士团队进行，根据孕妇和胎儿情况，采取适当措施确保胎儿宫内安全。这种复苏过程通常是一个复杂而紧急的过程，需要快速而准确地判断和应对，以最大限度地减少胎儿发生损伤的风险。

胎儿宫内复苏的概念在近几十年内逐渐发展起来，以往由于技术和医学知识的限制，对胎儿宫内状况监测和干预相对较为有限。然而，随着现代医学科技进步，如胎心监测技术引入和产科医学研究的深入，对于胎儿在子宫内遇到窘迫情况时的处理方式有了更清晰的认识，胎儿宫内复苏的概念也逐渐得以确立。随着医学知识的积累和技术的进步，胎儿宫内复苏的相关概念和方法逐渐得到系统化和规范化的总结和应用。

二、课程准备

（一）学习目标

1. 掌握产时胎儿宫内窘迫的诊断。
2. 掌握宫内复苏的流程。
3. 建立胎儿宫内复苏团队。

（二）理论知识储备

在学员开始模拟实训前，需要复习关于胎儿监护的相关知识点，能识别需要宫内复苏的胎儿监护。实施学员需要熟悉宫内复苏的基本步骤，并具备快速判断和预判能力，熟悉宫内复苏后胎儿的进一步监护及处理方案。

（三）情境设置

1. 情境

（1）场所：模拟产房或者原位模拟（真实产房）。模拟产妇（含胎儿），仰卧位置于产床上，背后有镇痛泵连接。胎心监护和心电监护连接上。一路静脉开放平衡液 500mL＋缩宫素 2.5U 静脉滴注中。

（2）患者情况：产妇，32 岁，G_1P_0，孕 39^{+3} 周，头位，胎膜早破，孕期定期产检，未发现有并发症或合并症。"胎膜早破"行缩宫素滴注引产，宫口开 2cm 进入产房，予以硬膜外分娩镇痛后，回到待产室。助产士发现胎心减慢，呼叫医生。

2. 教学工具

（1）高仿真设备：高仿真全身模拟孕妇（图 6-1-1）。

（2）物品准备：见表 6-7-1。

表 6-7-1　胎儿宫内复苏模拟场景物品准备清单

设备	物品及耗材	道具
模拟心电监护仪、模拟胎心监护仪、输液泵	输液全套物品、检查手套若干、氧气皮条、记号笔、标签贴、记录用纸	模拟药品（特布他林、硫酸镁注射液、缩宫素）、实验室检查报告、平衡液 500mL×2 袋

（3）音视频系统：可选。

3. 人员准备

（1）导师：1 名。

（2）学员角色：助产士 1 名，医生 2 名，麻醉医生 1 名。

三、模拟实践

（一）课前介绍

1. 模拟课程简介　明确学习目标，宫内复苏贯穿许多模拟实训案例中，也是临床经常遇到的情况，通过此例场景学习，巩固宫内复苏的知识，牢记宫内复苏的流程。

2. 模拟环境介绍　向所有学员介绍本次模拟所处的环境，所有物品的摆放位置，物品或设备的使用方法。重点介绍模拟胎心监护仪的使用，并提醒学员注意观察胎心监护仪的变化。并告知学员，需要爱护现场及设备，不可以损坏、污染。若现场有实时摄像记录，也需要告知学员。

3. 情境案例介绍　留下胎儿宫内复苏模拟演练流程图（图 6-7-1）中最初需要在场的学员，其他学员在外场等候。情境案例见上。

（二）流程图

胎儿宫内复苏模拟演练流程图见图 6-7-1。

（三）关键步骤

1. 在此场景中，设置的场景为分娩镇痛后采取仰卧位的方式置于产床上，模拟在硬膜外麻醉后突然出现仰卧位低血压，导致下腔静脉被压迫，回心血量不足而造成子宫突然灌注不足，造成胎儿宫内窘迫。若想调整学习目标，仅是模拟强直宫缩或是其他场景，可将此场景中的麻醉医生及镇痛泵去除。

2. 在此场景中，设置缩宫素一路静脉维持，主要是为了在进行场景演练中让学员观察

```
┌─────────────────────────────────────────────────────────────────┐
│ 模拟产房内:                                                        │
│ 1. 模拟妈妈呈仰卧位置于产床上                                       │
│ 2. 一路平衡液+缩宫素(2.5U),标签贴在输液袋上(标签上面打印或是写上:平衡 │
│    液500mL+缩宫素2.5U)                                            │
│ 3. 胎心监护仪设置:胎心率85~90次/min,宫缩设置1min一阵,持续1min       │
│ 4. 心电监护设置:心率110次/min,血压98/54mmHg,氧饱和度98%,呼吸频率18次/min │
└─────────────────────────────────────────────────────────────────┘
                              │
                    ┌──────────────────┐
                    │   呼叫医生到场    │
                    └──────────────────┘
                              │
┌─────────────────────────────────────────────────────────────────┐
│ 1. 呼叫另一名医生,以备即刻剖宫产                                    │
│ 2. 阴道检查排除脐带脱垂                                             │
│ 3. 查看宫缩,是否存在宫缩过频或强直宫缩                              │
│ 4. 询问是否存在阴道流血增多或是胎膜破裂(以排除胎盘早剥)            │
└─────────────────────────────────────────────────────────────────┘
                              │
┌─────────────────────────────────────────────────────────────────┐
│ 1. 停用缩宫素,更换成平衡液快速滴注                                 │
│ 2. 左侧卧位                                                        │
│ 3. 吸氧                                                            │
│ 4. 抑制宫缩:特布他林或硫酸镁                                       │
└─────────────────────────────────────────────────────────────────┘
                              │
┌─────────────────────────────────────────────────────────────────┐
│ 告知患者相关情况,获得知情同意后,可以先备血、备皮以备即刻剖宫产(或是Ⅰ级 │
│ 手术)                                                             │
└─────────────────────────────────────────────────────────────────┘
```

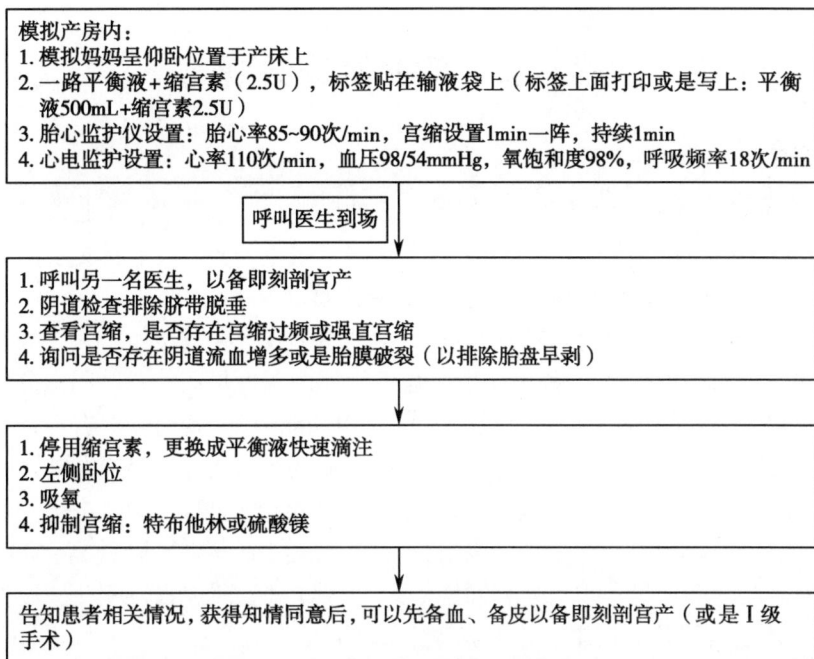

图 6-7-1　胎儿宫内复苏模拟演练流程图

到缩宫素的使用,并在宫内复苏时实施停止缩宫素使用这一步骤。在实训过程中,可根据现实情况进行场景调整,以达到学习目标。

(四)反馈

在情境模拟实践之后,及时对演练过程进行反馈。根据胎儿宫内复苏的模拟演练核查表(表 6-7-2)评估对胎儿宫内复苏知识点及流程的掌握,以提高助产人员在短时间内对胎儿窘迫进行快速判断,实施宫内复苏,并形成后续的处理方案。

表 6-7-2　胎儿宫内复苏模拟演练核查表

项目	观察要点	完成情况	备注
识别胎儿宫内窘迫及母体异常	Ⅲ类胎监 孕妇低血压 孕妇心率加快 缩宫素开放中		
寻找胎儿宫内窘迫原因	阴道检查(排除脐带脱垂) 宫缩是否频繁或强直 阴道出血情况		
胎儿宫内复苏	停止缩宫素 左侧卧位 吸氧(氧流量2~3L) 平衡液快速滴注 抑制宫缩		
病情告知和预判	有效沟通 终止妊娠		

(郁君　应豪)

第八节　双胎阴道分娩

一、背景知识

双胎分娩方式受到绒毛膜性和临产时胎先露的影响。双羊膜囊双胎临产时双胎均为头先露且无剖宫产的指征,首选阴道分娩。以下情况首选剖宫产:双羊膜囊双胎的先露胎为非头位、单羊膜囊双胎,存在其他剖宫产指征如前置胎盘等。

无并发症双胎妊娠的最佳分娩时机取决于绒毛膜性。但在多数情况下,分娩时机并非由产科医生决定,超过50%双胎妊娠会发生自发性或医源性早产。双胎阴道分娩风险远高于单胎,制订双胎分娩的计划时,应评估分娩的机构和能力,分娩时需要有经过相应培训并具备专业技术的人员在场,以应对第二个胎儿可能需要行臀位牵引术、内倒转术或外倒转术。新生儿科医生也需要在场,以提供必要的复苏及救治。

双胎阴道分娩应做好临产管理。多胎分娩的产后出血发生风险升高,应建立静脉通道、备足血液制品,可在活跃期后改成流质饮食。产房内配备便携式超声仪,以便检查胎方位和胎心率,并在内倒转、外倒转或臀位牵引术时进行超声监测。两个胎儿胎心率监护可使用双通道的同一台机器,但需鉴别是否为同一个胎儿的胎心率。建议使用椎管内镇痛,在需要进行子宫操作或手术分娩或助产时可以直接进行硬膜外麻醉。

二、课程准备

(一)学习目标

1. 掌握双胎阴道分娩过程中的管理。
2. 建立双胎阴道分娩团队与预案。
3. 提升应对非计划性剖宫产的能力。

(二)理论知识储备

实施学员需要在课程前充分了解产科剖宫产的指征,熟悉不同类型双胎的诊断及并发症管理,为在紧急情况下选择分娩方式提供理论基础。实施学员需要具备熟练的助产技术,臀位牵引术、外倒转术及内倒转术;具备紧急剖宫产手术的能力。实施学员需要掌握处理双胎分娩过程中和分娩后可能出现的并发症,如高血压、子痫、心力衰竭、产后出血等。本节中不做演练。

(三)情境设置

1. 情境

(1)场所:模拟产房。

(2)患者情况:产妇,28岁,G_1P_0,孕 36^{+2} 周,双胎妊娠,生育史:0-0-0-0,既往无手术外伤输血史,无内外科等其他合并症,自然受孕;身高160cm,体重70kg。规律产检,未发现有妊娠期并发症及合并症。36周超声提示胎儿1:头位,体重估计2 300g;胎儿2:混合臀位,体重估计2 100g;羊水量正常。见红伴规律腹痛来院,宫口开全、先露位于+2,直接送入分娩室。

2. 教学工具

(1)高仿真设备:模拟孕妇(需要双胎分娩高级模块),仰卧位置于产床上。

（2）物品准备：见表 6-8-1。

表 6-8-1　双胎阴道分娩模拟场景物品准备清单

设备	物品及耗材	道具
模拟心电监护仪、模拟胎心监护仪（双胎）、输液泵、床旁超声仪器	输液全套物品、手套若干、导尿管、集尿袋、记号笔、标签贴、记录用纸、产包、手术器械包	模拟药品（缩宫素、特布他林等）、实验室检查报告、平衡液 500mL、0.9% 氯化钠注射液 500mL、5% 葡萄糖注射液 500mL

（3）音视频系统：可选。

3. 人员准备

（1）导师：1 名。

（2）学员角色：产科医生 2 名，儿科医生 1 名，护士 2 名，麻醉师 1 名。

三、模拟实践

（一）课前介绍

1. 模拟课程简介　明确学习目标，通过此例双胎阴道分娩的模拟实训，强化双胎阴道分娩过程中不同于单胎阴道分娩之处，以提高学员的信心和认知。

2. 模拟环境介绍　向所有学员介绍本次模拟所处的环境，所有物品的摆放位置，物品或设备的使用方法。如果使用高仿真设备，可以让学员学习如何使用高仿真设备，如观看模拟妈妈自然分娩双胎的过程等。并告知学员，需要爱护现场及设备，不可以损坏、污染。在设备未释放出胎儿之前，不可暴力牵拉胎儿导致设备损害。若现场有实时摄像记录，也需要告知学员。

3. 情境案例介绍　留下双胎阴道分娩模拟演练流程图（图 6-8-1）中最初需要在场的学员，其他学员在外场等候。情境案例见上。

（二）流程图

双胎阴道分娩模拟演练流程图见图 6-8-1。

（三）关键步骤

1. 场景中需要提供双胎病史，为双胎分娩方式选择及分娩并发症预防提供依据。病史需要包括双胎绒毛膜性、有无妊娠合并症及并发症、孕期产检情况。

2. 场景中可设置沟通环节，医患沟通在双胎阴道分娩中尤其重要，要充分告知双胎阴道分娩过程中，尤其是第二胎有可能采取臀位内倒转术、外倒转术或臀位牵引术，若患者不能接受这些操作可能带来的风险，或操作者对这些操作没有信心或是不够熟练，则对第二胎有可能采取剖宫产的方式娩出。建议患者实施椎管内镇痛麻醉，以备需要进行子宫操作时（如内、外倒转或臀位牵引术）或手术分娩及助产时的麻醉。

（四）反馈

在情境模拟实践之后，及时对演练过程进行反馈。可允许出现不同决策，比如产钳助产，或是一胎自然分娩、另一胎剖宫产。主要观察学员团队协作能力，同时也要就双胎阴道分娩与单胎阴道分娩的不同之处进行点评，以加深学员对双胎阴道分娩的认识（表 6-8-2、表 6-8-3）。

```
┌─────────────────────────────────────────────────────────────────┐
│ 1. 模拟妈妈（双胎阴道分娩模块，一头一臀位）置于产房产床上          │
│ 2. 宫口开全，第一胎先露头+2，胎膜未破裂                          │
│ 3. 胎心监护（双胎）宫缩3-4'/25"，质弱                           │
│ 4. 护士在场                                                      │
│ 5. 模拟妈妈入产房后，宫缩质地弱，腹胀感，较来院前明显减弱          │
└─────────────────────────────────────────────────────────────────┘
                          ↓
                    ┌───────────┐
                    │ 呼叫医生到场 │
                    └───────────┘
                          ↓
┌─────────────────────────────────────────────────────────────────┐
│ 1. 医生到场，询问病史                                            │
│ 2. 让护士开通静脉通路，送检血常规等相关检查并备血                 │
│ 3. 医生与患者沟通，先进行硬膜外镇痛，告知其必要性                 │
│ 4. 呼叫麻醉医生到场实施硬膜外麻醉，并告知手术室人员，有急诊剖宫产可能 │
└─────────────────────────────────────────────────────────────────┘
                          ↓
┌─────────────────────────────────────────────────────────────────┐
│ 1. 待询问病史后，麻醉医生实施硬膜外麻醉后，模拟妈妈有强烈便意，"医生我 │
│    觉得我的孩子要钻出来了，我控制不住想往下拉。"                  │
│ 2. 医生决定第一胎阴道分娩。与模拟妈妈（或是家属）进行分娩方式的沟通及告 │
│    知分娩过程中可能的并发症及可能采取的手法操作                   │
└─────────────────────────────────────────────────────────────────┘
                          ↓
┌─────────────────────────────────────────────────────────────────┐
│ 1. 启动模拟妈妈双胎分娩程序                                      │
│ 2. 助产士或医生上台接生                                          │
│ 3. 呼叫儿科医生到场                                              │
│ 4. 告知麻醉医生，需要留在现场，以备阴道操作或手法助产时麻醉       │
└─────────────────────────────────────────────────────────────────┘
                          ↓
┌─────────────────────────────────────────────────────────────────┐
│ 1. 一胎娩出后，助手在宫体处扶住胎体，以免第二胎发生胎位变化，脐带扭转 │
│ 2. 接生者查探胎位（双足先露）                                    │
│ 3. 实施臀位牵引术，注意胎心率的变化                              │
│ 4. 若接生者决定剖宫产，则按照剖宫产转运流程或就地剖宫产          │
└─────────────────────────────────────────────────────────────────┘
```

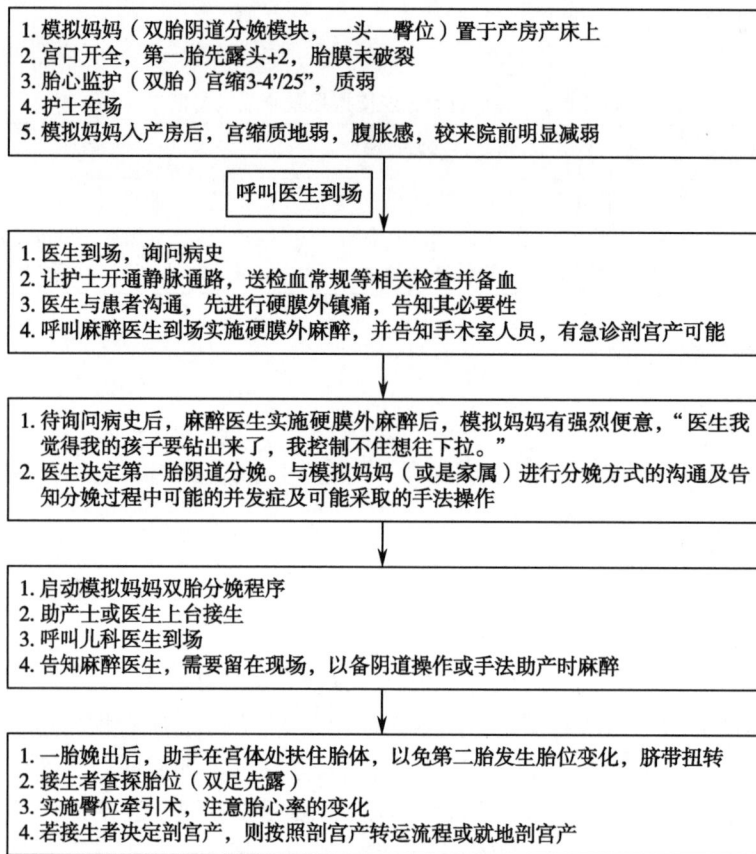

图 6-8-1　双胎阴道分娩模拟演练流程图

表 6-8-2　双胎阴道分娩模拟演练核查表

项目	观察要点	完成情况	备注
呼叫	产科医生		
	新生儿科医生		
	麻醉科医生		
评估	病史采集		
	绒毛膜性羊膜性		
	有无妊娠并发症或合并症		
	有无剖宫产指征		
	是否可以阴道分娩		
准备分娩	硬膜外麻醉		
	备血		
	开放静脉		
	准备床旁超声		
	连接胎心监护		
娩第1个胎儿	以头位助产方式娩出胎儿		
	记录第1个胎儿娩出时间		
	固定第2个胎儿		

项目	观察要点	完成情况	备注
娩第2个胎儿	查看先露部位及位置 超声阴道内倒转术 臀位牵引术 助手固定胎位 使用宫缩抑制剂（或是要求麻醉师加大镇痛、松弛子宫肌肉）		
备选：非计划性 剖宫产	准备 沟通 转运		

表6-8-3 双胎阴道分娩模拟实训团队管理核查表

项目	核查要点	需要改进或未完成项目	理由
及时呼叫	呼叫上级医生、麻醉医生 儿科医生		
沟通	与患者沟通 医护之间沟通 与儿科医生之间的沟通		
领导力	现场组建团队，有领导抢救指挥		
角色和职责	每个学员角色明确，现场井然有序		

（郁君　应豪）

第九节　肩　难　产

一、背景知识

肩难产（shoulder dystocia）是指在分娩过程中，胎儿前肩嵌顿于耻骨联合后上方，用常规手法不能娩出胎肩，分娩进程停止。肩难产是一种严重产科急症，如果肩难产不及时处理，可能导致严重产伤，甚至危及生命。

肩难产发生率为0.2%～3.0%，大多数肩难产都是在无高危因素情况下发生，仅极少数可被预测及预防。因此产科医生必须准备好快速识别肩难产，并能采取有序操作步骤及时将胎儿娩出。处理肩难产的目标是预防胎儿窒息、永久性臂丛麻痹或死亡，同时避免损伤（如胎儿骨折、母体组织创伤）。

肩难产需要医疗团队具有高度的应对能力，进行肩难产团队模拟演练可以提高团队协作和默契度，提高医护人员的紧急情况处理能力，提高团队成员处理肩难产的信心。

二、课程准备

（一）学习目标

1. 掌握解除肩难产的操作手法。
2. 建立肩难产紧急预案。

3. 提高与患者沟通能力,加强团队中医护沟通能力。

(二)理论知识储备

实施人员需要掌握肩难产诊断,熟悉肩难产处置,知道如何与产妇沟通,为产妇提供心理支持,以获得产妇配合。熟悉肩难产可能出现的并发症及后果,在进行肩难产处置时,预判后续的处理措施及时沟通。实施人员还需要知道所在助产机构的肩难产预案及流程。

(三)情境设置

1. 情境

(1)场所:产房和模拟手术室或原位模拟(真实工作场所)。模拟产房:模拟产妇(有肩难产模块)或可选用肩难产模拟器(配有压力感受器),膀胱截石位置于产床上。镇痛泵一个放置于床头。心电监护及胎心监护已连接。

(2)患者情况:产妇,30岁,G_3P_0,孕40周,孕前BMI为30kg/m²,妊娠糖尿病,饮食运动控制血糖。1周前超声提示头位、胎儿体重估计3 800g。自然临产,行分娩镇痛,宫口开全2h,缩宫素静脉滴注加强宫缩中。

2. 教学工具

(1)高仿真设备:高仿真全身模拟孕妇(图6-1-1)。

(2)物品准备:见表6-9-1。

表6-9-1 肩难产模拟场景物品准备清单

设备	物品及耗材	道具
模拟胎心监护仪	输液全套物品、胎监带2根、手套若干、记号笔、标签贴、记录用纸笔、时钟或计时器、脚踏板(备)	模拟药品(缩宫素)、实验室检查报告、平衡液500mL

(3)音视频系统:可选。

3. 人员准备

(1)导师:1名。

(2)助教:助教1名扮演家属。

(3)学员角色:护士1名、医生2名、麻醉医生1名、新生儿科医生1名。

三、模拟实践

(一)课前介绍

1. 模拟课程简介 明确学习目标,熟练运用已掌握的肩难产手法复位,并建立和完善肩难产急救流程。

2. 模拟环境介绍 向所有学员介绍本次模拟所处的环境,所有物品摆放位置,物品或设备的使用方法。如果使用高仿真设备,可以让学员学习如何使用高仿真设备,如观看模拟妈妈肩难产的过程等。并告知学员,需要爱护现场及设备,不可以损坏、污染。在设备未释放出胎儿之前,不可暴力牵拉胎儿导致设备损害。若现场有实时摄像记录,也需要告知学员。

3. 情境案例介绍 留下肩难产模拟演练流程图(图6-9-1)中最初需要在场的学员和助教,其他学员在外场等候。情境案例见上。

```
┌─────────────────────────────────────────────────────────────┐
│ 1. 模拟妈妈置于产床，膀胱截石位，宫口开全，先露头+2          │
│ 2. 助产士在场                                               │
│ 3. 家属在场                                                 │
│ 4. 巡回护士在场                                             │
│ 5. 分娩镇痛泵维持                                           │
│ 6. 心电监护中                                               │
│ 7. 胎心连续监护中                                           │
└─────────────────────────────────────────────────────────────┘
                            │
                            ▼
┌─────────────────────────────────────────────────────────────┐
│ 1. 启动模拟妈妈的肩难产程序                                 │
│ 2. 助产士上台接生                                           │
│ 3. 发生肩难产                                               │
└─────────────────────────────────────────────────────────────┘
                            │
                            ▼
┌─────────────────────────────────────────────────────────────┐
│ 1. 呼叫产科医生，儿科医生，麻醉医生                         │
│ 2. 开始计时                                                 │
│ 3. 与巡回护士、在场家属先进行屈大腿法及耻骨联合上加压法     │
└─────────────────────────────────────────────────────────────┘
                            │
                            ▼
┌─────────────────────────────────────────────────────────────┐
│ 1. 医生到场，确认屈大腿法及耻骨联合上加压方法无效，开始手法复位 │
│ 2. 请家属在外等候，并初步与家属沟通                         │
│ 3. 儿科医生、麻醉科医生到场，沟通目前发生情况               │
└─────────────────────────────────────────────────────────────┘
                            │
                            ▼
┌─────────────────────────────────────────────────────────────┐
│ 场景终止（释放娩出胎儿）                                    │
│ 1. 完成学习目标要求的手法复位                               │
│ 2. 若提早进行四肢着床法，可以在四肢着床法的基础上完成肩难产其他手法 │
│ 3. 5分钟未使用正确的手法复位                                │
└─────────────────────────────────────────────────────────────┘
```

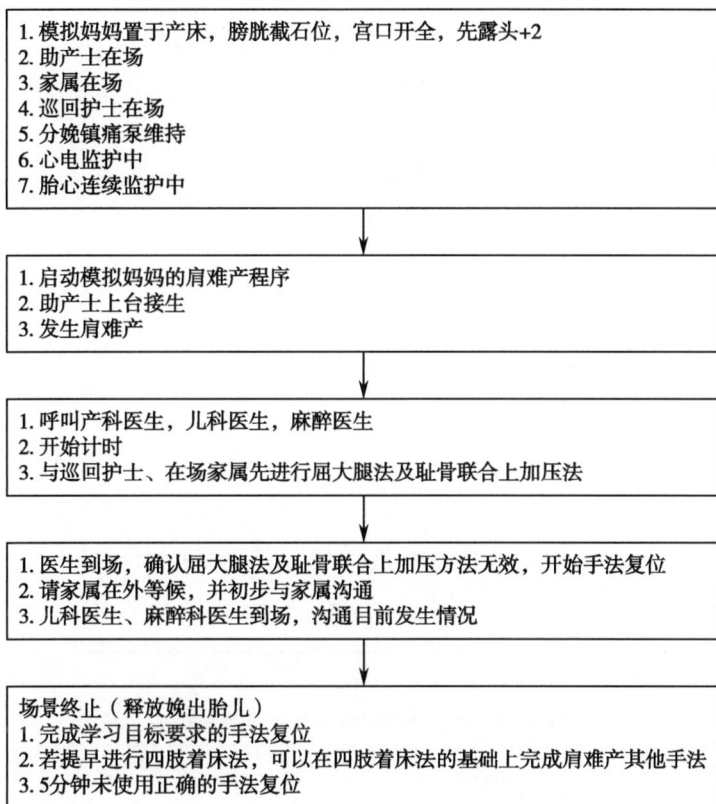

图 6-9-1 肩难产模拟演练流程图

（二）流程图

肩难产模拟演练流程图见图 6-9-1。

（三）关键步骤

1. 肩难产的团队模拟演练旨在完善肩难产急救流程，提高团队合作信心及默契度，为肩难产复位实施者提供团队有力的支持。场景运行中，导师要注意观察学员的操作演练，并根据学习目标调整，如肩难产场景的终止点设置为娩后臂娩出胎儿，学员在操作过程中可能会出现无法抓取胎儿后臂而无法牵出后臂时，导师需耐心等待其他触发终止点。但在反馈环节，可以将娩后臂法单独提出，进行点评。

2. 沟通也可以作为学习目标之一，并在场景演练中反映，可以设置一名家属在场，观察学员实施沟通的情况。

（四）反馈

在情境模拟实践之后，及时对演练过程进行反馈。肩难产团队实训反馈也应该着重肩难产的手法复位，学员都应该熟练掌握肩难产的手法复位，在实施手法复位的学员疏漏时能够候补，以提高团队应对肩难产紧急事件的信心（表 6-9-2、表 6-9-3 ）。

表 6-9-2　肩难产模拟演练核查表

项目	观察要点	完成情况	备注
肩难产的识别	龟缩征 胎头娩出，自然手法无法娩出胎肩		
计时	运用现场时钟或是计时器计时		
肩难产手法	屈大腿 McRoberts 耻骨联合上加压 Suprapubic Pressure 娩后肩 旋肩法（Woods screw/ Rubins） 四肢着地 Gaskins Zavenelli 手法，准备剖宫产		
其他处理	体位（平卧、臀部至床垫边缘） 会阴侧切 分娩期间和产妇的交流（指导"停止屏气"，解释干预动作） 如使用催产素，停止滴注 牵引力适当		

表 6-9-3　肩难产模拟实训团队管理核查表

项目	核查要点	需要改进或未完成项目	理由
呼叫	呼叫帮助组建团队（医生、护士、麻醉、儿科）		
沟通	闭环式沟通医护之间医嘱的下达及执行 麻醉医生与儿科医生通过现场沟通，了解患者情况 快速告知家属及患者目前的情况		
领导力	现场组建团队，有领导抢救指挥		
角色和职责	每个学员角色明确，现场井然有序		
记录	肩难产发生时间，处理时间，复位手法		

（郁君　应豪）

第十节　急　产

一、背景知识

急产是指从出现规律宫缩至胎儿娩出的时长不超过 3h。造成急产的原因有产道阻力过低，子宫收缩过强或产妇未意识到阵痛。急产发生率为 5%～10%，大多数是经产妇，少数为初产妇。急产大多数发生在院外，也有在赶往医院的路上或在医院产房以外的地方。由于急产发生的时间与地点为非分娩场所，医护人员需要在接诊的短时间内要完成评估和分娩准备，利用现有的设备应对可能发生的分娩并发症、新生儿护理和评估等操作。需要团队支持及紧急预案，以保障母婴安全，降低分娩并发症。

二、课程准备

（一）学习目标

1. 通过模拟实训，建立急产的紧急预案。
2. 提升助产人员应对紧急情况的认知和评估。
3. 提高团队成员的急救和抢救综合能力。

（二）理论知识储备

在进行急产模拟演练之前，首先要确定实施学员具有一定的接产经验和新生儿急救经验。在模拟演练开始之前，需要确认现场环境、设备、物品，以确保在演练过程中能获得，以免因为不熟悉环境而造成演练的中断。

（三）情境设置

1. 情境

（1）场所：模拟急诊室或原位模拟（真实急诊室）。

（2）患者情况：产妇，28岁，G_2P_1，孕38周，头位，见红伴腹痛1h，来院路上一阵阴道流液，送入急诊室时，规律宫缩，羊水水色清，宫缩时自主屏气，见胎头拨露。

2. 教学工具

（1）高仿真设备：高仿真全身模拟孕妇（图6-1-1）。

（2）物品准备：见表6-10-1。

表6-10-1　急产模拟场景物品准备清单

设备	物品及耗材	道具
无	输液全套物品、抽血全套试管、无菌手套若干副、记号笔、标签贴、记录用纸、碘伏、长棉签、脐夹、棉线、接生器械包、宫颈探查器械包（备）、积血盘、新生儿复苏所需物品（包括不同型号的新生儿气管插管、喉镜，面罩，球囊等装置）	模拟药品（缩宫素）、实验室检查报告、平衡液500mL

（3）音视频系统：可选。

3. 人员准备

（1）导师：1名。

（2）学员角色：助产士1名，治疗护士1名，产科医生1名。

三、模拟实践

（一）课前介绍

1. 模拟课程简介　明确学习目标，通过此案例的演练，为助产机构建立一个完善的急产流程，以提高助产工作者应对紧急事件的能力及信心。

2. 模拟环境介绍　向所有学员介绍本次模拟所处的环境、所有物品的摆放位置、物品或设备的使用方法。教学使用的高仿真设备具有模拟自然分娩的功能，可以让学员先观看高仿真设备自然分娩的过程，并告知学员，需要爱护现场及设备，不可以损坏、污染。若现场有实时摄像记录，也需要告知学员。

3. 情境案例介绍　留下急产模拟演练流程图（图6-10-1）中最初需要在场的学员，其他学员在外场等候。情境案例见上。

```
┌─────────────────────────────────────────────────────────┐
│ 1. 模拟急诊室中, 模拟妈妈置于床上                           │
│ 2. 模拟妈妈: "医生, 我肚子很痛, 感觉要出来了。"             │
│ 3. 急诊护士在场, 阴道检查: 宫口开全, 先露头, +3; 胎心: 145次/min │
│ 4. 模拟妈妈开启阴道分娩程序                                 │
└─────────────────────────────────────────────────────────┘
                            │
                            ▼
┌─────────────────────────────────────────────────────────┐
│ 1. 呼叫: 助产士、医生、儿科医生                             │
│ 2. 决定就地分娩                                            │
│ 3. 碘伏浇于会阴处, 消毒巾垫在模拟妈妈臀部                   │
│ 4. 戴无菌手套, 消毒巾堵住会阴, 并拢模拟妈妈双脚, 并指导模拟妈妈放松, 不屏气 │
│ 5. 等待助产士或医生到场                                    │
└─────────────────────────────────────────────────────────┘
                            │
                            ▼
┌─────────────────────────────────────────────────────────┐
│ 1. 助产士铺台接生                                          │
│ 2. 医生询问病史, 并协调在场人员、器械、设备等               │
│ 3. 测量体温、血压、心率、胎心率                             │
│ 4. 开放静脉通路                                            │
└─────────────────────────────────────────────────────────┘
                            │
                            ▼
┌─────────────────────────────────────────────────────────┐
│ 1. 助产士指导产妇, 控制和引导分娩                           │
│ 2. 新生儿护理                                              │
│ 3. 新生儿评估                                              │
│ 4. 娩出胎盘                                                │
│ 5. 软产道检查                                              │
└─────────────────────────────────────────────────────────┘
                            │
                            ▼
┌─────────────────────────────────────────────────────────┐
│ 1. 记录急产及出血情况                                      │
│ 2. 与患者沟通                                              │
└─────────────────────────────────────────────────────────┘
```

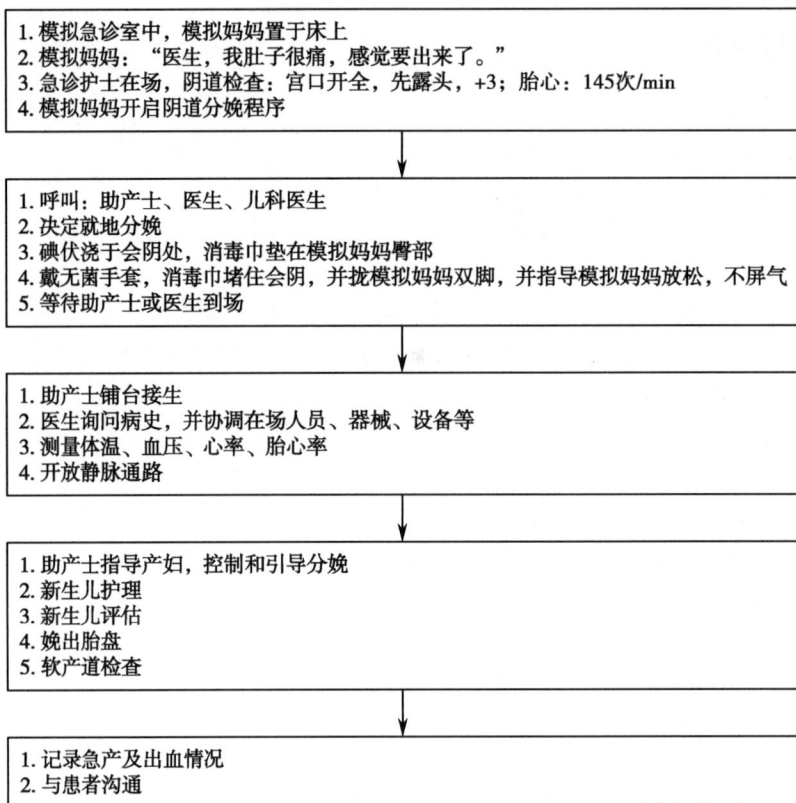

图 6-10-1　急产模拟演练流程图

（二）流程图

急产模拟演练流程图见图 6-10-1。

（三）关键步骤

1. 急产的模拟场景主要用于制订急产的操作流程, 包括分娩在院外, 分娩在院内但是非产房, 当专业助产人员到场后, 可能面临以下 2 种情况。

（1）将要分娩: ①病区发现初产妇宫口开全、经产妇宫口 3cm 以上时应立即将碘伏溶液浇于会阴部, 并垫无菌消毒巾, 迅速推床转入产房, 同时电话通知产房, 床旁交接。时间允许, 按常规消毒外阴后接生(情况紧急时将碘伏溶液浇于会阴部, 再按常规接生)。②发现胎先露已拨露, 立即呼叫救援, 启动急产急救预案, 同时将碘伏溶液浇于会阴部, 并垫无菌消毒巾, 迅速将产妇安置侧卧或平卧于床上, 用手堵住会阴部的胎先露处, 指导正确用力, 控制分娩速度, 按常规就地接生。

（2）先产: ①在来院途中已分娩的产妇, 立即呼叫儿科及产科医生到急诊室检查并处理新生儿及产妇, 注意新生儿及产妇的保暖, 处理完成后新生儿送儿科观察, 产妇送病区观察, 如有特殊情况产妇送产房进一步检查和处理; ②在病区或待产室分娩的产妇, 立即呼叫儿科及产科医生到场检查并处理新生儿及产妇, 注意新生儿及产妇的保暖; ③新生儿断脐等处理在原地进行。注意无菌操作, 以防新生儿破伤风。

2. 在设置模拟场景时, 需要提供相应的病史, 根据不同的学习目标, 可以提供给实施学员相应的病史, 包括产妇的分娩史、孕龄, 产科或其他医学状况比如是否双胎妊娠、是否瘢痕子宫等其他可能使分娩变复杂的医学问题，以及是否增加产后出血、子宫破裂、会阴重度裂伤、子痫等病史。

3. 如果想增加急产的模拟场景难度，可以选择臀位开全先露拨露模块或双胎之一胎阴道分娩急产的场景。以提高医护人员对急产的认识及处理急产的信心。

（四）反馈

在情境模拟实践之后，及时对演练过程进行反馈。急产模拟演练核查表见表 6-10-2，急产模拟实训团队管理核查表见表 6-10-3。

表 6-10-2　急产模拟演练核查表

项目	观察要点	完成情况	备注
呼叫	产科医生 新生儿科医生		
评估	是否会立即分娩 病史采集：妊娠合并症、妊娠并发症、是否单胎、产次、孕龄、分娩发动时的情况		
消毒	现场可获得的消毒液消毒双手及孕妇会阴 戴上防护手套		
娩胎儿	保护会阴 控制先露娩出速度，以减少会阴严重撕裂风险 解除脐带绕颈 新生儿胎头娩出后，清理口腔鼻腔羊水 断脐 新生儿护理及评估		
娩胎盘	观察阴道出血 轻柔操作直至胎盘娩出 检查胎盘胎膜的完整性		
产后检查	评估阴道出血量 检查软产道是否存在血肿严重裂伤 产妇生命体征及主诉		

表 6-10-3　急产模拟实训团队管理核查表

项目	核查要点	需要改进或未完成项目	理由
沟通	医患沟通以掌控后续产程 医护之间沟通以补全分娩前后母儿的信息 儿科医护到场		
领导力	现场组建团队，有领导抢救指挥		
角色和职责	每个学员角色明确，现场井然有序		

（郁君　应豪）

第十一节　阴道分娩后严重产后出血

一、背景知识

阴道分娩后产后出血(postpartum hemorrhage,PPH)定义为胎儿娩出后 24 小时内,失血量≥500mL;严重产后出血定义为胎儿娩出后 24 小时内,失血量≥1 000mL。妊娠后期子宫动脉血流量高达 500～700mL/min,占心输出量 15%,而非妊娠期女性为 60mL/min。正常情况下,胎盘剥离后会通过子宫收缩机械性止血和局部形成血栓的方式止血。止血机制异常时,发生产后大出血的可能性很高。

全球范围内严重产后出血在孕产妇死亡原因中排首位,每年有 1 400 万产妇会发生产后出血,大约有 7 万名产妇死于产后出血。产后出血处置的关键是及时发现产后出血并及时处理。无论何种分娩方式,每名产妇无论是否存在产后出血的高危因素,都有可能发生产后出血,甚至在短时间进展到严重产后出血。

严重产后出血救治需要多学科团队,应重视通过临床培训提高团队早期识别和处置产后出血的能力,在低血容量和失代偿性休克发生前召集必要的医护人员参与管理产后出血,可改善结局。产后出血的多学科团队包括产科医生、助产士、护士、麻醉医生、血库人员、检验科医生、重症医学医生、心内科医生、介入放射科医生等。这些人员在短时间内被召集在一起,良好的配合至关重要,需要通过培训与模拟训练促进这种配合。

二、课程准备

(一)学习目标
1. 掌握产后出血的早期识别。
2. 掌握产后出血的处理原则,确定出血原因,处理持续出血。
3. 建立有效多学科团队,提高团队合作的能力。

(二)理论知识储备
实施人员需要在进行严重产后出血实训前进行理论课的复习及学习。理论知识包括早期识别产后出血并进行治疗,确定出血原因,监测出血、生命体征与实验室检查,血流动力学不稳定患者的抗休克治疗,输血治疗及血栓预防。

(三)情境设置
1. 情境
(1)场所:模拟产房或真实产房。

(2)患者情况:产妇,36 岁,G_1P_1,孕 40 周,妊娠糖尿病。孕 26 周,OGTT:空腹血糖 5.6mmol/L-餐后 1h 血糖 10.5mmol/L-餐后 2 小时血糖 9.0mmol/L,饮食运动控制血糖良好。因"下腹阵发性腹痛伴见红"入院,阴道分娩一男婴,重 4 100g。产后 15min 阴道流血。否认外伤输血史,否认其他疾病史。

2. 教学工具
(1)高仿真设备:高仿真全身模拟孕妇(图 6-1-1),含胎盘脐带模块,宫颈模块,子宫出血模块,以膀胱截石位置于模拟产床上,胎儿胎盘已娩出,有分娩镇痛置管。

(2)物品准备:见表 6-11-1。

表 6-11-1　阴道分娩后严重产后出血模拟场景物品准备清单

设备	物品及耗材	道具
模拟心电监护仪、输液泵、氧气、秤、治疗车	输液全套物品、抽血全套试管、输血全套物品、吸氧物品、积血盘、量杯、导尿物品、宫颈探查包、宫腔填塞球囊或纱条、手术衣、手套若干、时钟或计时器、记号笔、标签贴、记录用纸	缩宫素、前列腺素、平衡液500mL、自制血液制品（红细胞悬液、血浆等）、会阴护理垫（干净及含"血液"）若干、病史（包括入院录，实验室检查单等）

（3）音视频系统：可选。

3. 人员准备

（1）导师：1名。

（2）学员角色：助产士，护士，产科医生，麻醉医生。

三、模拟实践

（一）课前介绍

1. 模拟课程简介　明确学习目标，通过案例学习提高学员对产后出血的认识、病因的鉴别、产后出血的处理。

2. 模拟环境介绍　向所有学员介绍本次模拟所处的环境、所有物品的摆放位置、物品或设备的使用方法。如果使用高仿真设备，可以让学员学习如何使用高仿真设备，如触摸颈动脉的搏动、对光反射等。并告知学员，需要爱护现场及设备，不可以损坏、污染。若现场有实时摄像记录，也需要告知学员。

3. 情境案例介绍　留下阴道分娩后严重产后出血模拟演练流程图（图6-11-1）中最初需要在场的学员，其他学员在外场等候。情境案例见上。

（二）流程图

阴道分娩后严重产后出血模拟演练流程图见图6-11-1。

（三）关键步骤

1. 根据所在单位的格式，制作实验室检查单，超声结果、血气结果等，使场景显得更加真实，以确保场景能达到学习目标及流程的运行。

2. 阴道分娩后的产后出血需要考虑软产道的裂伤，若设置场景的学习目标为严重软产道撕裂引起的产后出血，可以将产道模块替换或是使用标准化病人进行生命体征、血流动力学监测，使用软产道撕裂道具（可使用牛舌等自制）来评估学员的缝合水平。

（四）反馈

在情境模拟实践之后，及时对演练过程进行反馈。根据学习目标，从下列表格（表6-11-2、表6-11-3）中选取重点难点进行反馈。模拟实训的结果依赖于学习目标，同样的场景，不同的学习目标，通过反馈环节来实现学习目标。

1.模拟产房内，模拟妈妈刚自娩一男婴，重4 100g，Apgar评分10分，胎盘未娩出
2.分娩镇痛中（可以使用镇痛泵悬挂于输液架上）
3.一阵阴道流血
4.护士在场
5.心电监护：
HR 91次/min，BP 120/70mmHg，R 16次/min，SPO_2 100%

呼叫产科医生

1.医生到场
2.估计失血量500mL（称重法，面积法，容积法，积血盘等），可提示：会阴垫上出血很多
3.心电监护：
HR 100次/min，BP 110/60mmHg，R 16次/min，SPO_2 100%
模拟妈妈可以主诉口渴，心慌
4.开放静脉2路，完善血常规，凝血，备血等检查

产后出血的原因查找及处理：
1.胎盘未娩出，予以人工剥离胎盘，并检查胎盘的完整性
2.胎盘娩出后，子宫收缩乏力持续子宫按摩，并予以宫缩剂，导尿等措施
3.待出血速度放缓后，检查软产道
4.追踪化验结果

1.探查完成后，心电监护设置：
HR 120次/min，BP 90/60mmHg，R 18次/min，SPO_2 99%
2.提示点：模拟妈妈诉心慌、怕冷
3.估计出血量1 000mL

1.呼叫上级医生，麻醉医生
2.按照本单位设置的产后出血预案，报备相应行政领导及部门
3.家属谈话
4.补液，输血
5.专人记录抢救过程

1.心电监护：
HR 130次/min，BP 80/50mmHg，R 22次/min，SPO_2 100%
2.患者烦躁
3.再次评估出血量，估计1 500mL
4.抗休克治疗，麻醉医生配合抢救管理血压、血液动力学监测，气道
5.产后出血原因：下段收缩乏力，呼叫床旁超声，进行宫腔球囊填塞或纱布填塞
6.家属谈话，医护沟通，备开腹手术可能

场景终止：
1.无法识别失血性休克，没有纠正
2.宫缩乏力引起的产后出血，未填塞球囊
3.球囊填塞（纱布填塞）成功
4.介入治疗
5.开腹止血备全子宫切除

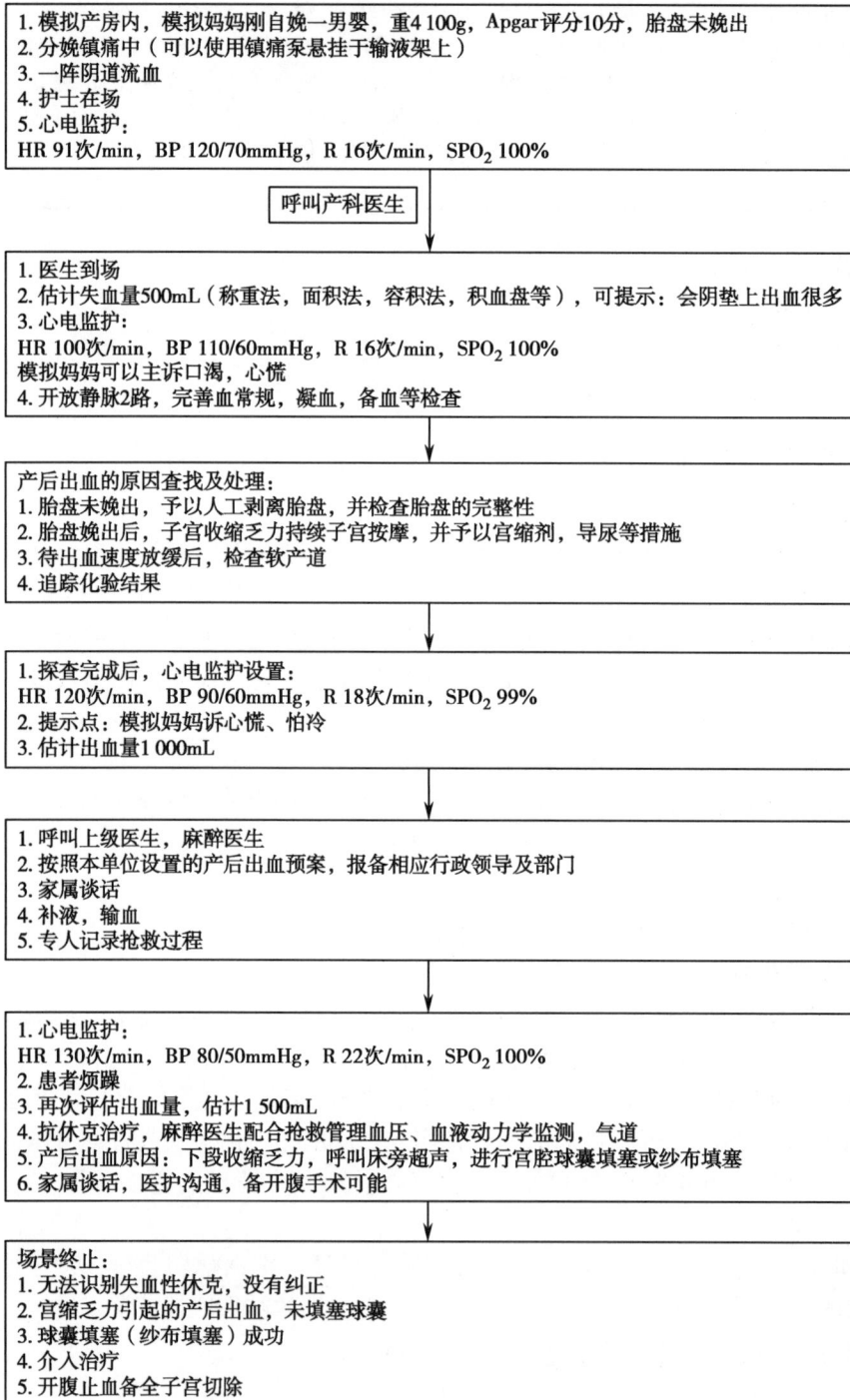

图6-11-1 阴道分娩后严重产后出血模拟演练流程图

表 6-11-2　阴道分娩后严重产后出血模拟演练核查表

项目	观察要点	完成情况	备注
监测	监测生命体征 随时估计出血量、尿量 血流动力学的监测		
容量管理	开放静脉通路 补液 输血（输血方案）		
宫缩乏力的处理	按摩子宫 缩宫素 其他宫缩剂使用 球囊宫腔填塞（纱布填塞） 介入治疗 开腹止血手术（备全子宫切除术）		
胎盘的处理	人工剥离胎盘 检查胎盘的完整性		
产道探查	宫颈、阴道、穹隆探查		
辅助检查	实验室检查结果的追踪及解读		
记录和汇报	专人记录抢救流程 按照当地产后出血汇报流程逐级上报		

表 6-11-3　阴道分娩后严重产后出血模拟实训团队管理核查表

项目	核查要点	需要改进或未完成项目	理由
及时呼叫	呼叫上级医生、麻醉医生、多学科会诊 上报		
沟通	闭环式沟通 医护之间医嘱的下达及执行 麻醉医生与产科医生通过现场沟通，了解患者情况 告知家属患者的情况及进一步可能的处理		
领导力	现场组建团队，有领导抢救指挥		
角色和职责	每个学员角色明确，现场井然有序		

（郁君　应豪）

第十二节　羊水栓塞

一、背景知识

羊水栓塞（amniotic fluid embolism，AFE）是一种罕见但非常严重的疾病，发病率为（1.9～6.1）/100 000。临床表现为在临产、分娩时或产后不久突发低血压、低氧血症，弥散性血管内凝血（DIC）。但并非所有羊水栓塞患者都存在上述所有典型临床表现。羊水栓塞是一种临床诊断,诊断依据为出现特征性的临床表现,并排除其他潜在的病因。

羊水栓塞发生时应通过多学科团队进行诊治,包括产科、麻醉、重症医学、呼吸和护理专业人员,进行高质量心肺复苏、控制出血并纠正凝血功能等,若胎儿存活或分娩有助于孕妇复苏,应娩出胎儿。完成初步目标后,需要进一步高级生命支持和多脏器功能恢复。

二、课程准备

(一)学习目标

1. 掌握羊水栓塞的诊断,并具备快速识别的能力。

2. 建立有效的多学科团队。

3. 掌握并完成羊水栓塞的初始治疗目标。

(二)理论知识储备

在场景实施前,实施人员必须学习羊水栓塞的诊断标准和排除标准。学习关于急性呼吸衰竭、心力衰竭和心跳呼吸骤停、DIC 的鉴别诊断。了解重症医学的高级生命监测和支持的相关理论知识,并熟悉产科患者的生理病理特点和产科出血救治。

(三)情境设置

1. 情境

(1)场所:模拟产房。

(2)患者情况:产妇,32 岁,因"孕 37 周,规律腹痛 3h"入院。入院后宫口 3cm 入产房待产,1h 后宫口开全,先露 +2,拒绝分娩镇痛。生育史:1-0-0-1,5 年前顺产一活婴,体健。此次自然怀孕,孕期规律产检,未发现妊娠合并症或并发症。

2. 教学工具

(1)高仿真设备:高仿真全身模拟孕妇(图 6-1-1),含胎儿模块,膀胱截石位置于手术床上。心电监护及胎心监护仪连接在模拟妈妈上。

(2)物品准备:见表 6-12-1。

表 6-12-1　羊水栓塞模拟场景物品准备清单

设备	物品及耗材	道具
模拟胎心监护仪、模拟心电监护仪、呼吸机	输液全套物品、胎监带 2 根、导尿管、集尿袋、记号笔、标签贴、记录用纸笔、手套若干、球囊、面罩、计时器或时钟、喉镜、气管插管套装、低位产钳	模拟药品(用针管,标签贴,记号笔模拟)、实验室检查报告、平衡液 500mL、1 000mL 红色"血液"袋(待胎儿胎盘娩出后制造阴道不凝血)

(3)音视频系统:可选。

3. 人员准备

(1)导师:1 名。

(2)学员角色:产科医生、麻醉医生、护士、行政人员。

三、模拟实践

(一)课前介绍

1. 模拟课程简介　明确学习目标,通过案例学习能快速识别羊水栓塞,并组织抢救,为患者争取生机。

2. **模拟环境介绍** 向所有学员介绍本次模拟所处的环境、所有物品的摆放位置、物品或设备的使用方法。如果使用高仿真设备，可以让学员学习如何使用高仿真设备，如触摸颈动脉的搏动、对光反射等。并告知学员，需要爱护现场及设备，不可以损坏、污染。若现场有实时摄像记录，也需要告知学员。

3. **情境案例介绍** 留下羊水栓塞模拟演练流程图（图 6-12-1）中最初需要在场的学员，其他学员在外场等候。情境案例见上。

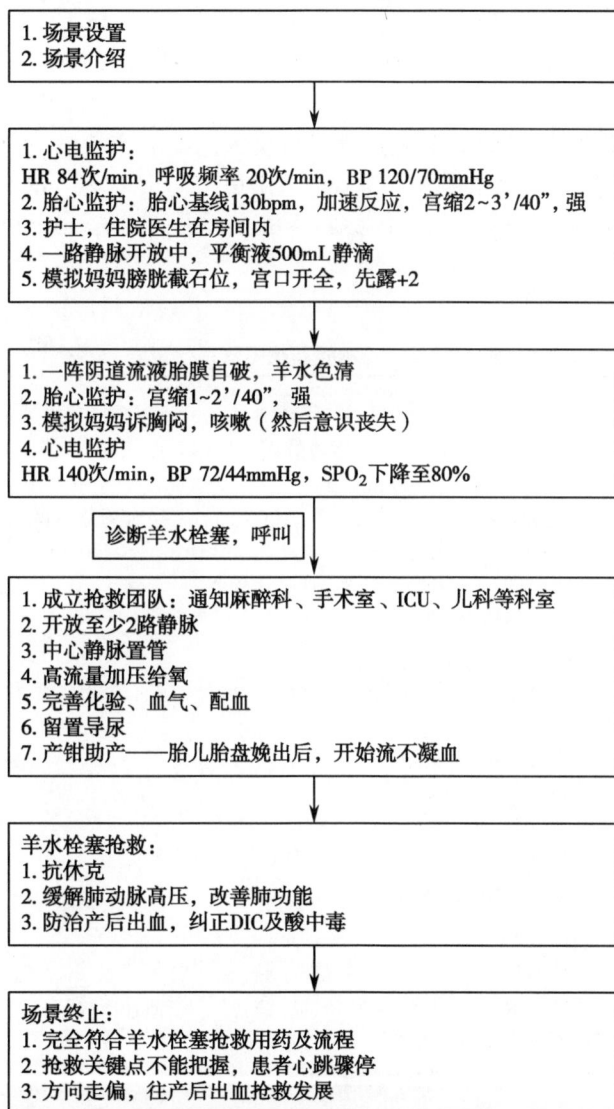

```
┌─────────────────────────────────────┐
│ 1. 场景设置                          │
│ 2. 场景介绍                          │
└─────────────────────────────────────┘
              ↓
┌─────────────────────────────────────┐
│ 1. 心电监护：                        │
│ HR 84次/min，呼吸频率 20次/min，BP 120/70mmHg │
│ 2. 胎心监护：胎心基线130bpm，加速反应，宫缩2~3'/40"，强 │
│ 3. 护士，住院医生在房间内            │
│ 4. 一路静脉开放中，平衡液500mL静滴   │
│ 5. 模拟妈妈膀胱截石位，宫口开全，先露+2 │
└─────────────────────────────────────┘
              ↓
┌─────────────────────────────────────┐
│ 1. 一阵阴道流液胎膜自破，羊水色清     │
│ 2. 胎心监护：宫缩1~2'/40"，强        │
│ 3. 模拟妈妈诉胸闷，咳嗽（然后意识丧失）│
│ 4. 心电监护                          │
│ HR 140次/min，BP 72/44mmHg，SPO₂下降至80% │
└─────────────────────────────────────┘
              ↓
       ┌──────────────────┐
       │ 诊断羊水栓塞，呼叫 │
       └──────────────────┘
              ↓
┌─────────────────────────────────────┐
│ 1. 成立抢救团队：通知麻醉科、手术室、ICU、儿科等科室 │
│ 2. 开放至少2路静脉                   │
│ 3. 中心静脉置管                      │
│ 4. 高流量加压给氧                    │
│ 5. 完善化验、血气、配血              │
│ 6. 留置导尿                          │
│ 7. 产钳助产——胎儿胎盘娩出后，开始流不凝血 │
└─────────────────────────────────────┘
              ↓
┌─────────────────────────────────────┐
│ 羊水栓塞抢救：                        │
│ 1. 抗休克                            │
│ 2. 缓解肺动脉高压，改善肺功能         │
│ 3. 防治产后出血，纠正DIC及酸中毒      │
└─────────────────────────────────────┘
              ↓
┌─────────────────────────────────────┐
│ 场景终止：                           │
│ 1. 完全符合羊水栓塞抢救用药及流程      │
│ 2. 抢救关键点不能把握，患者心跳骤停    │
│ 3. 方向走偏，往产后出血抢救发展        │
└─────────────────────────────────────┘
```

图 6-12-1 羊水栓塞模拟演练流程图

（二）流程图

羊水栓塞模拟演练流程图见图 6-12-1。

（三）关键步骤

1. 羊水栓塞的学习场景具有多重层面的学习目标，因此可根据实际需求细分为不同的学习目标。如果设定学习目标为羊水栓塞诊断，在设置场景时，将羊水栓塞的诊断标准，以模拟场景的形式呈现，加以鉴别诊断的要点。羊水栓塞学习目标还可以设置为羊水栓塞处理，优化羊水栓塞抢救流程等，通过模拟实训的形式，建立有效的多学科沟通和合作机制，以更迅速有效地应对。

2. 为了使场景更贴近真实世界的抢救情境，可以向学员提供本医疗机构的真实实验室检查结果或真实案例，使学员能够在演练中更加沉浸地体验。通过接触真实的数据，学员能够更全面地了解患者的病情，有效地进行诊断和治疗决策。这种实践方法不仅可以提高学员的实际操作能力，还能够培养他们在面对紧急情况时的应对和科学判断能力。

（四）反馈

在情境模拟实践之后，及时对演练过程进行反馈。羊水栓塞是一种罕见且非常严重的疾病，所涉及的知识面和团队组成比较复杂，一次模拟实训中不一定会全面覆盖，每次反馈可以就几个点展开，而不是面面俱到，否则会给学员增加压力，降低学员的实训热情（表6-12-2、表6-12-3）。

表 6-12-2　羊水栓塞模拟演练核查表

项目	观察要点	完成情况	备注
羊水栓塞的诊断	低氧血症：呼吸困难、发绀或外周血氧饱和度<90% 低血压：收缩压<90mmHg 凝血功能障碍：血小板计数<$100×10^9$/L；凝血酶原时间延长或国际标准化比值增加≥25%；纤维蛋白原<200mg/L 发生时间：临产期间或胎盘娩出30min内 排除发热≥38℃		
基础和高级心脏生命支持	建立膈肌以上水平静脉通路 患者情况稳定或是经复苏后稳定立即植入中心静脉通路和监测导管 熟悉妊娠期心肺复苏方法		
呼吸支持	尽早实施给氧 机械通气 气管插管 不常规使用体外膜肺氧合		
血流动力学支持	液体复苏 维持血流动力学药物：多巴酚丁胺、去甲肾上腺素、米力农 液体应分次快速给予，并持续输注，频繁评估补液反应 血容量恢复或肺水肿明显则停止补液		
解除肺动脉高压药物	米力农、前列地尔、氨茶碱等		
抗过敏	糖皮质激素正确使用		
出血凝血病的处理	执行大量输血方案 根据实验室检查结果补充血小板、新鲜冰冻血浆、纤维蛋白原等		
产科处理	立即终止妊娠 处理产后出血，使用氨甲环酸		

表 6-12-3　羊水栓塞模拟实训团队管理核查表

项目	核查要点	需要改进或未完成项目	理由
及时呼叫	呼叫医生、护士、麻醉医生、ICU、多学科会诊 上报		
沟通	闭环式沟通 医护之间医嘱的下达及执行 多学科医生与产科医生通过现场沟通，了解患者情况 告知家属患者的情况及进一步可能的处理		
领导力	现场组建团队，有领导抢救指挥 领导能听取团队人员的意见，沉着冷静地指挥抢救		
角色和职责	每个学员角色明确，现场井然有序		
多学科支持	上报最高产科领导 上报行政部门以协调现场抢救及后续问题 多学科会诊及团队建立		

（郁君　应豪）

第十三节　孕妇心搏骤停

一、背景知识

心搏骤停（sudden cardiac arrest, SCA）是指有序的心脏活动突然停止，导致患者失去正常呼吸和循环体征。妊娠期 SCA 发生率为 1/50 000～1/2 500。妊娠期 SCA 是妊娠期的严重事件，需要迅速采取多学科治疗，包括麻醉科、心脏科、产科、新生儿科，有时还需要心胸外科的参与，实施基础和高级心脏生命支持（advanced cardiac life support, ACLS）。由于妊娠生理变化特点，妊娠期 SCA 的高级生命支持流程与非妊娠期不同，实施妊娠期 SCA 处理时，除参考非妊娠人群 SCA，还需要强调妊娠期人群 SCA 特殊性。

根据美国心脏协会的建议及参考 uptodate 临床顾问《妊娠期心搏骤停和心脏性猝死》，将 SCA 原因可归纳为：A，麻醉并发症、意外事故 / 创伤（anesthetic complications, accident/trauma）；B，出血（bleeding）；C，心脏（cardiac）；D，药物中毒，如硫酸镁、局部麻醉药中毒（drugs）；E，栓塞疾病（embolic causes）；F，发热（fever）；G，一般情况，包括代谢、电解质紊乱（general including hypoxia, electrolyte disturbances）；H，高血压（hypertension）。

二、课程准备

（一）学习目标
1. 识别妊娠期 SCA，并明确引起 SCA 的原因。
2. 掌握心肺复苏及基础生命支持。
3. 掌握濒死剖宫产的启动和实施。
4. 建立多学科团队。

（二）理论知识储备
在正式情境模拟演练之前，需要复习孕妇 SCA 的相关知识，并进行心外按压的技能培训。

（三）情境设置
1. 情境
（1）场所：模拟手术室或者原位模拟（真实手术室或产房手术室）。

（2）患者情况：孕妇，37岁，高龄初产，未产检，家中经济情况不佳，在家中感头痛1周，全身水肿明显，眼睑水肿，来急诊就诊。血压190/120mmHg，复测192/121mmHg。予以25% $MgSO_4$ 溶液20mL+25%葡萄糖溶液20mL静脉推注。

2. 教学工具

（1）高仿真设备：高仿真全身模拟孕妇（模拟孕30周子宫大小，脐水平上4指），仰卧位置于手术床上。

（2）物品准备：见表6-13-1。

表6-13-1 孕妇心搏骤停模拟场景物品准备清单

设备	物品及耗材	道具
模拟胎心监护仪、模拟心电监护仪、呼吸机、抢救车、除颤仪、输液泵、静脉推泵	输液全套物品、胎监带2根、导尿管、集尿袋、记号笔、标签贴、记录用纸笔、手套若干、球囊、面罩、计时器或时钟、喉镜、气管插管套装、剖宫产手术包	模拟药品（用针管，标签贴，记号笔模拟，包括肾上腺素、葡萄糖酸钙）、平衡液500mL或其他类型晶体、胶体

（3）音视频系统：可选。

3. 人员准备

（1）导师：1名。

（2）学员角色：护士2名，医生3名，麻醉医生1名。

三、模拟实践

（一）课前介绍

1. 模拟课程简介 明确学习目标，通过案例学习强化孕妇SCA的应对方案，学习高级生命支持及团队合作。

2. 模拟环境介绍 向所有学员介绍本次模拟所处的环境、所有物品的摆放位置、物品或设备的使用方法。如果使用高仿真设备，可让学员学习如何使用高仿真设备，如触摸颈动脉的搏动、对光反射等。学习除颤仪使用，并让学员进行操作。在模拟实训中除颤仪是真实世界的仪器，注意使用安全。告知学员，除颤时需要清场，爱护现场及设备，不可以损坏、污染。若现场有实时摄像记录，也需要告知学员。

3. 情境案例介绍 留下孕妇SCA模拟演练流程图（图6-13-1）中最初需要在场的学员，其他学员在外场等候。情境案例见上。

（二）流程图

孕妇SCA模拟演练流程图见图6-13-1。

（三）关键步骤

1. 在此场景中，可以根据引起孕妇SCA原因，改变场景设置。孕妇SCA的鉴别应该作为模拟实训演练的学习目标，此场景中设置的是药物因素：硫酸镁推注速度过快，导致呼吸抑制SCA。

2. 也可根据该场景进行拓展，邀请麻醉医生、重症医学科医生共同撰写场景。

（四）反馈

在情境模拟实践之后，及时对演练过程进行反馈。按照表6-13-2和表6-13-3进行反馈即可掌握孕妇SCA生命支持的要点。

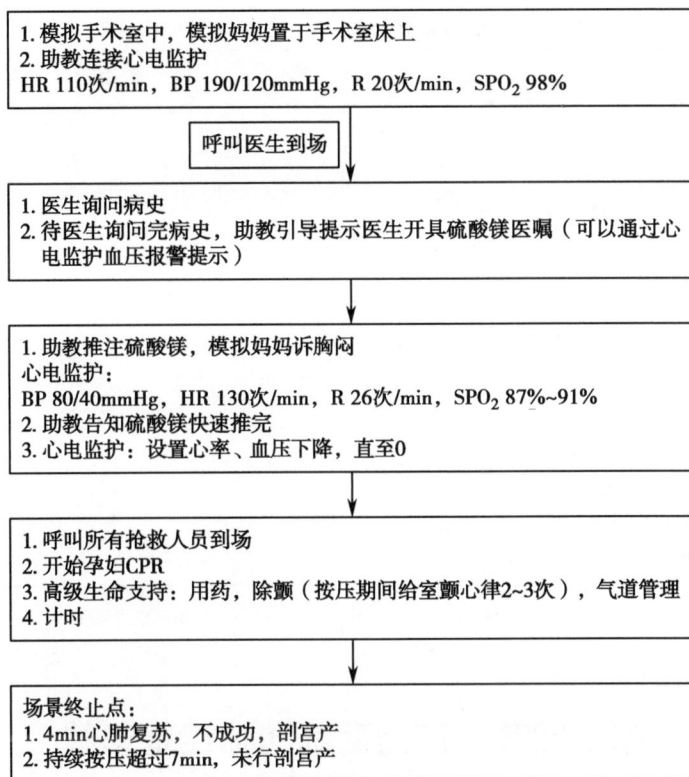

图 6-13-1　孕妇心搏骤停模拟演练流程图

表 6-13-2　孕妇心搏骤停模拟演练核查表

项目	观察要点	完成情况	备注
心搏骤停的原因	病史 镁中毒的识别 镁中毒的处理		
妊娠期胸外按压要点	将硬背板垫于患者背下 仰卧位 子宫左推 胸外按压位置正确 频率 100～120 次/min 深度 5cm 中断小于 10s，减少中断 药物：肾上腺素		
除颤	识别除颤心律 正确使用除颤仪 避免次生伤害		
气道管理	仰头提颏法 球囊面罩给氧 30：2 充分通气		
濒死剖宫产	不以胎儿因素剖宫产 4min 复苏不成功 心外按压不中断		

表 6-13-3 孕妇心搏骤停模拟实训团队管理核查表

项目	核查要点	需要改进或未完成项目	理由
及时呼叫	呼叫上级医生、麻醉医生、多学科会诊		
沟通	闭环式沟通 医护之间医嘱的下达及执行 多学科医生与产科医生通过现场沟通,了解患者情况 告知家属患者的情况及进一步可能的处理		
领导力	现场组建团队,有领导抢救指挥		
角色和职责	每个学员角色明确,现场井然有序		
上报	按照当地危重孕产妇上报流程上报		
多学科支持	上报最高产科领导 上报行政部门以协调现场抢救及后续问题 多学科会诊及团队建立		

（郁君　应豪）

第十四节　产褥期肺动脉栓塞急救

一、背景知识

下肢深静脉血栓形成（deep venous thrombosis，DVT）和肺栓塞（pulmonary embolism，PE）统称为静脉血栓栓塞症（venous thromboembolism，VTE），妊娠期和产褥期静脉淤滞、内皮细胞损伤和高凝状态,所有特点均可能促进 VTE 风险升高,发病率为 1/1 600。

肺栓塞是指来自身体其他部位的物质（如血栓、肿瘤、空气或脂肪）阻塞肺动脉或其分支所导致的疾病,是导致孕产妇死亡的主要原因之一。妊娠期肺栓塞的临床表现不具特异性,与非妊娠患者相似,然而肺栓塞与妊娠期症状有重叠,妊娠期诊断肺栓塞的难度变大。根据是否存在低血压和右心室功能障碍或扩张,将肺栓塞分为高危、中危、低危。此节讨论产褥期肺动脉栓塞是基于模拟实训的学习目标而设置的场景。

二、课程准备

（一）学习目标

1. 掌握肺栓塞的诊断,并进行风险评估分级。

2. 建立肺栓塞救治团队。

3. 熟悉血流动力学不稳定患者的初步复苏。

（二）理论知识储备

肺栓塞治疗策略取决于患者血流动力学、初始复苏等因素,需要组建肺栓塞救治团队,包括介入科、影像科、急诊医学、重症医学科、心血管科、麻醉科等多学科团队。在进行肺栓塞模拟实训演练之前,学员需要具备一定的肺栓塞的理论知识,尤其是如何识别肺栓塞,并掌握初始复苏技能。

（三）情境设置

1. 情境

（1）场所：模拟急诊室或真实世界急诊室。

（2）患者情况：产妇，37岁，G_2P_2，孕37^{+2}周，LOT，手术产，足月小样儿，边缘性前置胎盘。因"边缘性前置胎盘先兆临产"急诊行子宫下段剖宫产术，娩一女婴，重2 170g，Apgar评分9分，失血300mL。术后12h开始使用低分子量肝素预防血栓治疗，共4天。术后无发热，术后11天，早晨起床时出现头晕、黑矇并晕倒，10s后好转，心悸、头晕伴耳鸣。来院就诊。体重70kg，身高155cm。

2. 教学工具

（1）高仿真设备：高仿真全身模拟孕妇（图6-1-1）。

（2）物品准备：见表6-14-1。

表6-14-1 产褥期肺动脉栓塞模拟场景物品准备清单

设备	物品及耗材	道具
模拟心电监护仪、抢救车、超声机	输液全套物品、氧气装置、导尿管、集尿袋、记号笔、标签贴、记录用纸笔、手套若干、球囊、面罩、计时器或时钟	模拟药品（用针管，标签贴，记号笔模拟）、血气分析报告、实验室检查结果、平衡液500mL、液体复苏需要的补液、影像学资料

（3）音视频系统：可选。

3. 人员准备

（1）导师：1名。

（2）标准化病人：模拟孕妇（代替标准化病人做操作）置于急诊室检查床上。

（3）学员角色：护士，产科医生，麻醉医生，ICU医生。

三、模拟实践

（一）课前介绍

1. 模拟课程简介 明确学习目标，通过案例学习能快速识别肺栓塞，并组织抢救，为患者争取生机。

2. 模拟环境介绍 向所有学员介绍本次模拟所处的环境，所有物品的摆放位置，物品或设备的使用方法。如果使用高仿真设备，可以让学员学习如何使用高仿真设备，比如触摸颈动脉的搏动，对光反射等。并告知学员，需要爱护现场及设备，不可以损坏、污染。若现场有实时摄像记录，也需要告知学员。

3. 情境案例介绍 留下产褥期肺动脉栓塞模拟演练流程图（图6-14-1）中最初需要在场的学员，其他学员在外场等候。情境案例见上。

（二）流程图

产褥期肺动脉栓塞模拟演练流程图见图6-14-1。

```
┌─────────────────────────────────────────────────┐
│ 1. 标准化病人来到急诊室                              │
│ 2. 护士接诊，呼叫医生接诊                            │
│ 3. 医生到场询问病史                                 │
└─────────────────────────────────────────────────┘
                         │
                         ▼
┌─────────────────────────────────────────────────┐
│ 1. 医生询问完病史，嘱接上心电监护                    │
│ 2. 心电监护：                                       │
│    HR 99次/min，BP 105/73mmHg，R 20次/min，SPO₂ 92% │
│ 3. 标准化病人诉胸闷，呼吸急促                         │
└─────────────────────────────────────────────────┘
                         │
              ┌──────────────────────┐
              │ 疑似肺栓塞，呼叫上级医生 │
              └──────────────────────┘
┌─────────────────────────────────────────────────┐
│ 1. 持续心电监护                                     │
│ 2. 抽血检查，包括血常规、凝血、D二聚体、心肌酶谱等，备血，并开放静脉 │
│ 3. 吸氧，观察氧饱和度情况，鼻导管无效加面罩          │
│ 4. 血气分析                                         │
│ 5. 考虑急性肺栓塞可能，建议肺部CTA检查，询问有无碘油造影禁忌症 │
└─────────────────────────────────────────────────┘
                         │
                         ▼
┌─────────────────────────────────────────────────┐
│ 1. 初步检查时，患者主诉呼吸困难                      │
│ 2. 心电监护：                                       │
│    HR 110次/min，SPO₂ 76%，BP 85/45mmHg，R 22次/min │
│ 3. 患者意识逐渐模糊                                 │
└─────────────────────────────────────────────────┘
                         │
                         ▼
┌─────────────────────────────────────────────────┐
│ 启动肺栓塞急救流程                                  │
│ 呼叫肺栓塞急救团队                                  │
│ 上报行政部门                                        │
└─────────────────────────────────────────────────┘
                         │
                         ▼
┌─────────────────────────────────────────────────┐
│ 1. 少量静脉补液                                     │
│ 2. 供氧：面罩，若氧饱和度持续不升，考虑气管插管       │
│ 3. 血气分析                                         │
│ 4. 呼叫床旁B超：心脏超声及下肢血管超声               │
└─────────────────────────────────────────────────┘
                         │
                         ▼
┌─────────────────────────────────────────────────┐
│ 1. 复苏成功，通过症状、体征、实验室检查、超声及肺部CTA检查确诊肺栓塞，请肺栓塞急 │
│    救团队确定治疗方案                                │
│ 2. 复苏不成功，心搏骤停，予心肺复苏、高级生命支持      │
└─────────────────────────────────────────────────┘
```

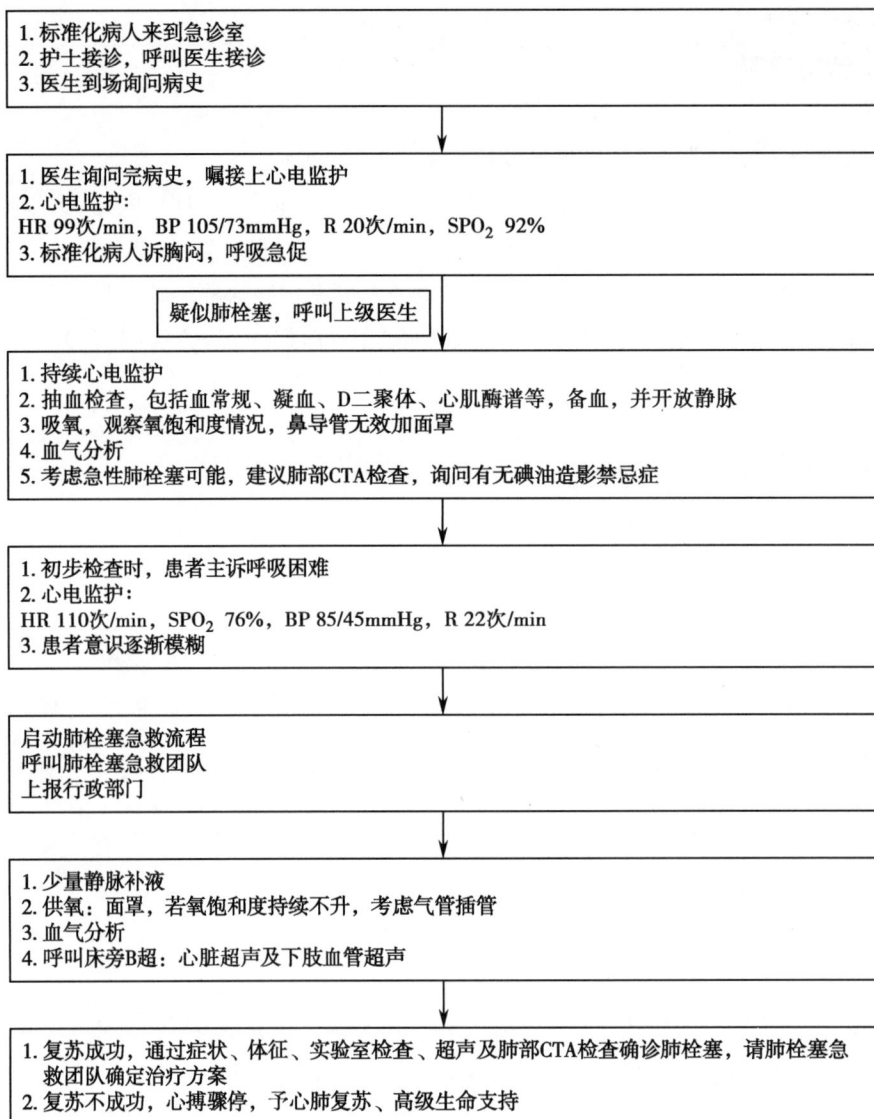

图 6-14-1　产褥期肺动脉栓塞模拟演练流程图

（三）关键步骤

1. 标准化病人需要熟悉整个情境，能够回答学员的问题，在学员走向其他方向时，可适当进行引导，将学员引向肺栓塞方向。

2. 肺栓塞并非产科特有的疾病，需要多学科团队协同诊治。在模拟演练中，不可仅仅将肺动脉栓塞相关治疗作为唯一学习目标，而应该将快速识别、初步诊断和处置、风险分级、组建多学科团队作为学习目标。

（四）反馈

在情境模拟实践之后，及时对演练过程进行反馈。对于助产人员，肺动脉栓塞急救单凭个人力量是不够的，及时快速诊断、准确判断疾病的严重程度有助于多学科团队诊治。在反馈环节可将诊断和呼叫相关专业人员作为重点点评要点（表6-14-2）。

表 6-14-2　产褥期肺动脉栓塞急救模拟演练核查表

项目	观察要点	完成情况	备注
疑似急性肺栓塞的评估和确诊	临床评估 症状 静息或劳力性呼吸困难 胸痛、心悸 咳嗽或咯血 下肢肿胀或疼痛 查体 呼吸过速 下肢肿胀、发红、水肿、压痛等 呼吸音减低 第二心音肺动脉瓣部分亢进 颈静脉充盈 低氧血症 实验室检查 呼吸性碱中毒和低碳酸血症 D-二聚体异常升高 心肌酶谱 影像学 肺部：CT 血管造影（CT angiography，CTA）检查或 V/Q 扫描 心脏彩超 双下肢血管超声		
肺栓塞的初步处理	急性肺栓塞分级 血流动力学的监测		
复苏	血流动力学支持恢复组织灌注：少量静脉补液，若灌注无改善，血管加压药支持 辅助供氧使氧饱和度≥90% 气管插管和机械通气稳定气道（若团队已组建建议在专业心脏科或呼吸科医生或重症医学科医生指导下，考虑是否需要气管插管）		
肺栓塞救治团队的建立	呼叫帮助 闭环式沟通 团队配置：心胸外科医生、呼吸和重症监护病房医生、心脏科医生、急诊科医生、介入放射科医生 上报行政部门 团队领导指挥有序抢救 各岗位角色职责明确		

（郁君　应豪）

第十五节　新生儿窒息复苏——脐带脱垂

一、背景知识

脐带脱垂可导致脐带挤压,胎儿血供障碍,引起胎儿急性缺氧。若脐带血循环阻断超过 7min,则可导致胎死宫内。因此,发现脐带脱垂时应争分夺秒进行抢救,除产科做好用手经阴道将胎儿先露部上推减轻脐带受压和尽快分娩外,还应做好抢救新生儿窒息的准备工作。

二、课程准备

(一)学习目标

1. 熟悉紧急情况下,新生儿复苏团队的快速组建。
2. 熟练掌握初步复苏,理解和实施有效的 MR.SOPA。
3. 掌握气管插管的正确实施和配合。

(二)理论知识准备

1. 分娩前准备

(1)产前咨询(4 个问题):孕周多少?羊水清吗?预期分娩的新生儿数目?母亲有何高危因素?

(2)组成团队:每次分娩必须至少有 1 名能够实施初步复苏并启动正压通气的医护人员在场,负责护理新生儿。如果有高危因素,则需多名医护人员在场,组建合格的、熟练掌握复苏技术的团队,团队要明确组长和成员的分工,做好复苏计划。

(3)准备物品:应在每次分娩前使用标准化的"复苏物品核查表",准备复苏所需的全部用品和设备,并确保其功能正常。

2. 复苏的基本程序　复苏的基本程序——"评估-决策-措施"程序在整个复苏过程中不断重复。通过评估呼吸、心率和脉搏血氧饱和度 3 项指标确定每一步骤是否有效,其中心率是最重要的指标。

3. 复苏的流程　参照 2021 中国新生儿复苏流程图。

(1)快速评估:对每一个出生的新生儿,即刻评估 4 项指标:①足月吗?②羊水清吗?③肌张力好吗?④哭声或呼吸好吗?如 4 项均为"是",应快速彻底擦干,与母亲皮肤接触,进行常规护理。如 4 项中有 1 项为"否",则进入复苏流程,开始初步复苏。如羊水有胎粪污染,则进行有无活力的评估,并决定是否需要气管插管吸引胎粪。

(2)初步复苏

1)保暖:设置产房温度为提前预热辐射保暖台,足月儿时设置辐射保暖台温度为 32~34℃,早产儿时根据其中性温度设置。所有婴儿均需要擦干头部并保暖。足月儿用预热毛巾包裹、擦干后置于辐射保暖台上。复苏胎龄<32 周和/或出生体重<1 500g 早产儿时,将其头部以下躯体和四肢包裹在清洁塑料膜/袋内,或盖以塑料薄膜置于辐射保暖台上,摆好体位后继续初步复苏其他步骤。避免高温,防止引发呼吸抑制。新生儿体温(腋下)应维持 36.5~37.5℃。

2)体位:维持新生儿头部轻度仰伸,呈鼻吸气位。

3）吸引：不建议常规进行口鼻咽部及气道吸引，以免增加心动过缓和呼吸抑制的风险。如新生儿气道有较多分泌物且呼吸不畅，可用吸引球或吸痰管清理气道，先口后鼻。应限制吸痰管插入的深度和吸引时间，吸引负压 80～100mmHg。

4）擦干和刺激：快速彻底擦干新生儿头部、躯干和四肢，去掉湿毛巾。彻底擦干也是刺激新生儿诱发自主呼吸的方法。如仍无自主呼吸，用手轻拍或手指弹新生儿足底或摩擦背部 2 次以诱发自主呼吸。如上述努力无效，表明新生儿处于继发性呼吸暂停，需要正压通气。

5）评估呼吸和心率：初步复苏后，应观察新生儿呼吸状况并评估心率。心前区听诊是最初评估心率的首选方法，计数心率 6s，数值乘以 10 即得出每分钟心率。

（3）正压通气：新生儿复苏成功的关键是建立有效的通气（详见第五章第一节）。

（三）情境设置

1. 情境

（1）场所：模拟产房。

（2）产妇、患儿情况

1）产妇基本情况：G_1P_1，孕 40 周，单胎，孕期正规产前检查无殊，自然临产。宫口开 5cm，自破膜，羊水清，出现胎心突然下降，检查发现脐带脱垂，产科医生托胎头并紧急剖宫产。

2）出生情况：足月儿，分娩时全身苍白，肌张力低下，无自主呼吸，模拟人设置（血氧饱和度 60%，心率 80 次/min，无自主呼吸，肌张力低）。

2. 教学工具

（1）仿真设备：高仿真新生儿模拟人（图 6-15-1）。

（2）物品准备：见表 6-15-1。

（3）音视频系统：有条件下提供，可录播回放，用于反思讨论，可选。

3. 人员准备

（1）导师：1～2 名。

（2）助教：物品整理员 1 名。

（3）学员角色：每组 4 人（3～5 人），分别作为复苏领导者，助手 1（主要负责呼吸管理），助手 2（主要负责循环管理），助手 3（主要负责巡回、记录等）

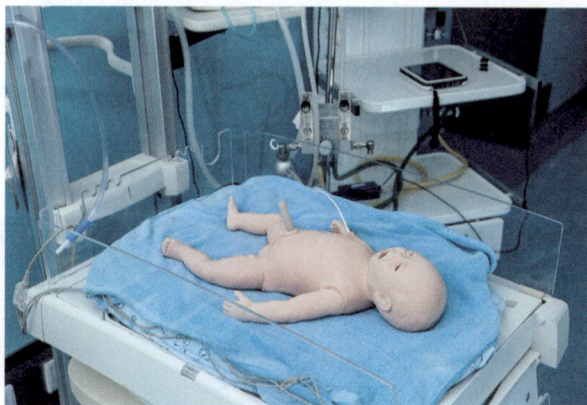

图 6-15-1　高仿真新生儿模拟人

表 6-15-1　新生儿复苏（脐带脱垂）模拟场景物品准备清单

设备	物品及耗材	道具
远红外辐射台、操作台、脉搏血氧饱和度仪及传感器、3 导联心电监护仪和电极片、听诊器、自动充气式气囊 /T- 组合复苏器、空氧混合仪、氧源、喉镜及镜片（1#、0#、00# 可选）、负压吸引装置	保暖：擦干毛巾或毛毯，婴儿帽子，包裹塑料袋或保鲜膜（＜32 周） 清理气道：肩垫，10F 和 12F 吸痰管，吸耳球，胎粪吸引管 足月儿和早产儿面罩、6F 和 8F 吸胃管、吸氧导管 气管插管物品：气管导管（2.5#、3.0#、3.5#），导管芯，软尺和气管插管深度表，防水胶布、剪刀 置管用物：脐静脉导管、三通、脐静脉置管包，无菌手术衣、无菌手套 注射器若干（1mL，2mL，5mL，10mL，20mL，50mL）	模拟 1∶10 000 肾上腺素、模拟生理盐水、模拟消毒碘伏

三、模拟实践

（一）课前介绍

1. 模拟课程简介　明确学习目标，通过 1 例脐带脱垂引起窒息的新生儿复苏抢救，使学员熟练掌握新生儿复苏的基本流程，重点是学员认识到快速组建团队的重要性。

2. 模拟环境介绍　模拟产房介绍包括复苏物品以及模拟人介绍；同时确定参与实训的学员每组 3～5 名，1 名作为领导者，另外的学员分担不同的角色，新生儿科医生、助产士、巡回护士、麻醉师等，根据现场情况进行角色划分；最重要的是，需要跟每名学员强调保密原则，需要每个人承诺，在模拟情境中的案例内容、学员表现（恰当或不恰当的行为）仅限于在复盘环节讨论，强调模拟课程中要不怕犯错、不要焦虑和恐惧，勇敢地参与其中。

3. 情境案例介绍　留下新生儿复苏（脐带脱垂）模拟演练流程图（图 6-13-1）中最初需要在场的学员，其他学员在外场等候。情境案例详见本章情境设置。

（二）流程图

新生儿复苏（脐带脱垂）模拟演练流程图见图 6-15-2。

（三）关键步骤

1. 产前咨询和物品准备时间设置小于 3min。

2. 刺激后无哭声，血氧饱和度 60%，心率 80 次 /min。

3. 面罩正压通气，气管插管前设置胸廓无起伏，心率无上升，完整体现 MR.SOPA。

4. 插管完成后，插管位置正确胸廓有起伏，获得有效通气，心率逐渐上升至 130 次 /min，经皮血氧饱和度上升至 95%。

（四）注意事项

如遇困难插管可给予帮助或者默认插管成功。

（五）反馈

复盘（debriefing），即反思讨论，是模拟医学教育方法中一种极为重要的手段。主要采用事后回顾的复盘模式，它是一个由导师引导的、以过程为中心、学员主导的反馈过程。复盘工具可以采用以下形式：评估录播系统、核查清单、优点 - 不足、记录板等。新生儿复苏模

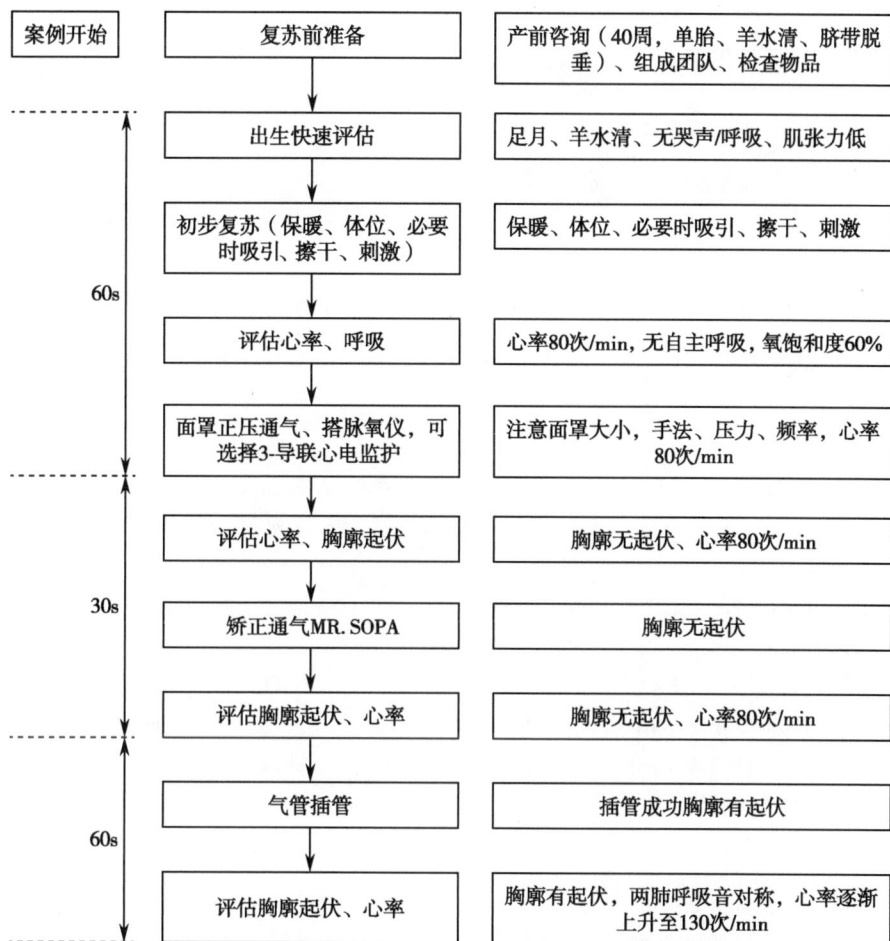

案例开始	复苏前准备	产前咨询（40周，单胎、羊水清、脐带脱垂）、组成团队、检查物品
	出生快速评估	足月、羊水清、无哭声/呼吸、肌张力低
60s	初步复苏（保暖、体位、必要时吸引、擦干、刺激）	保暖、体位、必要时吸引、擦干、刺激
	评估心率、呼吸	心率80次/min，无自主呼吸，氧饱和度60%
	面罩正压通气、搭脉氧仪，可选择3-导联心电监护	注意面罩大小，手法、压力、频率，心率80次/min
30s	评估心率、胸廓起伏	胸廓无起伏、心率80次/min
	矫正通气MR.SOPA	胸廓无起伏
	评估胸廓起伏、心率	胸廓无起伏、心率80次/min
60s	气管插管	插管成功胸廓有起伏
	评估胸廓起伏、心率	胸廓有起伏，两肺呼吸音对称，心率逐渐上升至130次/min

图6-15-2 新生儿复苏（脐带脱垂）模拟演练流程图

拟实训操作核对表（表6-15-2）和团队管理核查表（表6-15-3）有利于学员对模拟过程进行回顾。灵活应用推荐的复盘模式，对本次模拟实训进行反馈总结，实现模拟实训的学习目标。关键知识点如下：

1. **快速组建团队** 根据学员表现回顾引导如何快速获得病史信息（孕周、胎数、羊水情况、高危因素），快速组建复苏团队，及时呼叫帮助，确定复苏组长（负责评估新生儿情况、决定复苏方案、复苏资源调配等），合理分配任务（主要负责通气的成员、主要负责循环的成员、主要负责药物的成员、主要负责巡回和记录的成员等，根据现场人员情况灵活机动），团队配合，强调复苏前准备的重要性（物品准备、人员准备）。

2. **闭环式沟通的重要性** 闭环沟通是一种确保指令被听到和理解的技术。在复苏过程中需要团队成员共享信息和相互沟通。进行有效的闭环沟通：指令指向明确（呼叫团队成员的名字；进行眼神交流）；指令简洁、清晰；接到指令后立即回复；完成指令后立即进行报告。

3. **引导"评估-决策-实施"贯穿整个复苏过程** 例如，生后即快速评估决定是否进入初步复苏；给予初步复苏后评估是否建立有效呼吸或者心率是否<100次/min决定是否需要正压通气；及时评估通气的有效性决定是否需要矫正通气等。

表 6-15-2　新生儿复苏（脐带脱垂）模拟演练核查表

项目	操作要点	未完成项目	理由
产前准备	产前咨询（胎龄、胎数、羊水情况、高危因素）		
	组建团队（确定领导、分配任务）		
	物品准备（保暖、评估、吸引、正压通气、用氧、插管、用药）		
新生儿出生			
快速评估	快速评估（足月吗，有哭声或呼吸吗，肌张力好吗）		
初步复苏	保暖（置远红外保暖、彻底擦干、戴帽子）、体位、必要时清理气道、擦干、足底或抚背刺激		
	评估呼吸、心率		
正压通气	正压通气指征（无呼吸、喘息样呼吸或者心率＜100 次/min）		
	正确实施正压通气（合适的面罩、"C-E"手法、通气频率、起始用氧浓度） 助手连接脉搏氧饱和度仪 如需要请他人给予帮助		
	评估心率、胸廓起伏		
	矫正通气步骤（MR. SOPA） 过程中评估胸廓起伏和呼吸音 评估心率和血氧饱和度		
气管插管	气管插管指征 如需要，请他人给予帮助 气管插管手法熟练（＜30s） 和助手配合默契		
	插管后评估胸廓起伏和呼吸音		

表 6-15-3　新生儿复苏模拟实训团队管理核查表

项目	核查要点	需要改进或未完成项目	理由
领导力	确认团队领导		
	了解你的环境		
	预估和计划		
	合理分配任务		
	利用可利用的资源		
	需要时及时寻求帮助		
团队沟通	有效的沟通（大声、指令简洁清晰、闭环沟通）		
	保持专业的行为		
团队成员	团队成员间配合默契		
	团队成员间互相尊重和鼓励		
	团队成员间信息共享		

4. 如何正确实施正压通气 正压通气的手法、频率等，强调口令"吸 -2-3"的重要性，大声说出来。如何评估是否有效？如何正确实施 MR.SOPA？（详见第五章第一节）。

5. 气管插管手法、双人配合和气管插管位置是否正确的评估（详见第五章第三节）。

（奚晓红）

第十六节　新生儿复苏（胎盘早剥）

一、背景知识

胎盘早剥是妊娠晚期的一种严重并发症，具有起病急、进展快的特点。若处理不及时，可危及母儿生命。胎盘早剥发生大量出血，引起孕妇失血性休克、凝血功能障碍等严重并发症，新生儿发生围产期窒息、新生儿低血容量休克的风险较高。因此，一旦发现胎盘早剥，需要快速组建新生儿复苏团队，并开通输血绿色通道。

二、课程准备

（一）学习目标

1. 熟练掌握低血容量性休克的预估和处理。
2. 熟悉困难复苏的团队配合。
3. 掌握不良事件的医患沟通。

（二）理论知识准备

1. 熟练掌握新生儿复苏流程（详见第六章第十五节）。

2. 新生儿复苏中的用药

（1）肾上腺素：使用肾上腺素的指征为有效的正压通气和胸外按压 60s 后，心率持续 <60 次 /min。使用剂量是 1∶10 000 的肾上腺素，静脉用量 0.1～0.3mL/kg；气管内用 0.5～1mL/kg，静脉给药后心率仍 <60 次 /min，必要时间隔 3～5min 重复给药。首选脐静脉给药如脐静脉置管尚未完成或没有条件行脐静脉置管时，可气管内快速注入，若需重复给药，则应选择静脉途径。静脉给药后用 3mL 生理盐水冲管，气管内给药后要快速挤压气囊几次，确保药物迅速进入体内。骨髓腔也是给药途径之一。

（2）扩容：根据病史和体格检查，怀疑有低血容量的新生儿尽管给予了正压通气、胸外按压和肾上腺素，心率仍然 <60 次 /min 或者心率没有很好改善，应使用扩容剂。现有的证据推荐用 0.9% 氯化钠溶液（等张晶体溶液）作为复苏时扩容的首选。当有明确产前或产时丢失大量血容量情况时，可以使用红细胞悬液，在扩充血容量的同时增加携氧能力。没有交叉配血的急症情况下，可使用 RH（－）O 型血。初始剂量 10mL/kg，5～10min 缓慢推注，对于 30 周以下早产儿的快速扩容有增加脑室内出血（intraventricular hemorrhage，IVH）的风险。若扩容后患儿的情况仍无明显改善，可根据实际临床情况，或结合床旁超声心动图的心功能及失血量评估，考虑重复使用。推荐经脐静脉途径（如果没有脐静脉置管条件，可以考虑经骨髓腔穿刺途径），不建议经外周静脉，休克发生时建立外周静脉非常困难，在急性循环功能衰竭的情况下，经外周静脉可能无法很好地实现扩容和用药的效果。

（3）其他：分娩现场新生儿复苏时不推荐使用碳酸氢钠。

（三）情境设置

1. **情境**

（1）场所：模拟手术室。

（2）患儿情况：

1）产妇情况：G_1P_1，孕38周，单胎，孕期正规产前检查无殊，因"胎盘早剥，胎儿宫内窘迫"紧急剖宫产。

2）婴儿情况：足月儿，分娩时全身明显苍白，肌张力松软，无自主呼吸，模拟人设置（血氧饱和度60%，心率50次/min，心音低钝，无自主呼吸，肌张力低）。

2. **教学工具**

（1）仿真设备：高仿真新生儿模拟人（图6-15-1）。

（2）物品准备：见表6-16-1。

表6-16-1　新生儿复苏（胎盘早剥）模拟场景物品准备清单

设备	物品及耗材	道具
远红外辐射台、操作台、脉搏血氧饱和度仪及传感器、3导联心电监护仪和电极片、听诊器、自动充气式气囊/T-组合复苏器、空氧混合仪、氧源、喉镜及镜片（1#、0#、00#可选）、负压吸引装置	保暖：擦干毛巾或毛毯，婴儿帽子，包裹塑料袋或保鲜膜（<32周） 清理气道：肩垫，10F和12F吸痰管，吸耳球，胎粪吸引管 足月儿和早产儿面罩 6F和8F胃管 吸氧导管 气管插管物品：气管导管（2.5#、3.0#、3.5#），导管芯，软尺和气管插管深度表，防水胶布、剪刀 置管用物：脐静脉导管、三通、脐静脉置管包，无菌手术衣、无菌手套 注射器若干（1mL、2mL、5mL、10mL、20mL、50mL）	模拟1：10 000肾上腺素、模拟生理盐水、模拟消毒碘伏

（3）音视频系统：有条件下提供，可录播回放，用于反思讨论，可选。

3. **人员准备**

（1）导师：1~2名。

（2）助教：物品整理1名。

（3）标准化病人：家属角色1名、新生儿病房医生1名（或可有1名导师代替）。

（4）学员角色：每组4人（3~5人），分别作为复苏领导者、助手1（主要负责呼吸管理）、助手2（主要负责循环管理）和助手3（主要负责巡回、记录等）。

三、模拟实践

（一）课前介绍

1. **模拟课程简介**　明确学习目标，通过1例胎盘早剥引起的窒息新生儿的复苏抢救，使学员熟练掌握新生儿复苏的基本流程，快速组建团队，不良事件沟通，最重要的是新生儿复苏时，循环管理，扩容的指征和时机把握。

2. **模拟环境介绍**　模拟产房介绍包括复苏物品以及模拟人介绍；同时确定参与实训的学员每组3~5名，1名作为领导者，另外的学员分担不同的角色，新生儿科医生、助产士、巡回护士、麻醉师等，根据现场情况进行角色划分；最重要的是，需要跟每个学员强调保密原则，需要每个人承诺，在模拟情境中的案例内容、学员表现（恰当或不恰当的行为）仅限于在复盘环节讨论，强调模拟课程中要不怕犯错、不要焦虑和恐惧，勇敢地参与其中。

3. 情境案例介绍 留下新生儿复苏（胎盘早剥）模拟演练流程图（图 6-16-1）中最初需

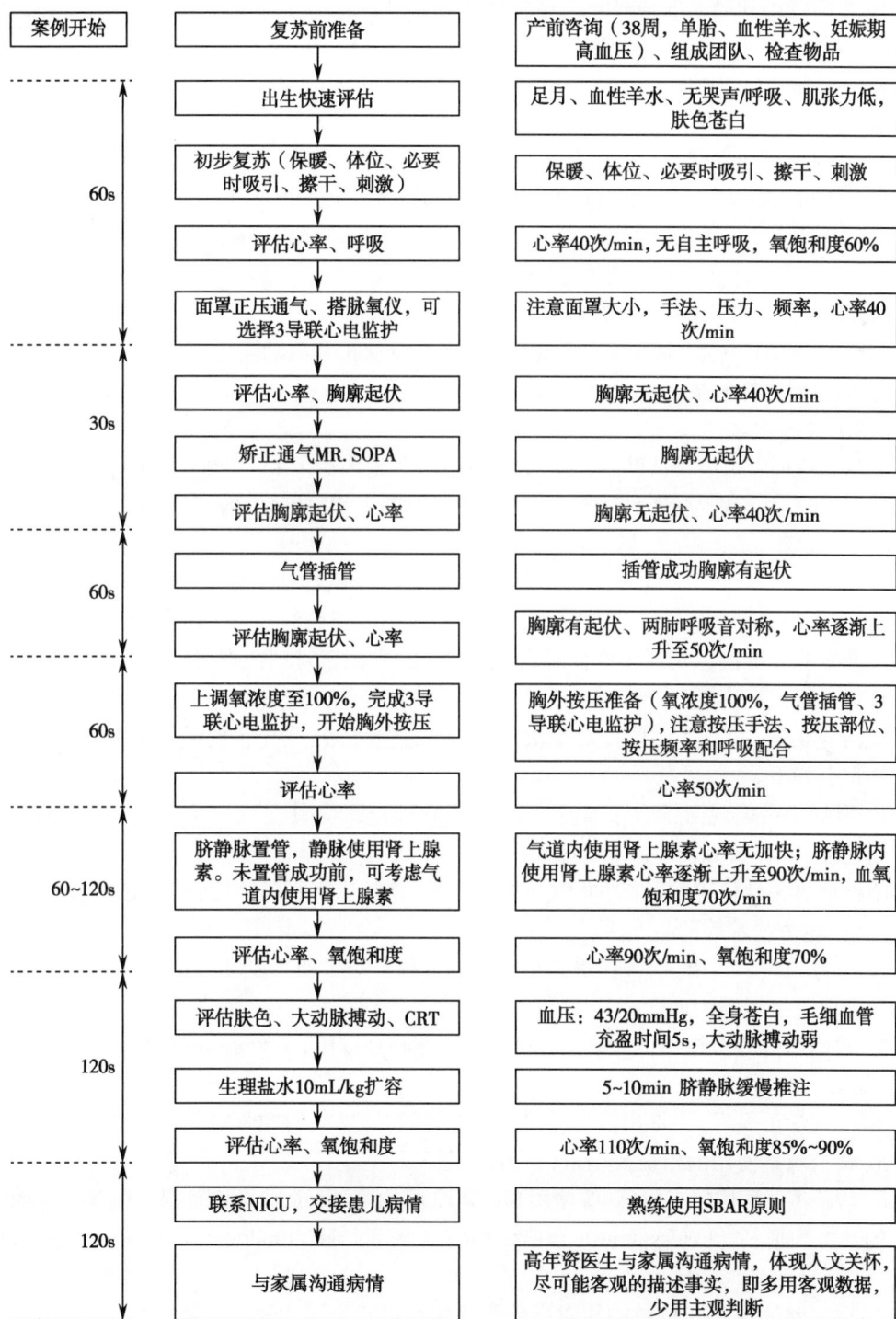

案例开始		
	复苏前准备	产前咨询（38周，单胎、血性羊水、妊娠期高血压）、组成团队、检查物品
	出生快速评估	足月、血性羊水、无哭声/呼吸、肌张力低，肤色苍白
60s	初步复苏（保暖、体位、必要时吸引、擦干、刺激）	保暖、体位、必要时吸引、擦干、刺激
	评估心率、呼吸	心率40次/min，无自主呼吸，氧饱和度60%
	面罩正压通气、搭脉氧仪，可选择3导联心电监护	注意面罩大小，手法、压力、频率，心率40次/min
30s	评估心率、胸廓起伏	胸廓无起伏、心率40次/min
	矫正通气MR.SOPA	胸廓无起伏
	评估胸廓起伏、心率	胸廓无起伏、心率40次/min
60s	**气管插管**	插管成功胸廓有起伏
	评估胸廓起伏、心率	胸廓有起伏、两肺呼吸音对称，心率逐渐上升至50次/min
60s	上调氧浓度至100%，完成3导联心电监护，开始胸外按压	胸外按压准备（氧浓度100%，气管插管、3导联心电监护），注意按压手法、按压部位、按压频率和呼吸配合
	评估心率	心率50次/min
60~120s	脐静脉置管，静脉使用肾上腺素。未置管成功前，可考虑气道内使用肾上腺素	气道内使用肾上腺素心率无加快；脐静脉内使用肾上腺素心率逐渐上升至90次/min，血氧饱和度70次/min
	评估心率、氧饱和度	心率90次/min、氧饱和度70%
120s	评估肤色、大动脉搏动、CRT	血压：43/20mmHg，全身苍白，毛细血管充盈时间5s，大动脉搏动弱
	生理盐水10mL/kg扩容	5~10min 脐静脉缓慢推注
	评估心率、氧饱和度	心率110次/min、氧饱和度85%~90%
120s	联系NICU，交接患儿病情	熟练使用SBAR原则
120s	**与家属沟通病情**	高年资医生与家属沟通病情，体现人文关怀，尽可能客观的描述事实，即多用客观数据，少用主观判断

图6-16-1 新生儿复苏（胎盘早剥）模拟演练流程图

要在场的学员,其他学员在外场等候。情境案例见上。

（二）流程图

新生儿复苏(胎盘早剥)模拟演练流程图见图 6-16-1。

（三）关键步骤

1. 产前咨询和物品准备时间设置<3min。

2. 面罩正压通气+MR.SOPA,胸廓无起伏,心率 40 次/min,心音低钝。

3. 气管插管正压通气,插管位置正确,胸廓有起伏,心率 40 次/min,血氧饱和度测不出。

4. 有效正压通气联合有效胸外按压 1min:心率 40～50 次/min,血氧饱和度测不出。

5. 正确静脉使用 1∶10 000 肾上腺素,心率逐渐上升至 90 次/min,血氧饱和度 70%(血压 43/20mmHg,全身苍白,毛细血管充盈时间 5s,大动脉搏动弱)。

6. 扩容后心率上升,氧合有改善,心率 110 次/min,血氧饱和度 85%～90%,血压 50/22mmHg。

7. 呼叫 NICU 转运,病情交接(重点是神经系统保护和启动输血绿色通道)。

8. 向家属告知病情。

（四）注意事项

如遇困难插管可给予帮助或者默认插管成功;气道内给予 1∶10 000 肾上腺素,心率设置无上升;如未扩容可心率持续低于 100 次/min;长时间未考虑扩容,可提醒回顾患儿病史。

（五）反馈

复盘模式主要采用事后回顾的复盘模式,它是一个由导师引导的、以过程为中心、学员主导的反馈过程。复盘工具可以采用以下形式:评估录播系统、核查清单、优点-不足、记录板等。新生儿复苏模拟实训操作核对表(表 6-16-2)和团队管理核查表(表 6-16-3)有利于学员对模拟过程进行回顾。

灵活应用推荐的复盘模式,对本次模拟实训进行反馈总结,实现模拟实训的学习目标。关键知识点如下。

1. 根据学员表现回顾引导如何快速获得病史信息(孕周、胎数、羊水情况、高危因素),快速组建复苏团队,及时呼叫帮助,确定复苏组长,合理分配任务,复苏前例会重点考虑患儿面临低血容量性休克的可能,并做好相应准备:熟练进行脐静脉置管的人员、脐静脉置管相关用物、生理盐水等药品。

2. 引导"评估-决策-实施"贯穿整个复苏过程。对于初步复苏和正压通气过程中出现的问题采取直接反馈的形式。

3. 明确胸外心脏按压的指征;正确实施胸外心脏按压;胸外心脏按压和正压通气的配合(详见第五章第二节)。

4. 根据学员表现,引导出恰当的脐静脉置管的时机(气管插管完成后即应开始)。

5. 肾上腺素使用的指征及用量;扩容的指征及用量。

6. 与新生儿病房的交接,熟练使用 SBAR 原则。S(situation):目前状况;B(background):患儿的基本病情;A(assessment):当前评估的结果;R(recommendation):针对当前情况的建议。

7. 第一时间由参与抢救的相对高年资医生与患儿家属沟通,体现人文关怀,尽可能客观地描述事实,即多用客观数据,少用主观判断,尽可能多频次与家属保持沟通。

表 6-16-2 新生儿复苏(胎盘早剥)模拟演练核查表

项目	操作要点	未完成项目	理由
产前准备	产前咨询(胎龄、胎数、羊水情况、高危因素)		
	组建团队(确定领导、分配任务)		
	物品准备(保暖、评估、吸引、正压通气、用氧、插管、用药)		
新生儿出生			
快速评估	快速评估(足月吗?有哭声或呼吸吗?肌张力好吗?)		
初步复苏	保暖(置远红外保暖、彻底擦干、戴帽子)、体位、必要时清理气道、擦干、足底或抚背刺激		
	评估呼吸、心率		
正压通气	正压通气指征(无呼吸、喘息样呼吸或者心率<100 次/min)		
	正确实施正压通气(合适的面罩、"C-E"手法、通气频率、起始用氧浓度)		
	助手连接脉搏氧饱和度仪		
	如需要请他人给予帮助		
	评估心率、胸廓起伏		
	矫正通气步骤(MR.SOPA)		
	过程中评估胸廓起伏和呼吸音		
	评估心率和血氧饱和度		
气管插管	气管插管指征		
	如需要,请他人给予帮助		
	气管插管手法熟练(<30s)		
	和助手配合默契		
	插管后评估胸廓起伏和呼吸音		
胸外按压	胸外按压的指征(有效通气 30s,心率<60 次/min)		
	胸外按压前准备(氧浓度 100%、气管插管、3 导联心电监护)		
	正确实施胸外按压(按压手法、按压部位、按压频率)		
	按压 45~60s,评估心率		
	评估通气和按压的有效性		
用药	脐静脉置管		
	肾上腺素指征(有效通气联合有效胸外按压 1min,心率<60 次/min)		
	推荐脐静脉用药,用药剂量正确,3mL 生理盐水冲管		
	脐静脉置管时可考虑气道内给药		
	静脉给药后评估心率和血氧饱和度		
	脐静脉给药 3~5min 后可考虑重复给药		
	评估灌注不良(肤色苍白、毛细血管充盈时间 5s、大动脉搏动弱),考虑扩容		
	生理盐水 10mL/kg,脐静脉,5~10min		

表 6-16-3　新生儿复苏模拟实训团队管理核查表

项目	核查要点	需要改进或未完成项目	理由
领导力	确认团队领导		
	了解你的环境		
	预估和计划		
	合理分配任务		
	利用可利用的资源		
	需要时及时寻求帮助		
团队沟通	有效的沟通（大声、指令简洁清晰、闭环沟通）		
	保持专业的行为		
团队成员	团队成员间配合默契		
	团队成员间互相尊重和鼓励		
	团队成员间信息共享		

（奚晓红）

第十七节　新生儿复苏（羊水胎粪污染）

一、背景知识

羊水胎粪污染即是羊水Ⅲ度胎粪污染，羊水呈黄绿色或褐色，内有大量胎粪，质稠厚呈糊状。羊水胎粪污染是产科临床上较常见现象，胎儿在出生过程中吸入有胎粪的羊水，可引起窒息、呼吸困难等一系列症状。一旦发现羊水胎粪污染，应快速组建新生儿复苏团队，尽可能降低新生儿围产期窒息的发生率和死亡率，关于羊水胎粪污染的处理，近年来不断有新的认识，《中国新生儿复苏指南（2021年修订）》对此也做了更新。

二、课程准备

（一）学习目标
1. 熟悉新生儿复苏团队的快速组建。
2. 掌握如何获得有效通气的方法。
3. 掌握气管插管技术及气道内胎粪吸引。

（二）理论知识准备
1. 熟练掌握新生儿复苏流程（详见第六章第十五节）。
2. 有效的团队合作和沟通是新生儿复苏的基本技能团队合作和沟通不佳可能是产房中可预防的引起婴儿死亡的最常见根本原因。因此，从2015年版起国际新生儿复苏指南将产前咨询、组建团队和物品准备加入复苏流程。复苏团队组建后，即使是对于一个相对成熟的复苏团队，即刻进行复苏前小组例会也是至关重要的。需要回顾临床情况和在产前咨询期间制订的任何管理计划。确定团队领导、分配任务，确定在事件发生时谁负责记录，确定需要什么供应品和设备，并确定如何寻求其他帮助等。同时利用现有的围产期信息来预测潜在的并发症和针对性的处理计划。例如，如果产前获知羊水胎粪污染，需要预料到可能要做气道内胎粪吸入，要为此做好准备。

3. 羊水胎粪污染时的处理 2015年国际新生儿复苏指南已不再推荐羊水胎粪污染无活力新生儿常规给予气管插管吸引胎粪，但对于正压通气时有气道梗阻的新生儿，气管插管吸引胎粪可能有益。根据我国国情和实践经验，建议当羊水胎粪污染时，首先评估新生儿有无活力：有活力时，继续初步复苏；无活力时，应在20s内完成气管插管及吸引胎粪。如不具备气管插管条件而新生儿无活力，应快速清理口鼻后立即使用面罩气囊开始正压通气。

4. 胎粪吸引管的使用 施行气管内吸引胎粪时，将胎粪吸引管直接连接气管导管。吸引时，复苏者用手指按住胎粪吸引管的侧孔使其产生负压，边吸引边退出气管导管，3～5s内完成。如未发现胎粪，不要重复操作；如首次操作时发现胎粪且正压通气时仍有胎粪影响通气，则可进行第二次吸引。但是，需要注意重复的插管可推迟进一步复苏，在第二次插管前需评估心率，如新生儿无明显的心动过缓，可再次插管吸引；如心率减慢，可决定不再重复操作而进行正压通气。

5. 气管插管后未获得有效通气的鉴别及处理 首先，气管导管位置不正确。如存在以下一个或更多情况时需考虑导管可能未插入气管：持续正压通气的新生儿仍心动过缓和血氧饱和度不上升；二氧化碳检测器未发现呼出二氧化碳；未听到良好的两肺呼吸音；可见腹部膨胀；确实听到胃内有嘈杂声；导管内无雾气；每一次通气时无对称性胸廓运动。如听到一侧呼吸音比另一侧呼吸音响，对照管端-上唇的距离，确定是否插管过深。其次，需考虑气管导管是否堵塞。检查导管是否扭曲、折叠；回顾病史是否存在胎粪、血液、黏稠分泌物导致堵塞导管可能。再次需考虑气胸或者先天性膈疝。听诊双肺呼吸音不对称，检查管端-上唇的距离，如测量距离似乎是正确，可边听诊左侧呼吸音边轻轻退出导管，听诊左侧呼吸音是否响亮可与导管是否过深鉴别。也可考虑透照及穿刺吸引。最后，检查正压通气设备是否完好。T-组合复苏器是否连接压缩气源，复苏球囊是否存在老化、破损、漏气等。

（三）情境设置

1. 情境

（1）场所：模拟病房、手术室、产房。

（2）产妇、患儿情况

1）产妇基本情况：G_1P_1，孕41周，单胎，孕期正规产前检查无殊，胎心监护频繁晚期减速，羊水Ⅲ度污染，考虑"胎儿宫内窘迫"紧急剖宫产。

2）出生情况：足月儿，分娩时全身胎粪，肌张力低，无自主呼吸，模拟人设置（血氧饱和度60%，心率50次/min，无自主呼吸，肌张力低）。

2. 教学工具

（1）仿真设备：高仿真新生儿模拟人（图6-15-1）。

（2）物品准备：见表6-17-1。

（3）音视频系统：有条件下提供，可录播回放，用于反思讨论，可选。

3. 人员准备

（1）导师：1～2名。

（2）助教：物品整理1名。

（3）学员角色：每组4人（3～5人），分别作为复苏领导者、助手1（主要负责呼吸管理）、

表 6-17-1　新生儿复苏（羊水胎粪污染）模拟场景物品准备清单

设备	物品及耗材	道具
远红外辐射台、操作台、脉搏血氧饱和度仪及传感器、3导联心电监护仪和电极片、听诊器、自动充气式气囊/T-组合复苏器、空氧混合仪、氧源、喉镜及镜片（1#，0#，00#可选）、负压吸引装置	保暖：擦干毛巾或毛毯，婴儿帽子，包裹塑料袋或保鲜膜（<32周） 清理气道：肩垫，10F和12F吸痰管，吸耳球，胎粪吸引管 足月儿和早产儿面罩 6F和8F吸胃管 吸氧导管 气管插管物品：气管导管（2.5#，3.0#，3.5#），导管芯，软尺和气管插管深度表，防水胶布、剪刀 置管用物：脐静脉导管、三通、脐静脉置管包，无菌手术衣、无菌手套 注射器若干（1mL、2mL、5mL、10mL、20mL、50mL）	模拟1：10 000肾上腺素、模拟生理盐水、模拟消毒碘伏

助手2（主要负责循环管理）和助手3（主要负责巡回、记录等）。

三、模拟实践

（一）课前介绍

1. 模拟课程简介　明确学习目标，通过1例羊水胎粪污染引起的窒息新生儿的复苏抢救，使学员熟练掌握新生儿复苏的基本流程，快速组建团队，最重要的是需要理解掌握新生儿复苏过程中有效通气的建立，气管插管后不能获得有效通气的鉴别和处理等。

2. 模拟环境介绍　模拟产房介绍包括复苏物品以及模拟人介绍；同时确定参与实训的学员每组3～5名，1名作为领导者，另外的学员分担不同的角色，新生儿科医生、助产士、巡回护士、麻醉师等，根据现场情况进行角色划分；最重要的一点是，需要跟每个学员强调保密原则，需要每个人承诺，在模拟情境中的案例内容、学员表现（恰当或不恰当的行为）仅限于在复盘环节讨论，强调模拟课程中要不怕犯错、不要焦虑和恐惧，勇敢地参与其中。

3. 情境案例介绍　留下新生儿复苏（羊水胎粪污染）模拟演练流程图（图6-17-1）中最初需要在场的学员，其他学员在外场等候。情境案例见上。

（二）流程图

新生儿复苏（羊水胎粪污染）模拟演练流程图见图6-17-1。

（三）关键步骤

1. 产前咨询和物品准备时间设置小于3min。

2. 气管插管，气道内胎粪吸引一次，见大量胎粪，心率50次/min，血氧饱和度60%。

3. 面罩正压通气+MR.SOPA，胸廓无起伏，心率50次/min，血氧饱和度60%。

4. 气管插管正压通气，胸廓无明显起伏，心率40次/min，血氧饱和度50%。

5. 再次进行气道内胎粪吸引，插管后正压通气，胸廓起伏良好，心率逐渐上升，心率50次/min，血氧饱和度60%。

6. 持续正压通气联合胸外按压，1min后，心率120次/min，血氧饱和度90%。

（四）注意事项

如未进行气道内胎粪吸引，矫正通气后，胸廓始终无起伏，气管插管时间过长，复苏时间超过5min，仍未再次进行气道内胎粪吸引，可进行提醒；复苏时间过长，获得有效通气

时间	步骤	说明
案例开始	复苏前准备	产前咨询（41周，单胎、羊水胎粪污染、频繁晚期减速，考虑胎儿宫内窘迫）、组成团队、检查物品
60s	出生快速评估	足月、羊水胎粪污染、无哭声/呼吸、肌张力低，皮肤粪染，苍白
	气管插管气道内胎粪吸引	气道内胎粪吸引一次（20s），见大量胎粪，心率50次/min，血氧饱和度60%
	初步复苏（保暖、体位、必要时吸引、擦干、刺激）	保暖、体位、必要时吸引、擦干、刺激
	评估心率、呼吸	心率50次/min，无自主呼吸，血氧饱和度60%
30s	面罩正压通气、搭脉氧仪，可选择3-导联心电监护	注意面罩大小，手法、压力、频率，心率50次/min
	矫正通气MR.SOPA	胸廓无起伏、心率50次/min
60s	评估胸廓起伏、心率	胸廓无起伏、心率50次/min
	气管插管	插管时间小于30s
	评估胸廓起伏、心率	胸廓无起伏、两肺呼吸音不明显，心率40次/min
60~120s	进行D.O.P.E鉴别	心率40次/min，重新插管后，位置正确，出现胸廓起伏
	有效通气30s	心率50次/min、血氧饱和度60%
60s	上调氧浓度至100%，完成3导联心电监护，开始胸外按压	胸外按压准备（氧浓度100%，气管插管、3导联心电监护），注意按压手法、按压部位、按压频率和呼吸配合
	评估心率	逐渐上升至心率120次/min、血氧饱和度90%
120s	联系NICU，交接患儿病情	熟练使用SBAR原则
	与患儿家属沟通病情	高年资医生与家属沟通病情，体现人文关怀，尽可能客观地描述事实，即多用客观数据，少用主观判断

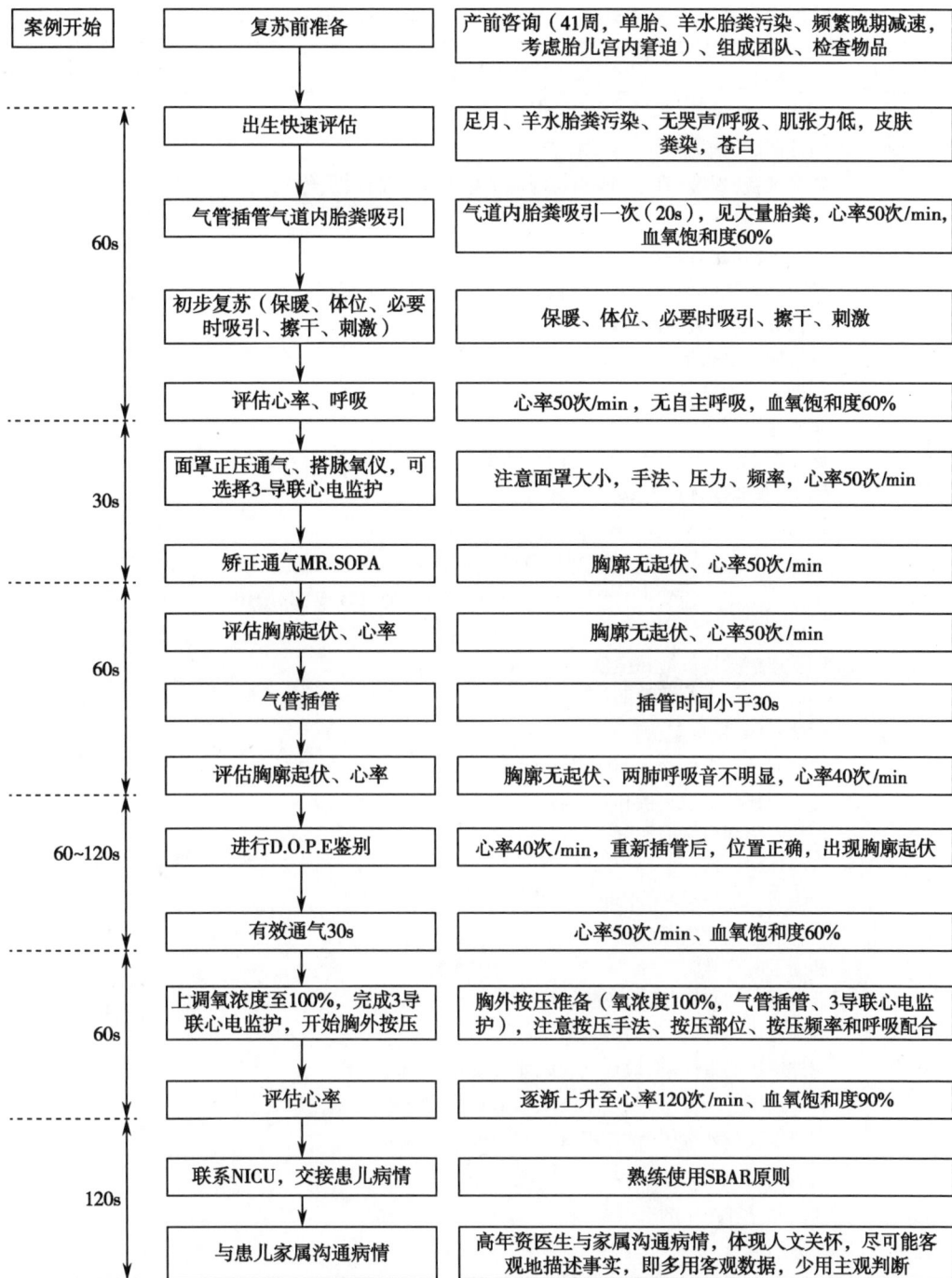

图 6-17-1 新生儿复苏（羊水胎粪污染）模拟演练流程图

30s，仍设心率＜60次/min，需进行胸外心脏按压，心率逐渐恢复。

（五）反馈

复盘模式主要采用事后回顾的复盘模式，它是一个由导师引导的、以过程为中心、学员主导的反馈过程。复盘工具可以采用以下形式：评估录播系统、核查清单、优点-不足、记录板等。新生儿复苏模拟实训操作核对表（表6-17-2）和团队管理核查表（表6-17-3）有利于学

表 6-17-2　新生儿复苏(羊水胎粪污染)模拟演练核查表

项目	操作要点	未完成项目	理由
产前准备	产前咨询(胎龄、胎数、羊水情况、高危因素)		
	组建团队(确定领导、分配任务)		
	物品准备(保暖、评估、吸引、正压通气、用氧、插管、用药)		
新生儿出生			
快速评估	快速评估(足月吗? 有哭声或呼吸吗? 肌张力好吗? 羊水情况?)		
	羊水胎粪污染无活力进行气道内胎粪吸引		
	如需要,请他人给予帮助		
	气管插管手法熟练(<20s)		
	和助手配合默契		
	正确使用胎粪吸引管		
初步复苏	保暖(置远红外保暖、彻底擦干、戴帽子)、体位、必要时清理气道、擦干、足底或抚背刺激		
	评估呼吸、心率		
正压通气	正压通气指征(无呼吸、喘息样呼吸或者心率<100 次 /min)		
	正确实施正压通气(合适的面罩、"C-E" 手法、通气频率、起始用氧浓度)		
	助手连接脉搏氧饱和度仪		
	如需要请他人给予帮助		
	评估心率、胸廓起伏		
	矫正通气步骤(MR.SOPA)		
	过程中评估胸廓起伏和呼吸音		
	评估心率和血氧饱和度		
气管插管	气管插管指征		
	如需要,请他人给予帮助		
	气管插管手法熟练(<30s)		
	和助手配合默契		
	插管后评估胸廓起伏和呼吸音		
	胸廓起伏不明显,进行 D.O.P.E 鉴别		
胸外按压	胸外按压的指征(有效通气 30s,心率<60 次 /min)		
	胸外按压前准备(氧浓度 100%、气管插管、3 导联心电监护)		
	正确实施胸外按压(按压手法、按压部位、按压频率)		
	按压 45~60s 评估心率		
	评估通气和按压的有效性		
用药	脐静脉置管		
	肾上腺素指征(有效通气联合有效胸外按压 1min,心率<60 次 /min)		
	推荐脐静脉用药,用药剂量正确,3mL 生理盐水冲管		
	脐静脉置管时可考虑气道内给药		
	静脉给药后评估心率和血氧饱和度		
	脐静脉给药 3~5min 后可考虑重复给药		
	评估灌注不良,可考虑扩容		
	生理盐水 10mL/kg,脐静脉,5~10min		

表 6-17-3　新生儿复苏模拟实训团队管理核查表

项目	核查要点	需要改进或未完成项目	理由
领导力	确认团队领导		
	了解你的环境		
	预估和计划		
	合理分配任务		
	利用可利用的资源		
	需要时及时寻求帮助		
团队沟通	有效的沟通（大声、指令简洁清晰、闭环沟通）		
	保持专业的行为		
团队成员	团队成员间配合默契		
	团队成员间互相尊重和鼓励		
	团队成员间信息共享		

员对模拟过程进行回顾。

灵活应用推荐的复盘模式，对本次模拟实训进行反馈总结，实现模拟实训的学习目标。关键知识点如下。

1. 根据学员操作引导完善复苏前例会内容，强调复苏前例会的重要性。复苏前例会内容：确定复苏组长；评估危险因素；预测可能发生的并发症，并对此做出相应计划（案例中羊水胎粪污染，如患儿出生无活力，需第一时间快速进行气道内胎粪吸引，复苏过程中需警惕气道梗阻的风险，如正压通气胸廓起伏不明显，需考虑气道梗阻）；有针对性地分配任务；准备复苏物品和检查设备在备用状态；确定记录者；确定如果需要，如何寻求额外帮助。

2. 引导"评估-决策-实施"贯穿整个复苏过程。强调通气是新生儿复苏的关键。矫正通气步骤即是由外至内检查气道的过程。正确的正压通气手法和频率，熟练掌握 MR.SOPA 过程（详见第五章第一节）。

3. 气管插管操作正确，手法熟练，双人配合默契。气管插管后不能获得有效通气的鉴别。气管导管位置是否正确；是否存在气道阻塞；是否发生气胸；正压通气设备是否完好，有无漏气等，可通过 D.O.P.E 来记忆［D：气管插管位置不正确（displaced endotracheal tube）；O：气管插管堵塞（obstructed endotracheal tube）；P：气胸（pneumothorax）；E：设备故障（equipment failure）］。

（奚晓红）

第十八节　新生儿复苏（早产、双胎）

一、背景知识

随着全球经济的发展，医学技术的进步，早产儿的出生率不仅没有下降，反而逐年上升，早产与很多因素相关，母亲年龄、孕期并发症（高血压、糖尿病）、感染、宫颈功能不全、试管婴儿、多胎妊娠、空气质量等，2012 年 5 月 WHO 发布《全球早产儿报告》，统计分析全球 184 个国家和地区的早产儿状况，报告显示全球早产儿发生率平均为 10.0%，马拉维共和国最高，达 18.0%，美国为 12.8%，我国为 7.0%～8.0%。在过去 20 年，除 3 个国家外，全球 180 多个国家早产儿发生率均呈上升趋势。早产儿已成为新生儿患病和死亡的首要原因，早产儿解剖学和生理学相对不成熟，出生时往往需要额外的帮助，故针对早产儿的复苏演练对早产儿的健康成长和降低早产儿的死亡率至关重要。

二、课程准备

（一）学习目标

1. 掌握需要为早产儿分娩额外准备的资源。
2. 掌握维持早产儿体温的相应对策。
3. 掌握早产儿出现呼吸困难时如何辅助正压通气。
4. 掌握降低早产儿脑损伤的方法。

（二）理论知识准备

1. 熟练掌握新生儿复苏流程（详见第六章第十五节）。

2. 早产儿生后有发生各种并发症的风险。一些早产儿的并发症由导致早产的因素引起，另一些与早产儿解剖学和生理学相对不成熟有关，所以早产儿复苏需要注意以下几点。

（1）延迟脐带结扎（deferred cord clamping，DCC），《新生儿呼吸窘迫综合征的管理：欧洲的共识指南（2022 版）》推荐早产儿应延迟脐带结扎至少 60s，对于不能进行延迟脐带结扎的 28 周以上的早产儿可以采取脐带挤勒的方式。目前的研究证据表明 DCC 可以减少任何等级的脑室内出血，减少新生儿坏死性小肠结肠炎的发生，减少出生后对输血的需要，甚至降低早产儿的死亡率。

（2）早产儿用氧：2020 年国际新生儿复苏指南推荐 35 周以下早产儿复苏，起始用氧浓度 21%～30%，《新生儿呼吸窘迫综合征的管理：欧洲的共识指南（2022 版）》推荐 28 周以下早产儿复苏起始用氧浓度 30%，28～31 周起始用氧浓度 21%～30%，32 周以上起始用氧浓度 21%。

（3）维持体温：早产儿体表面积和体重比率大，皮肤薄且渗透性强，皮下脂肪少，代谢系统对寒冷反应低下等，可导致热丢失迅速和体温降低。所以，当预计早产儿分娩时，应做好充分的准备。增加分娩室温度至 25～26℃；分娩前预热辐射台；便携式加热垫或预热的毛巾 / 毛毯；32 周以下或 1 500g 以下早产儿，头颈以下放在聚乙烯塑料袋内或覆盖塑料薄膜等；使用加温加湿的气体；放在预热的转运暖箱内转送新生儿至新生儿科病房。

（4）呼吸：给予早产儿正压通气时，建议应用 5～6cmH$_2$O PEEP；自主呼吸的早产儿如果呼吸费力，可以先给予 CPAP，而不是气管插管正压通气。如果需要正压通气，峰值充气压力（peak inflation pressure，PIP）20～25cmH$_2$O 认为是足够的。对于小于 30 周，需要气管插管正压通气才能维持稳定的早产儿，可以使用动物源性的肺泡表面活性物质，剂量 200mg/kg。

（5）胎龄不足 32 周的早产儿脑组织有一个非常脆弱的毛细血管网称为生发层基质。此毛细血管网易于破裂出血，血二氧化碳水平、血压或头部静脉回流受阻增加毛细血管破裂的风险。以下措施对早产儿复苏时更特别重要。轻柔地对待早产儿，避免将早产儿摆成头低位,复苏台必须是平的;应用血氧饱和度仪和血气分析恰当地调节正压通气和氧浓度;输液速度不要太快。

（三）情境设置

1. 情境

（1）场所:模拟病房、手术室、产房。

（2）产妇、患儿情况

1）产妇基本情况:患儿系 G_3P_2,母孕 27 周,本次体外受精(in-vitro fertilization IVF)受孕,双绒毛膜双羊膜囊双胎,母亲孕期定期产检,无创 DNA(-),5 周前因宫颈缩短行宫颈环扎术。3d 前开始使用足疗程地塞米松促胎肺成熟,2h 前孕妇开始出现发热,体温 38℃。血常规:白细胞计数 $13.15×10^9/L$,中性粒细胞百分比 88.2%,C 反应蛋白 27.02mg/L,予以注射用美罗培南抗感染治疗中,孕妇出现规律宫缩,送入产房并拆除宫颈缝合线。

2）出生情况:第一个出生新生儿,出生体重 1 170g,心率 110 次/min,有自主呼吸,四肢活动,肌张力稍偏低。第二个出生新生儿,出生体重 1 040g,心率 80 次/min,无明显自主呼吸,四肢肌张力低。

2. 教学工具

（1）仿真设备:高仿真模拟人早产儿(图 6-18-1)。

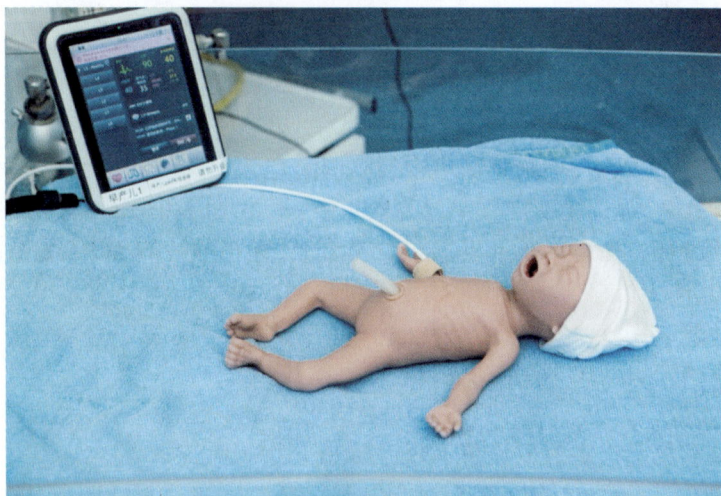

图 6-18-1 高仿真模拟人早产儿

（2）物品准备:见表 6-18-1,所有物品准备双份。

（3）音视频系统:有条件下提供,可录播回放,用于反思讨论,可选。

3. 人员准备

（1）导师:1~2 名。

（2）助教:物品整理 1 名。

（3）标准化病人:家属角色 1 名、新生儿病房医生 1 名(或可有 1 名导师代替)。

（4）学员角色:每组 4 人(3~5 人),分别作为复苏领导者、助手 1(主要负责呼吸管理)、助手 2(主要负责循环管理)和助手 3(主要负责巡回、记录等)。

表 6-18-1　新生儿复苏（早产、双胎）模拟场景物品准备清单

设备	物品及耗材	道具
远红外辐射台、操作台、脉搏血氧饱和度仪及传感器、3 导联心电监测仪和电极片、听诊器、自动充气式气囊/T-组合复苏器、空氧混合仪、氧源、喉镜及镜片（1#、0#、00# 可选）、负压吸引装置	保暖：擦干毛巾或毛毯，婴儿帽子，包裹塑料袋或保鲜膜（<32 周）清理气道：肩垫，10F 和 12F 吸痰管，吸耳球，胎粪吸引管 足月儿和早产儿面罩 6F 和 8F 吸胃管 吸氧导管 气管插管物品：气管导管（2.5#、3.0#、3.5#），导管芯，软尺和气管插管深度表，防水胶布，剪刀 置管用物：脐静脉导管、三通、脐静脉置管包、无菌手术衣、无菌手套 注射器若干（1mL、2mL、5mL、10mL、20mL、50mL）	模拟 1：10 000 肾上腺素、模拟生理盐水、模拟消毒碘伏

三、模拟实践

（一）课前介绍

1. **模拟课程简介**　明确学习目标，通过 1 例 27 周双胎早产儿的复苏抢救，使学员熟练掌握新生儿复苏的基本流程，快速组建团队，最重要的是熟练掌握早产儿复苏时区别于足月儿的一些注意事项。

2. **模拟环境介绍**　模拟产房介绍包括复苏物品以及模拟人介绍；同时确定参与实训的学员每组 3～5 名，一名作为领导者，另外的学员分担不同的角色，新生儿科医生、助产士、巡回护士、麻醉师等，根据现场情况进行角色划分；最重要的一点是，需要跟每个学员强调保密原则，需要每个人承诺，在模拟情境中的案例内容、学员表现（恰当或不恰当的行为）仅限于在复盘环节讨论，强调模拟课程中要不怕犯错、不要焦虑和恐惧，勇敢地参与其中。

3. **情境案例介绍**　留下新生儿复苏（早产、双胎）模拟演练流程图（图 6-18-2）中最初需要在场的学员，其他学员在外场等候。情境案例见上。

（二）流程图

新生儿复苏（早产、双胎）模拟演练流程图见图 6-18-2。

（三）关键步骤

1. 产前咨询和物品准备时间设置不超过 5min。

2. **第一个新生儿**　给予正确的 T-组合面罩 CPAP，心率逐渐上升至 130 次/min，血氧饱和度逐渐升至 90%～95%（5min）。

3. **第二个新生儿（分娩相差 2min）**　①T-组合面罩正压通气+MR.SOPA：胸廓无起伏，心率无明显上升，心率 80 次/min，血氧饱和度 50%；②气管插管后：10 次正压通气后胸廓起伏明显，1min 后心率上升至 120 次/min，血氧饱和度 60%，可逐渐上调 PIP/PEEP[（25～30）cmH$_2$O/（7～8）cmH$_2$O]，心率逐渐上升至 130 次/min，氧合缓慢上升至 90%（生后 5～7min）。

4. **呼叫新生儿转运团队，做好交接**　注意事项：产前咨询加物品准备时间设置不超过 5min。如使用自充气复苏球囊复苏，则设置心率、血氧饱和度回升缓慢；复苏过程中如未给予正确保暖，则设置心率、氧合回升缓慢；第一个新生儿如给予正压通气，可设置心率、血氧饱和度上升稍快；第二个新生儿复苏过程中，如使用肺泡表面活性物质，则心率、血氧饱和度上升稍快，血氧饱和度设置可超过 95%。

案例开始

复苏前准备

产前咨询（27周，双胎、产前发热38℃、宫颈机能不全环扎术后，早产临产，美罗培南抗感染、母血常规异常）、组成团队、检查物品

60s

早产（体重1 170g）、羊水清、有哭声、四肢活动肌张力稍低

新生儿1出生快速评估

心率110次/min

DCC至少1min，评估心率

30s

保暖、体位、必要时吸引、塑料薄膜包裹、刺激

初步复苏

心率110次/min，自主呼吸存在

面罩或鼻塞CPAP、搭脉氧仪，可选3-导联心电监护

30s

胸廓有起伏、心率120次/min，血氧饱和度70%

评估胸廓起伏、心率、血氧饱和度

新生儿2出生快速评估

早产（体重1 040g）、羊水清、无哭声、四肢肌张力低

心率120次/min，血氧饱和度75%

持续面罩或鼻塞CPAP

初步复苏

保暖、体位、必要时吸引、塑料薄膜包裹、刺激

60s

评估呼吸、心率

心率80次/min、无明显自主呼吸

T-组合面罩正压通气、搭脉氧仪，可选3-导联心电监护

注意面罩大小，手法、压力、频率，心率80次/min，血氧饱和度60%

评估心率、胸廓起伏

心率80次/min、血氧饱和度60%，胸廓无起伏

30s

矫正通气MR.SOPA

心率80次/min、血氧饱和度60%，胸廓无起伏

气管插管

插管时间小于30s

60s

评估心率、胸廓起伏

胸廓有起伏、心率80次/min

心率130次/min，血氧饱和度90%

评估心率、呼吸、血氧饱和度

有效通气30s，评估心率

心率110次/min、血氧饱和度80%

60s

继续T-组合正压通气

心率130次/min、血氧饱和度90%

联系NICU，交接患儿病情

熟练使用SBAR原则

60s

与患儿家属沟通病情

高年资医生与家属沟通病情，体现人文关怀，尽可能客观的描述事实，即多用客观数据，少用主观判断

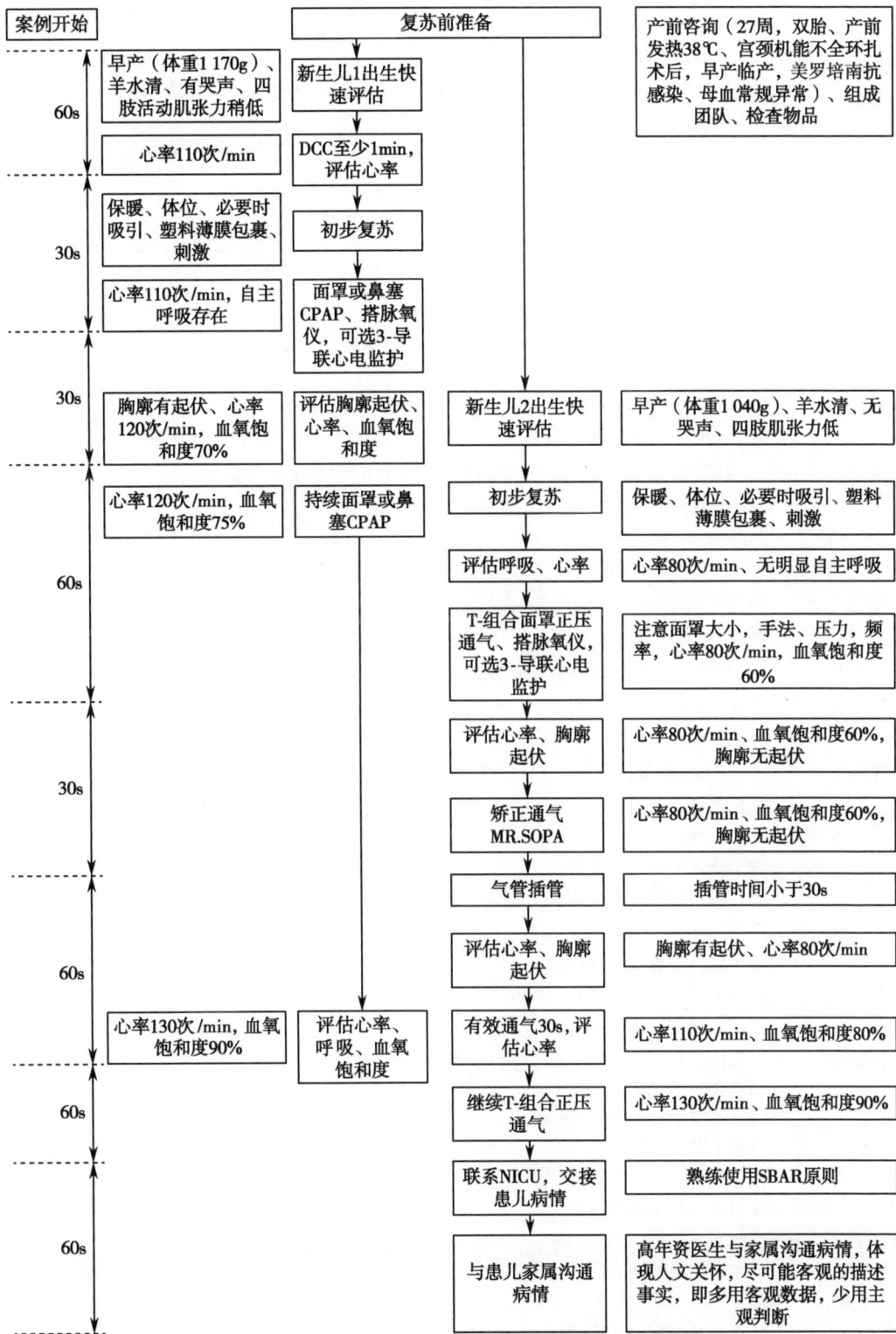

图 6-18-2　新生儿复苏（早产、双胎）模拟演练流程图

（四）反馈

复盘模式主要采用事后回顾的复盘模式，它是一个由导师引导的、以过程为中心、学员主导的反馈过程。复盘工具可以采用以下形式：评估录播系统、核查清单、优点-不足、记录板等。新生儿复苏模拟实训操作核对表（表6-18-2）和团队管理核查表（表6-18-3）有利于学员对模拟过程进行回顾。

表 6-18-2　新生儿复苏（早产、双胎）模拟演练核查表

项目	操作要点	未完成项目	理由
产前准备正压通气	产前咨询（胎龄、胎数、羊水情况、高危因素）		
	组建团队（确定领导、分配任务）		
	物品准备（保暖、评估、吸引、正压通气、用氧、插管、用药）		
新生儿1出生			
快速评估	快速评估（足月吗？有哭声或呼吸吗？肌张力好吗？）		
	进行DCC，其间监测呼吸、心率		
初步复苏	保暖（置远红外保暖、塑料薄膜包裹、戴帽子）、体位、必要时清理气道、足底或抚背刺激		
	评估呼吸、心率		
	给予CPAP辅助通气		
新生儿2出生			
快速评估	快速评估（足月吗？有哭声或呼吸吗？肌张力好吗？）		
初步复苏	保暖（置远红外保暖、塑料薄膜包裹、戴帽子）、体位、必要时清理气道、足底或抚背刺激		
	评估呼吸、心率		
正压通气	正压通气指征（无呼吸、喘息样呼吸或者心率＜100次/min）		
	正确实施正压通气（合适的面罩、"C-E"手法、通气频率、起始用氧浓度30%）		
	助手连接脉搏氧饱和度仪		
	如需要请他人给予帮助		
	评估心率、胸廓起伏		
	矫正通气步骤（MR.SOPA）		
	过程中评估胸廓起伏和呼吸音		
	评估心率和血氧饱和度		
气管插管	气管插管指征（心率＜100次/min，面罩正压通气无上升）		
	如需要，请他人给予帮助		
	气管插管手法熟练（＜30s）		
	和助手配合默契		
	插管后评估胸廓起伏和呼吸音		
	评估心率和血氧饱和度		
	上调PIP/PEEP		
	可考虑使用肺泡表面活性物质		
新生儿转运	注意保暖、监测体温		
	继续CPAP辅助通气，保持气道通畅		
	监测呼吸、心率、氧饱和度等生命体征		
	做好交接		

表 6-18-3 新生儿复苏模拟实训团队管理核查表

项目	核查要点	需要改进或未完成项目	理由
领导力	确认团队领导		
	了解你的环境		
	预估和计划		
	合理分配任务		
	利用可利用的资源		
	需要时及时寻求帮助		
团队沟通	有效的沟通（大声、指令简洁清晰、闭环沟通）		
	保持专业的行为		
团队成员	团队成员间配合默契		
	团队成员间互相尊重和鼓励		
	团队成员间信息共享		

灵活应用推荐的复盘模式，对本次模拟实训进行反馈总结，实现模拟实训的学习目标。关键知识点如下。

1. 早产儿复苏需要更多的训练有素的复苏人员，双胎复苏更是要求每个新生儿都应该独自拥有一组训练有素的复苏人员。强调快速组建团队，人员充足的重要性，对于早产儿复苏需要额外准备的物品进一步强化。

2. 情境模拟中两个早产儿训练不同情形下的复苏。

早产儿 1：有活力，需要进行 DCC，注意保暖，可引导学员回顾早产儿维持体温的方法；呼吸支持仅需给予 CPAP，注意用氧。

早产儿 2：无活力，需即刻复苏，不能进行延迟脐带结扎，不能进行脐带挤勒，可根据学员反馈，引导为什么不推荐脐带挤勒，早产儿的脑保护策略等；早产儿正压通气需要注意的事项，引导学员回顾，需给予 PEEP，恰当的 PIP，甚至肺泡表面物质的使用等。

3. 早产儿转运、交接，注意保暖，用氧等，对于早产儿体温管理、肺保护策略需贯穿始终。

4. 家属沟通，注意提供客观数据，体现人文关怀。

（奚晓红）

第十九节　新生儿感染性休克

一、背景知识

感染是导致新生儿死亡的重要原因。新生儿严重感染可以直接是感染性休克起病或进行性加重发展为感染性休克，在起病开始即可表现为心血管功能不全，需要液体复苏或血管活性药物治疗。如感染进程不能终止，则发展为多器官功能障碍综合征，甚至死亡。与很多新生儿急症的救治原则相似，感染性休克需要维持呼吸道通畅、呼吸支持、循环支持。进行正确的呼吸支持后,应即刻对循环系统进行评估,同时建立静脉通路,使用抗生素、扩容及血管活性药物。因此,一旦发现新生儿感染性休克应紧急组建抢救团队,进行有效的抢救治疗。

二、课程准备

(一)学习目标

1. 能够快速识别新生儿感染性休克。

2. 熟练按照流程完成感染性休克的初始治疗。

3. 发现感染性休克时,团队的快速组建和配合。

(二)理论知识准备

1. 新生儿感染性休克定义 新生儿感染性休克即新生儿脓毒症伴心血管功能不全,是指血压低于胎龄儿血压的第 5 百分位或收缩压低于同龄儿正常血压 2 个标准差(standard deviation, SD),或需要使用血管活性药物[如多巴胺>5μg/(kg·min)或任何剂量的多巴酚丁胺或肾上腺素]维持正常血压,或具有以下任意 2 条:①不能解释的代谢性酸中毒:BE>5.0mmol/L;②血清乳酸升高,大于正常上限的 2 倍;③少尿,尿量 <0.5mL/(kg·h);④毛细血管充盈时间(capillary refilling time, CRT)延长,CRT>5s;⑤中心体温和周围体温相差 3℃以上。脓毒症定义为由疑诊或确诊感染导致的全身炎症反应综合征(systemic inflammatory response syndrom, SIRS)。以下 4 项标准中至少满足 2 项,且其中 1 项必须为体温异常或外周血白细胞计数异常:①核心温度(肛温、口腔温度)>38.5℃或<36℃。②心动过速:平均心率大于同胎龄 2SD,并除外部及疼痛刺激、慢性药物的影响,或不能解释的心率增快持续超过 0.5~4h;心动过缓:平均心率小于同年龄第 10 百分位,并除外迷走神经刺激、β受体阻滞剂、先天性心脏病等影响因素,或不能解释的心率减慢持续 0.5h。③呼吸:平均呼吸频率大于同年龄 2SD,或急性起病需机械通气,并除外神经肌肉疾病及全身麻醉药物的影响。④外周血白细胞升高或降低除外化疗引起的白细胞减少或幼稚中性粒细胞百分比>10%。

2. 新生儿感染性休克的治疗 2007 年美国重症医学会:儿科脓毒血症和感染性休克管理指南对足月儿感染性休克的治疗已有建议,并在 2009 年更新发表。更新后的指南仍然强调:①第 1 小时液体复苏和使用血管活性药,目标为达到阈值心率,正常血压,CRT<2s;②血流动力学支持,目标为维持中心静脉血氧饱和度(central venous blood oxygen saturation, $ScvO_2$)>70%,心排血指数(Cardiac Index, CI)3.3L/(m²·min);可以经外周静脉使用血管活性药物。有专家根据足月儿和早产儿特点,提出了新生儿感染性休克治疗的建议(图 6-19-1、图 6-19-2)。

(三)情境设置

1. 情境

(1)场所:模拟病房、手术室、产房。

(2)患儿情况

1)基本情况:患儿系母 G_1P_1,孕 30 周,单胎,因"胎膜早破"早产阴道分娩,出生体重 1 450g,母孕期检查正常。生后入新生儿科,NCPAP 辅助通气,母乳喂养,加奶顺利,入科后经验性抗感染治疗 3 天。目前是出生第 10 天,NCPAP 辅助通气,全胃肠内营养,患儿出现频繁呼吸暂停,监测体温 38.5℃,护士紧急呼叫新生儿科医生。

2)目前情况:体温 38.5℃,NCPAP 辅助通气下,监测患儿氧饱和度波动 85%~95%,监测血压 50/28mmHg。查体:反应差,精神萎靡,呼吸浅促,60 次/min,心率 180~190 次/min,

0min	发现灌注减少、发绀、RDS，根据NRP指南维持气道并建立循环通路
5min	初始复苏：10mL/kg生理盐水或胶体液静脉输注，最大量60mL/kg，纠正低血糖及低钙血症。开始抗生素治疗。使用前列腺素至排除导管依赖性先天性心脏病

休克未纠正

| 15min | 液体复苏难以纠正的休克：多巴胺5~9μg/（kg·min）维持，加用多巴酚丁胺至10μg/（kg·min） |

休克未纠正

液体复苏及多巴胺抵抗性休克：肾上腺素0.05~0.3μg/（kg·min）维持

休克未纠正

| 60min | 儿茶酚胺抵抗性休克：NICU内监测CVP，维持正常的MAP、CVP及ScvO$_2$>70%，SVC>40mL/（kg·min）或CI 3.3L/（m^2·min） |

| 血压正常的冷休克并左室功能不足证据：如ScvO$_2$<70%，SVC<40mL/（kg·min）或CI<3.3L/（m^2·min），加用血管扩张剂，并增加容量负荷 | 低血压的冷休克并右室功能不足证据：如存在持续肺动脉高压且ScvO$_2$<70%，SVC<40mL/（kg·min）或CI<3.3L/（m^2·min）吸入NO，使用米力农，考虑静脉腺苷 | 低血压的暖休克：扩容，使用去甲肾上腺素，可使用血管升压素，用强心药维持ScvO$_2$>70%，SVC>40mL/（kg·min）或CI 3.3L/（m^2·min） |

休克未纠正

难治性休克：除外心包积液、气胸，肾上腺功能不足者使用氢化可的松，甲状腺功能低下者使用甲状腺素片可关闭血流动力学改变显著的PDA

休克未纠正

体外膜肺氧合

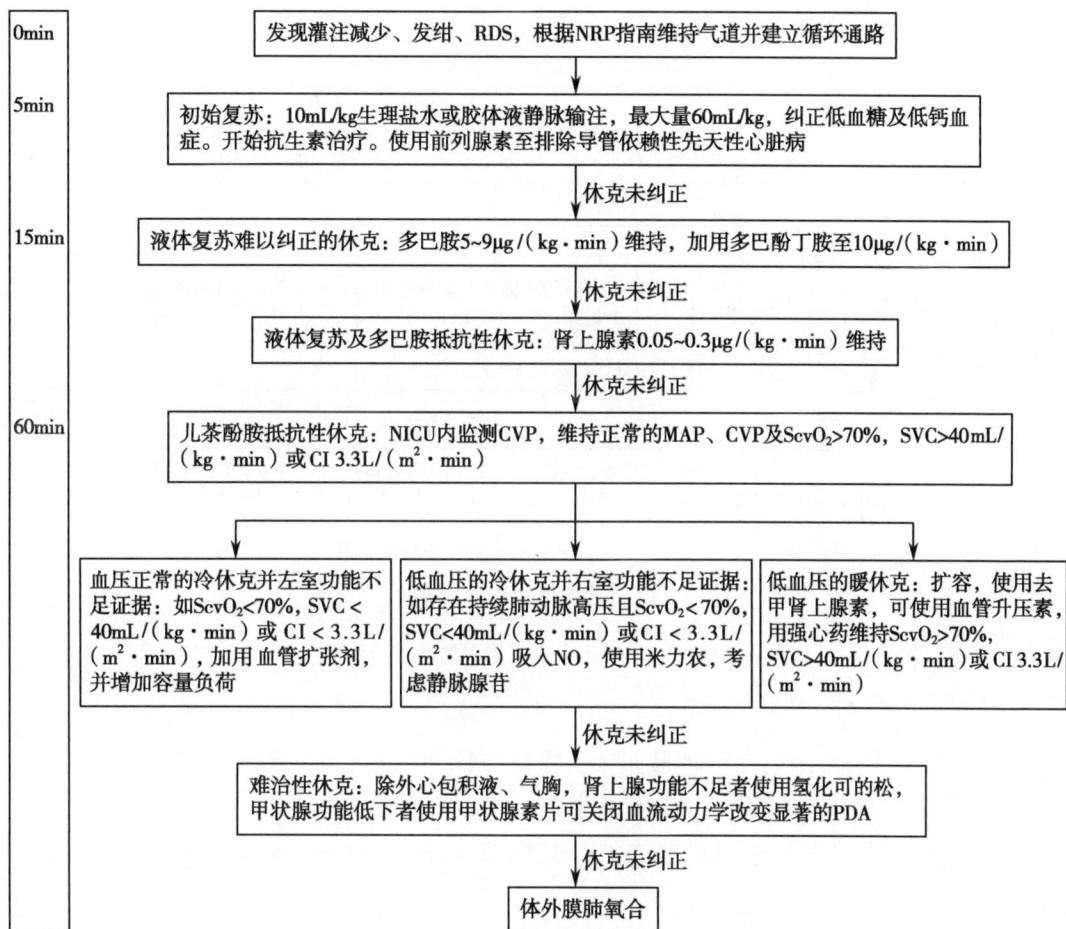

图 6-19-1　足月儿感染性休克的治疗流程图

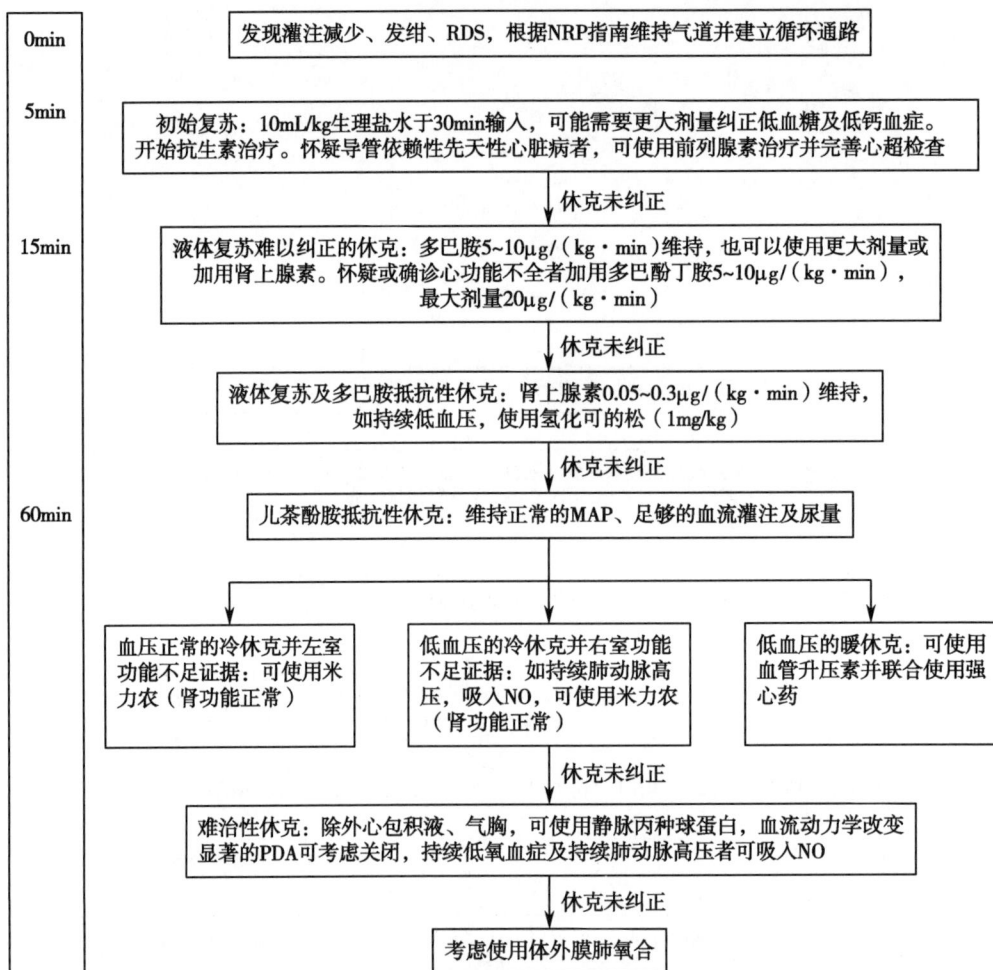

图 6-19-2　早产儿感染性休克的治疗流程图

律齐,腹部膨隆,听诊肠鸣音弱,四肢肌张力偏低,活动少,毛细血管再充盈时间 > 5s。

（3）如果学员需要可提供以下辅助检查。

1）扩容前动脉血气分析：pH 7.12, $PaCO_2$ 50.3mmHg; PaO_2 60.5mmHg; Lac 5.5mmol/L, BE -9.5mmol/L。

2）扩容加血管活性药物应用后动脉血气分析：pH 7.26, $PaCO_2$ 33mmHg; PaO_2 90.5mmHg; Lac 3.5mmol/L, BE -4.2mmol/L。

3）急查血常规：白细胞计数 3.8×10^9/L,中性粒细胞百分比 70%,血红蛋白 168g/L,血小板计数 80×10^9/L, C 反应蛋白 80mg/L,降钙素原（procalcitonin, PCT）12ng/mL。

4）胸腹部 X 线片：两肺散在渗出;肠道充气不规则,局部扩张,肠壁稍增厚。

2. **教学工具**

（1）高仿真设备：高仿真新生儿模拟人（图 6-15-1）。

（2）物品准备：见表 6-19-1。

（3）音视频系统：有条件下提供,可录播回放,用于反思讨论,可选。

表 6-19-1　物品清单

设备	物品及耗材	道具
呼吸机、远红外辐射台、治疗车、脉搏血氧饱和度仪及传感器、3 导联心电监护仪和电极片、听诊器、自动充气式气囊 /T- 组合复苏器、空氧混合仪、氧源、喉镜及镜片（1#，0#，00# 可选）、负压吸引装置	血压袖带、足月儿和早产儿面罩、静脉穿刺置管包、输液所需物品（输液泵、输液管路、三通接头） 气管插管物品：气管导管（2.5#，3.0#，3.5#），导管芯，软尺和气管插管深度表，防水胶布、剪刀 吸氧导管 6F 和 8F 胃管 10F 和 12F 吸痰管 注射器若干（1mL、2mL、5mL、10mL、20mL、50mL）	模拟生理盐水、模拟 1∶10 000 肾上腺素、模拟多巴胺、模拟多巴酚丁胺、模拟去甲肾上腺素、模拟米力农注射液、模拟氢化可的松、模拟 5% 葡萄糖、模拟 10% 葡萄糖、模拟抗生素、模拟消毒碘伏、75% 乙醇溶液等

3. 人员准备

（1）导师：导师 1～2 名（包括操作平板电脑人员一名）。

（2）助教：物品整理 1 名

（3）学员角色：每组 4 人（3～5 人），分别作为抢救领导者、助手 1（主要负责呼吸支持、抽血实验室检查等）、助手 2（开放静脉通路，用药等）和助手 3（主要负责巡回、记录等）

三、模拟实践

（一）课前介绍

1. **模拟课程简介**　跟学员确定教学目标，通过 1 例感染性休克患儿的初始处理，使学员熟练掌握新生儿感染性休克的定义，初始处理及良好的团队协作等，强调实训目的是提升知识，不是考核，允许犯错，吸取教训，不断进步。

2. **模拟环境介绍**　模拟病房介绍包括抢救物品、监护设备以及模拟人介绍等；同时确定参与实训的学员每组 3～5 名，1 名作为领导者，另外的学员分担不同的角色，新生儿科医生、新生儿护士等，根据现场情况进行角色划分；最重要的一点是，需要跟每个学员强调保密原则，需要每个人承诺，在模拟情境中的案例内容、学员表现（恰当或不恰当的行为）仅限于在复盘环节讨论，强调模拟课程中要不怕犯错、不要焦虑和恐惧，勇敢地参与其中。

3. **情境案例介绍**　留下新生儿感染性休克模拟演练流程图（图 6-19-3）中最初需要在场的学员，其他学员在外场等候。情境案例见上。

（二）流程图

新生儿感染性休克模拟演练流程图见图 6-19-3。

（三）关键步骤

1. 新生儿科护士常规监测体温发现患儿体温 38.5℃，护士紧急呼叫新生儿科值班医生，案例开始运行。

2. **模拟人生命体征**　心率 190 次 /min，体温 38.5℃，血氧饱和度 85%，呼吸 60 次 /min，两肺呼吸音对称，呼吸音稍粗。学员查体时导师口述：患儿反应差，精神萎靡，双侧瞳孔等大等圆，直径 2mm，对光反射灵敏，四肢肌张力偏低，活动少。四肢末端稍冷，可见轻度花纹，CRT 5s。腹部膨隆，听诊肠鸣音弱。

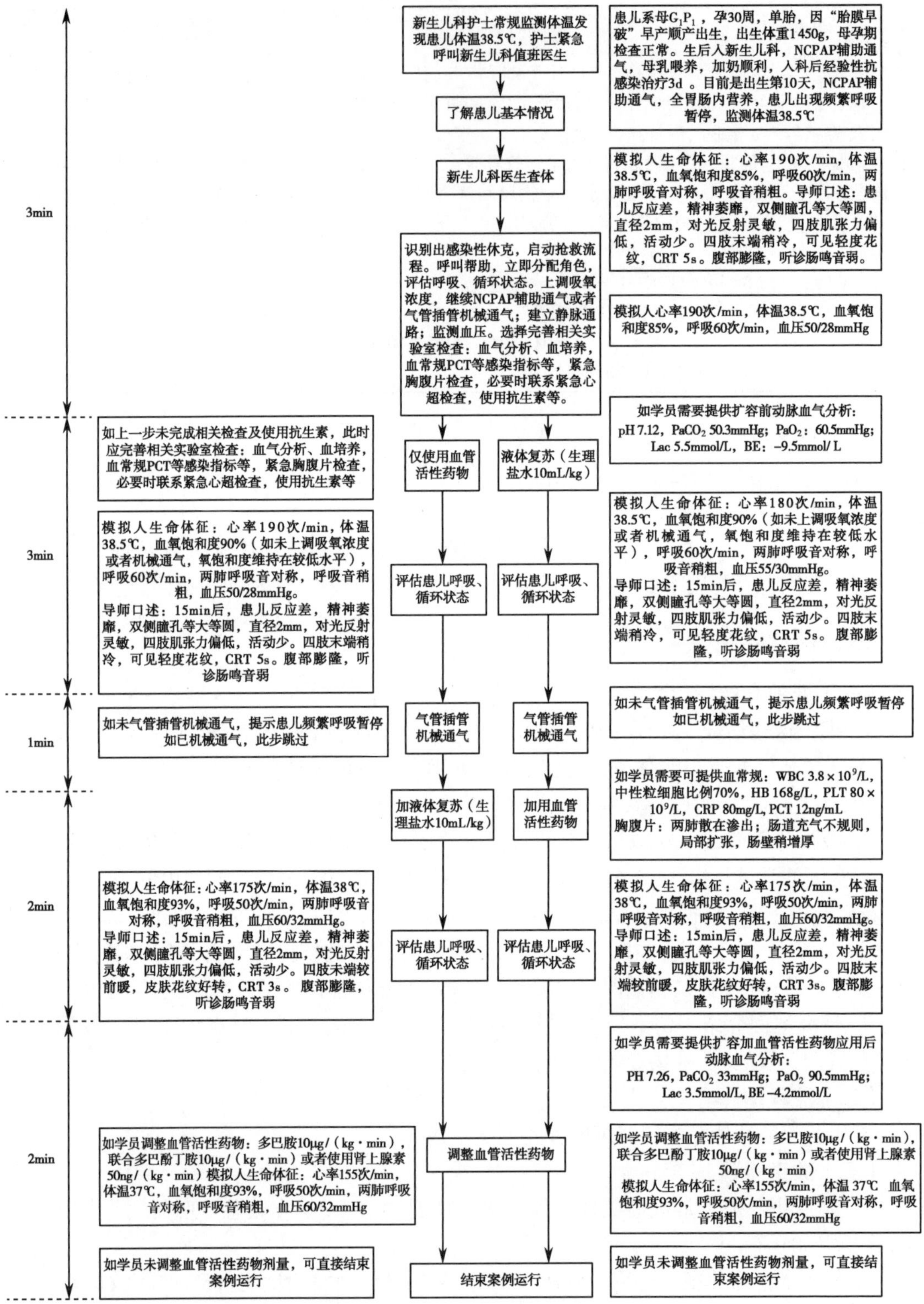

图 6-19-3　新生儿感染性休克模拟演练流程图

流程框（中央流程，自上而下）：

新生儿科护士常规监测体温发现患儿体温38.5℃，护士紧急呼叫新生儿科值班医生

了解患儿基本情况

新生儿科医生查体

识别出感染性休克，启动抢救流程。呼叫帮助，立即分配角色，评估呼吸、循环状态。上调吸氧浓度，继续NCPAP辅助通气或者气管插管机械通气；建立静脉通路；监测血压。选择完善相关实验室检查：血气分析、血培养、血常规PCT等感染指标等，紧急胸腹片检查，必要时联系紧急心超检查，使用抗生素等。

仅使用血管活性药物 ｜ 液体复苏（生理盐水10mL/kg）

评估患儿呼吸、循环状态 ｜ 评估患儿呼吸、循环状态

气管插管机械通气 ｜ 气管插管机械通气

加液体复苏（生理盐水10mL/kg） ｜ 加用血管活性药物

评估患儿呼吸、循环状态 ｜ 评估患儿呼吸、循环状态

调整血管活性药物

结束案例运行

左侧时间轴与说明框：

3min

3min

如上一步未完成相关检查及使用抗生素，此时应完善相关实验室检查：血气分析、血培养、血常规PCT等感染指标等，紧急胸腹片检查，必要时联系紧急心超检查，使用抗生素等

模拟人生命体征：心率190次/min，体温38.5℃，血氧饱和度90%（如未上调吸氧浓度或者机械通气，氧饱和度维持在较低水平），呼吸60次/min，两肺呼吸音稍粗，血压50/28mmHg。导师口述：15min后，患儿反应差，精神萎靡，双侧瞳孔等大等圆，直径2mm，对光反射灵敏，四肢肌张力偏低，活动少。四肢末端稍冷，可见轻度花纹，CRT 5s。腹部膨隆，听诊肠鸣音弱

1min

如未气管插管机械通气，提示患儿频繁呼吸暂停如已机械通气，此步跳过

2min

模拟人生命体征：心率175次/min，体温38℃，血氧饱和度93%，呼吸50次/min，两肺呼吸音对称，呼吸音稍粗，血压60/32mmHg。导师口述：15min后，患儿反应差，精神萎靡，双侧瞳孔等大等圆，直径2mm，对光反射灵敏，四肢肌张力偏低，活动少。四肢末端较前暖，皮肤花纹好转，CRT 3s。腹部膨隆，听诊肠鸣音弱

2min

如学员调整血管活性药物：多巴胺10μg/(kg·min)，联合多巴酚丁胺10μg/(kg·min)或者使用肾上腺素50ng/(kg·min)模拟人生命体征：心率155次/min，体温37℃，血氧饱和度93%，呼吸50次/min，两肺呼吸音对称，呼吸音稍粗，血压60/32mmHg

如学员未调整血管活性药物剂量，可直接结束案例运行

右侧说明框（自上而下）：

患儿系母G₁P₁，孕30周，单胎，因"胎膜早破"早产顺产出生，出生重1450g，母孕期检查正常。生后入新生儿科，NCPAP辅助通气，母乳喂养，加奶顺利，入科后经验性抗感染治疗3d。目前是出生第10天，NCPAP辅助通气，全胃肠内营养，患儿出现频繁呼吸暂停，监测体温38.5℃

模拟人生命体征：心率190次/min，体温38.5℃，血氧饱和度85%，呼吸60次/min，两肺呼吸音对称，呼吸音稍粗。导师口述：患儿反应差，精神萎靡，双侧瞳孔等大等圆，直径2mm，对光反射灵敏，四肢肌张力偏低，活动少。四肢末端稍冷，可见轻度花纹，CRT 5s。腹部膨隆，听诊肠鸣音弱。

模拟人心率190次/min，体温38.5℃，血氧饱和度85%，呼吸60次/min，血压50/28mmHg

如学员需要提供扩容前动脉血气分析：pH 7.12，PaCO₂ 50.3mmHg；PaO₂ 60.5mmHg；Lac 5.5mmol/L，BE：−9.5mmol/L

模拟人生命体征：心率180次/min，体温38.5℃，血氧饱和度90%（如已上调吸氧浓度或者机械通气，氧饱和度维持在较低水平），呼吸60次/min，两肺呼吸音对称，呼吸音稍粗，血压55/30mmHg。导师口述：15min后，患儿反应差，精神萎靡，双侧瞳孔等大等圆，直径2mm，对光反射灵敏，四肢肌张力偏低，活动少。四肢末端稍冷，可见轻度花纹，CRT 5s。腹部膨隆，听诊肠鸣音弱

如未气管插管机械通气，提示患儿频繁呼吸暂停如已机械通气，此步跳过

如学员需要可提供血常规：WBC 3.8×10⁹/L，中性粒细胞比例70%，HB 168g/L，PLT 80×10⁹/L，CRP 80mg/L，PCT 12ng/mL胸腹片：两肺散在渗出；肠道充气不规则，局部扩张，肠壁稍增厚

模拟人生命体征：心率175次/min，体温38℃，血氧饱和度93%，呼吸50次/min，两肺呼吸音对称，呼吸音稍粗，血压60/32mmHg。导师口述：15min后，患儿反应差，精神萎靡，双侧瞳孔等大等圆，直径2mm，对光反射灵敏，四肢肌张力偏低，活动少。四肢末端较前暖，皮肤花纹好转，CRT 3s。腹部膨隆，听诊肠鸣音弱

如学员需要提供扩容加血管活性药物应用后动脉血气分析：PH 7.26，PaCO₂ 33mmHg；PaO₂ 90.5mmHg；Lac 3.5mmol/L，BE −4.2mmol/L

如学员调整血管活性药物：多巴胺10μg/(kg·min)，联合多巴酚丁胺10μg/(kg·min)或者使用肾上腺素50ng/(kg·min)模拟人生命体征：心率155次/min，体温37℃，血氧饱和度93%，呼吸50次/min，两肺呼吸音对称，呼吸音稍粗，血压60/32mmHg

如学员未调整血管活性药物剂量，可直接结束案例运行

3. 立即分配角色，启动抢救流程。立即评估呼吸、循环状态。可上调吸氧浓度或选择气管插管，机械通气；建立静脉通路；监测血压（模拟人血压 50/28mmHg），识别出感染性休克，并快速进行液体复苏。选择完善相关实验室检查：血气分析、血培养，血常规、PCT 等感染指标等，紧急胸腹部 X 线检查，使用抗生素等。

4. **液体复苏完成（10mL/kg），模拟人生命体征**　心率 180 次/min，体温 38.5℃，血氧饱和度 90%（如未上调吸氧浓度或者机械通气，氧饱和度维持在较低水平），呼吸 60 次/min，两肺呼吸音对称，呼吸音稍粗，血压 55/30mmHg。如此前未完成相关实验室检查，可在此时完成，使用抗生素。学员查体时导师口述：患儿反应差，精神萎靡，双侧瞳孔等大等圆，直径 2mm，对光反射灵敏，四肢肌张力偏低，活动少。四肢末端稍冷，可见轻度花纹，CRT 5s。腹部膨隆，听诊肠鸣音弱。如已完成实验室检查，学员询问可告知血气分析、血常规结果。如此前未完成气管插管机械通气，提醒学员患儿仍有频繁呼吸暂停。

5. 如学员未液体复苏，直接使用血管活性药物，则模拟人显示血压无改善。

6. 如学员选择液体复苏同时加用血管活性药物，则模拟人变化同（本节关键步骤 4 液体复苏完成）。可在讨论环节加以讨论。

7. 加用血管活性药物后，患儿情况逐步改善，至少多巴胺 10μg/（kg·min），联合多巴酚丁胺 10μg/（kg·min）或者使用肾上腺素 50ng/（kg·min），患儿血压正常，CRT＜5s，皮肤花纹改善。

（四）反馈

主要采用"结构化与支持性"复盘模式，即收集、分析、总结。辅以"引导反思"和"指导反馈"等复盘策略。复盘工具可以采用以下形式：评估录播系统、核查清单、优点-不足、记录板等。根据学习目标，边引导边归纳，让学员总结关键信息，来改变其未来临床实践，提升临床诊疗自信心等。可参照新生儿感染性休克模拟实训操作核查表（表 6-19-2）和团队管理核查表（表 6-19-3）进行回顾总结。

表 6-19-2　新生儿感染性休克模拟演练核查表

项目	操作要点	未完成项目	理由
初步评估	生命体征：体温、呼吸、脉搏		
	神经系统检查		
	呼吸系统检查		
	循环检查		
	消化系统检查		
初步处理	识别感染性休克		
	分配任务		
	评估呼吸：上调吸氧浓度或考虑气管插管机械通气		
	监测血压		
	拟完善相关检查血气分析、血培养，血常规 PCT 等感染指标等，紧急胸腹 X 线片检查		
	建立静脉通路，准备液体复苏		
液体复苏和呼吸支持	气管插管机械通气		
	开始液体复苏		
	完善相关检查血气分析、血培养，血常规、PCT 等感染指标等，紧急胸腹片检查		
	抗生素		

项目	操作要点	未完成项目	理由
进一步评估	生命体征:体温、呼吸、脉搏 神经系统检查 呼吸系统检查 循环检查(扩容后评估,防止容量过多)		
加强循环支持	加用血管活性药物 根据心率,血压,CRT等调整血管活性药物种类和剂量		

表 6-19-3　新生儿感染性休克实训团队管理核查表

项目	核查要点	需要改进或未完成项目	理由
领导力	确认团队领导		
	了解你的环境		
	预估和计划		
	合理分配任务		
	利用可利用的资源		
	需要时及时寻求帮助		
团队沟通	有效的沟通(大声、指令简洁清晰、闭环沟通)		
	保持专业的行为		
团队成员	团队成员间配合默契		
	团队成员间互相尊重和鼓励		
	团队成员间信息共享		

(奚晓红)

附录 模拟实训范例——阴道分娩后产后出血

【**课程主题**】阴道分娩后产后出血的救治

【**参与人员**】产科医生、护士、麻醉医生

【**演练时间**】××××年××月××日上午8时

【**演练地点**】模拟实训中心

【**场景地点**】模拟手术室

【**演练导师**】主导老师、模拟妈妈工程师（或熟悉软件人员）、助教（巡回护士）

【**情境设置**】

1. 课前预留足够的时间设置场景，检查物品准备及调试设备。

2. 模拟产妇（含胎盘脐带模块，宫颈模块，子宫出血模块）以膀胱截石位置于模拟产床上，胎儿已娩出，有分娩镇痛置管。臀下垫含有"血液"的会阴护理垫，目测400mL或者称重有400mL。

3. **物品准备** 模拟器、设备、物品耗材、道具清单见表6-11-1。

【**课前介绍**】

1. 课程开始，先在讨论室集中，介绍课程、导师、助教、工作人员、技术人员、标准化病人以及角色分配。

2. 将所有学员带到场景地点，做场景介绍。介绍模拟环境，设备仪器，物品及模拟妈妈。需要考虑学员可能是第一次参与模拟实训，并不熟悉机器或者设备操作方法，需要预留时间熟悉和练习本场景中需要用到的设备和操作（时间为10min）。

3. 现场留下两人，一个学员护士（或助产士），另一个助教作为巡回护士，其他学员到场外等待区，等候呼叫。

4. 不参加实训的学员在讨论室内观看视频直播，导师需要提前告知，强调保密性，不拍摄，为实训学员创造一个安全、积极的环境。

5. 导师在现场，介绍案例，并宣布场景开始。

6. 技术人员操作模拟人，可在控制室或者在现场，取决于模拟人网络稳定性能。

【**案例介绍**】

在呈现的病史里需要展示完整的入院记录，但在场景介绍中，导师只需要宣读患者基本信息，其他病史需要学员自行询问或者查询。

患者信息
患者,31 岁,G₁P₀,孕 41 周,规律产检无殊。入院 Foley 球囊促宫颈成熟后人工破膜+缩宫素引产。5min 前阴道自娩一男婴,重 4 150g。第一产程 8h,第二产程 51min。宫口开全时测体温最高 39℃伴寒战,当时查血常规:白细胞计数 22×10^9/L,中性粒细胞百分比 91%,C 反应蛋白 105mg/L,予以头孢西丁预防感染。

辅助信息:
既往史:否认。
手术史:否认。
家族史:否认。
个人史:无吸烟、酗酒或吸毒史。
过敏史:否认。
体重:身高 165cm,现体重 65kg,BMI 23.9kg/m²,孕期体重增长 15kg。

【案例运行】

案例:阴道分娩后产后出血(案例运行框架,<15min)

触发事件	模拟妈妈	医生处理	护士处理	助教
心电监护 (观察学员的处理,完成后触发下一个事件)	主诉			提示点
心率:110 次 /min 血压:130/80mmHg 呼吸频率:18 次 /min SpO₂:98%	胎儿娩出后一阵阴道出血 400mL		1. 呼叫医生 2. 开放静脉 3. 留置导尿 4. 台上助产士按摩子宫	会阴护理垫称重
心率:115 次 /min 血压:120/80mmHg 呼吸频率:18 次 /min SpO₂:98%	累计出血 500mL	1. 呼叫产科医师到场 2. 评估出血原因(宫缩、胎盘、产道等) 3. 抽血查血常规、凝血功能 4. 对症处理(娩出胎盘,按摩子宫,使用宫缩剂) 5. 呼叫超声 专人记录抢救过程	1. 静脉采血 2. 根据医嘱用药	胎盘未娩出
心率:120 次 /min 血压:110/80mmHg 呼吸频率:20 次 /min SpO₂:98% 体温:39℃	累计出血 800mL,患者诉口渴发冷	1. 宫腔球囊填塞 2. 观察疗效 3. 随访血液学检查报告 4. 液体复苏 5. 使用氨甲环酸 6. 使用广谱抗生素		1. 模拟妈妈主诉口渴发冷 2. 如果没有球囊填塞,出血 1 000mL
心率:140 次 /min 血压:90/60mmHg 呼吸频率:25 次 /min SpO₂:94%	球囊引流增多,仍有阴道出血,累计 1 500mL,患者出现反应迟钝	1. 呼叫血制品并输血 2. 查第二套血液学检查 3. 复查超声:宫腔内积血块增大 4. 保护脏器 5. 面罩吸氧 6. 上报行政部门	根据医嘱输血及治疗	1. 球囊引流增多 2. 心电监护血压下降 3. 是否需要再叫人

触发事件	模拟妈妈	医生处理	护士处理	助教
心率：140 次/min 血压：90/60mmHg 呼吸频率：25 次/min SpO$_2$：94%	患者球囊引流量仍多，累计出血1 800mL	准备介入或开腹		终止场景

【反思与评讲】（需要 3 倍于场景运行时间）

可通过提问及讨论方式来进行反思与讲评，也可通过观察录像回放进行讲评。尽量为学员创造一种安全氛围，不能让学员感受到被批判或被指责。主持反思与讲评的老师，引导学员自行思考及讨论。以下列出了一些关于讲评过程中可采取的引导问题。

1. 专业技能

（1）产后出血的评估及原因的查找："这个案例中产后出血量是多少？""通过什么方式来评估出血量的？""这个案例产后出血是什么原因？"

（2）根据不同的原因，诊疗方案是否合理："这个病人出现产后出血，采取什么方式去止血？""如果再发生类似情况会怎么做？"

（3）输血治疗方案是否准确："我注意到你们在出血 500mL 时就叫血制品了，为什么会在这个点考虑输血？""我注意到你们给这个患者输注纤维蛋白原，有什么依据呢？准备输多少呢？""你的工作单位，有没有大量输血方案？"

（4）用药适应证、禁忌证、用法："我注意到你们为这个患者使用麦角新碱，请问该药的禁忌证是什么？""还可用什么药来帮助患者子宫收缩？"

（5）严重产后出血的抢救流程、上报流程："请问有人注意到这个患者出现休克症状了吗？""对于这个患者，我们能凭借现场人员的一己之力力挽狂澜吗？""你的工作单位制订产后出血的抢救预案吗？"

（6）针对单个技能进行讲评："人工剥离胎盘操作有什么注意事项？""你是否遇到过因为人工剥离胎盘造成子宫内翻的情况？""放置产后出血宫腔球囊填塞时需要注意什么？""放置球囊后如何监测出血情况？"

2. 团队配合

（1）领导："在这个团队中，谁可以成为领导？""我注意到团队的领导让大家有需要都汇报他，这点很好，我想问问领导为什么要这样做？"

（2）呼叫："呼叫过麻醉师吗？""为什么要呼叫行政部门到场？""呼叫某某某是为什么？需要他来现场做什么？"

（3）沟通："我想问……，你到现场时知道发生了什么事吗？""我想问麻醉医生，你是否知道产科医生在做什么事？""我想问……你的要求得到反馈了吗？"

（4）团队成员："我们团队还需要哪科科室吗？""如果再发生类似情况，我们知道需要哪些科室参与抢救吗？"

（5）角色与职责："我注意到有位医生专注地在记录，如果团队领导这时派你去与家属谈话，你怎么办？""我注意到治疗护士一直在房间里做治疗，请问你是否来得及执行医嘱？你希望团队成员怎样帮助你？"

3. 请每位参与的学员谈一谈自己的感想。

（郁君 应豪）

参考文献

［1］中华医学会心血管病学分会女性心脏健康学组,中华医学会心血管病学分会高血压学组.妊娠期高血压疾病血压管理专家共识（2019）［J］.中华心血管病杂志,2020,48（3）:195-204.

［2］中华医学会妇产科学分会产科学组.羊水栓塞临床诊断与处理专家共识（2018）.中华妇产科杂志,2018,53（12）:831-835.

［3］中华医学会妇产科学分会产科学组.妊娠期及产褥期静脉血栓栓塞症预防和诊治专家共识［J］.中华妇产科杂志,2021,56（4）:236-243.

［4］中国新生儿复苏项目专家组,中华医学会围产医学分会新生儿复苏学组.中国新生儿复苏指南（2021年修订）［J］.中华围产医学杂志,2022,25（1）:4-12.

［5］中华医学会儿科学分会急救学组,中华医学会急诊医学分会儿科学组,中国医师协会儿童重症医师分会.儿童脓毒性休克（感染性休克）诊治专家共识（2015版）［J］.中华儿科杂志,2015,53（8）:576-580.

［6］曹云.新生儿感染性休克的诊治进展［J］.中国当代儿科杂志,2017,19（2）:129-136.

［7］NORWITZ E R, PARK J S. Overview of the etiology and evaluation of vaginal bleeding in pregnant women. Available at: https://www.uptodate.com/contents/overview-of-the-etiology-and-evaluation-of-vaginalbleeding-in-pregnant-women. Accessed March 27, 2020.

［8］AMERICAN COLLEGE OF OBSTETRICIANS AND GYNECOLOGISTS' COMMITTEE ON PRACTICE BULLETINS—OBSTETRICS. ACOG practice bulletin no. 201: pregestational diabetes mellitus［J］. Obstet Gynecol, 2018, 132（6）: e228-e428.

［9］COMMITTEE ON PRACTICE BULLETINS—OBSTETRICS. Practice bulletin no 178: shoulder dystocia［J］. Obstet Gynecol, 2017, 129（5）: e123-e133.

［10］BLOOM S L, LEVENO K J, SPONG C Y, et al. Decision-to-incision times and maternal and infant outcomes［J］. Obstet Gynecol, 2006, 108（1）: 6-11.

［11］COMMITTEE ON PRACTICE BULLETINS-OBSTETRICS. Practice bulletin no. 183: postpartum hemorrhage［J］. Obstet Gynecol, 2017, 130（4）: e168-e186.

［12］SCHNEIDER P. Improving health care responses to obstetric hemorrhage［J］. Clin Obstet Gynecol, 2023, 66（2）: 415-424.

［13］FOX N S. Pregnancy outcomes in patients with prior uterine rupture or dehiscence: a 5-year update［J］. Obstet Gynecol, 2020, 135（1）: 211-212.

［14］Multifetal gestations: twin, triplet, and higher-order multifetal pregnancies: ACOG practice bulletin, number 231［J］. Obstet Gynecol, 2021, 137（6）: e145-e162.

［15］PALMA D M, CRACCHIOLO A N, FERRUZZA, et al. Precipitous birth not occurring on a labor and delivery unit［J］. Rescue Press, 2022, 2（2）: 1.

［16］AL-KHATIB S M, STEVENSON W G, ACKERMAN M J, et al. 2017 AHA/ACC/HRS guideline for management of patients with ventricular arrhythmias and the prevention of sudden cardiac death: A Report of the American College of Cardiology/American Heart Association Task Force on Clinical Practice Guidelines and the Heart Rhythm Society［J］. Heart Rhythm, 2018, 15（10）: e73-e189.

［17］PRIORI S G, BLOMSTRÖM-LUNDQVIST C, MAZZANTI A, et al. 2015 ESC Guidelines for the management of patients with ventricular arrhythmias and the prevention of sudden cardiac death: The Task Force for the Management of Patients with Ventricular Arrhythmias and the Prevention of Sudden Cardiac Death of the European Society of Cardiology（ESC）. Endorsed by: Association for European Paediatric and Congenital Cardiology（AEPC）［J］. Eur Heart J, 2015, 36（41）: 2793-2867.

［18］GARY M. WEINER, JEANETTE ZAICHKIN. Textbook of Neonatal Resuscitation［M］. 8th Edition. Elk Grove Village：American Academy of Pediatrics, 2021.

［19］WYNN J L, WONG H R. Pathophysiology and treatment of septic shock in neonates［J］. Clin Perinatol, 2010, 37(2)：439-479.

［20］WEISS S L, PETERS M J, ALHAZZANI W, et al. Surviving sepsis campaign international guidelines for the management of septic shock and sepsis-associated organ dysfunction in children［J］. Intensive Care Med, 2020, 46(Suppl 1)：10-67.